O SEGREDO DA
SAÚDE PERFEITA

Dr. Thomas Rau
com Susan Wyler

O SEGREDO DA SAÚDE PERFEITA

A DIETA SUÍÇA PARA O RESTABELECIMENTO FÍSICO INTEGRAL

Tradução
FLÁVIO QUINTILIANO

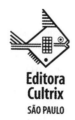

Editora Cultrix
SÃO PAULO

Título original: *The Swiss Secret to Optimal Health.*

Copyright © 2007 Dr. Thomas Rau.

Copyright da edição brasileira © 2012 Editora Pensamento-Cultrix Ltda.

Publicado mediante acordo com The Berkley Publishing Group, uma divisão da Penguin Group (USA) Inc.

Texto de acordo com as novas regras ortográficas da língua portuguesa.

1ª edição 2012.

Todos os direitos reservados. Nenhuma parte desta obra pode ser reproduzida ou usada de qualquer forma ou por qualquer meio, eletrônico ou mecânico, inclusive fotocópias, gravações ou sistema de armazenamento em banco de dados, sem permissão por escrito, exceto nos casos de trechos curtos citados em resenhas críticas ou artigos de revistas.

A Editora Cultrix não se responsabiliza por eventuais mudanças ocorridas nos endereços convencionais ou eletrônicos citados neste livro.

As receitas contidas neste livro devem ser seguidas exatamente como são descritas. Nem os autores nem o editor se responsabilizam por possíveis reações alérgicas que possam ocorrer devido ao uso indevido das receitas.

Coordenação editorial: Denise de C. Rocha Delela e Roseli de S. Ferraz
Preparação de originais: Beatriz Bellucci
Revisão: Claudete Agua de Melo
Diagramação: Join Bureau

Dados Internacionais de Catalogação na Publicação (CIP)
(Câmara Brasileira do Livro, SP, Brasil)

Rau, Thomas
  O segredo da saúde perfeita : a dieta suíça para o restabelecimento físico integral / Thomas Rau com Susan Wyler ; tradução: Flávio Quintiliano. – São Paulo : Cultrix, 2012.

  Título original: The Swiss Secret to Optimal Health
  ISBN 978-85-316-1183-4

  1. Medicina holística 2. Nutrição 3. Saúde I. Wyler, Susan. II. Título.

12-03131   CDD-613-2

Índices para catálogo sistemático:
1. Saúde : Nutrição   613.2

Direitos de tradução para o Brasil
adquiridos com exclusividade pela
EDITORA PENSAMENTO-CULTRIX LTDA.
Rua Dr. Mário Vicente, 368 — 04270-000 — São Paulo, SP
Fone: (11) 2066-9000 — Fax: (11) 2066-9008
E-mail: atendimento@editoracultrix.com.br
http://www.editoracultrix.com.br
que se reserva a propriedade literária desta tradução.
Foi feito o depósito legal.

À minha avó "Omama", que me transmitiu o dom do conhecimento intuitivo das pessoas e que ainda está comigo em pensamento.

À minha mãe, que nos proporcionou estabilidade e uma vida familiar amorosa, sempre acreditando na bondade dos seres humanos.

A meu pai, que me inspirou espírito de independência e me ensinou a seguir minhas próprias ideias.

À minha esposa, Elisabeth, que incentivou meu trabalho ao longo de todos esses anos com dedicação, paciência e bons conselhos.

A meus pacientes, com quem aprendi tantas coisas sobre a vida, o amor, a coragem em face do medo e o poder da esperança.

E aos pensadores não convencionais de toda parte, que continuarão a abrir novos caminhos terapêuticos.

SUMÁRIO

Agradecimentos 9

Prefácio do dr. Mark Hyman 13

Introdução: Resolução do enigma, pelo Dr. Thomas Rau 17

Nota da coautora Susan Wyler 21

1. O que é a medicina biológica suíça 25
UM CAMINHO NATURAL PARA A SAÚDE

2. O poder curativo dos alimentos 43
RESTAURAÇÃO DO SEU AMBIENTE INTERIOR

3. Uma coleção de terapias 50
RECURSOS DIAGNÓSTICOS E TERAPIAS USADOS NA MEDICINA
BIOLÓGICA SUÍÇA

4. O Método do Dr. Rau 63
A CURA PELA DIETA E PELA ALIMENTAÇÃO

5. A verdade sobre as proteínas 79
HIPERACIDEZ E DOENÇA

6. A Dieta Suíça de Desintoxicação 94
RESTAURAÇÃO DO EQUILÍBRIO DO ORGANISMO

7. O que são as alergias alimentares 123
INTOLERÂNCIAS OCULTAS QUE PODEM ESTAR AFETANDO SUA SAÚDE

8. A Dieta de Manutenção Permanente 136
A BUSCA DO EQUILÍBRIO CONTINUA

9. A despensa holística 149
MUDANÇA DE HÁBITOS ALIMENTARES

10. A Cura Intensiva de Uma Semana do Dr. Rau 160
RECUPERE A FORMA EM SETE DIAS

11. A Limpeza do Fígado 178
UMA OPORTUNIDADE PARA COMEÇAR DO ZERO

12. Perguntas e respostas para o corpo e a alma 186
ALGUMAS SOLUÇÕES DO ENIGMA

RECEITAS

Lanches 197

Sopas e caldos 207

O bufê de saladas 223

Pratos principais 236

Sobremesas 283

AGRADECIMENTOS

Este livro, que não trata só de uma dieta e de um método de alimentação especiais, mas também de um tipo de medicina biológica com poder curativo profundo e de um estilo saudável de vida, foi escrito porque muitos pacientes que frequentam a Clínica Paracelsus na Suíça viviam pedindo que eu registrasse minhas receitas, para que eles pudessem continuar seguindo nossa dieta depois da volta para casa. Muitos também queriam ter uma compreensão melhor da medicina biológica suíça e dos benefícios que estavam experimentando fisicamente.

Foi graças aos meus colegas dos Estados Unidos, em especial Margie e Michael Baldwin e o Marion Institute [Instituto Marion] fundado por eles, que comecei a coligir nossas receitas e escrever sobre os princípios da medicina biológica suíça numa linguagem acessível aos leigos. E foi graças a Barbara Christian, diretora da Rede de Medicina Biológica Paracelsus, com sua insistência, seu incentivo e sua capacidade de organização, que finalmente comecei a digitar meu trabalho. Barbara também me apresentou Kathi Long, *chef* e autora de livros de culinária, que depois disso se mudou para se juntar a nós na Clínica Paracelsus, sendo agora *chef* no restaurante da clínica.

Sem Kathi eu não teria conhecido minha coautora, Susan Wyler, que possibilitou a redação final do livro e traduziu minhas teorias e meu trabalho numa linguagem inteligível para qualquer pessoa. De maneira incansável, Susan me questionou e insistiu para que eu explicasse tudo. Obrigado, querida Susan, por seu empenho infinito e sua dedicação ao meu trabalho. Sem você, este livro nunca teria vindo à luz.

Obrigado também à minha excelente empresa editorial, Berkley Books, e à minha perspicaz editora, Denise Silvestro, que entendeu meu trabalho desde o início e foi tão útil na criação deste belo livro.

O aprendizado da medicina biológica é um caminho de vida repleto de dedicação, respeito pela natureza e amor. Ele requer assimilação intuitiva e associação com vários professores e filósofos. Houve vários em meu caminho:

Meu amigo e ex-professor, dr. Konrad Werthmann, que pesquisou alergias alimentares por mais de trinta anos e me transmitiu os ensinamentos de seu mestre, dr. Günther Enderlein. Também foi o primeiro a me mostrar a correlação entre alergias alimentares ocultas e doenças crônicas. Konrad, aprendi muito com você!

O sr. Jürg Binz, que me apresentou os Sanum Remedies. Em 1990, decidimos assumir juntos a Clínica Paracelsus, o que me deu a oportunidade de tratar meus pacientes com os recursos comprovados da Medicina Biológica Paracelsus — remédios, terapia ambiental e dieta.

Obrigado a todos os meus amigos e professores da Alemanha e da Áustria, inclusive o professor Arno Rost e o dr. Jochen Gleditsch, assim como meus colegas dos Estados Unidos, inclusive o dr. James Odell.

Muito obrigado também a meus patrocinadores dos Estados Unidos, especialmente o sr. Rainer Kehlbeck, dono da companhia Sanum Kehlbeck, e seus representantes norte-americanos, a sra. Christyne Jackson e o coronel Felix Müller da Pleomorphic Product Sales, Inc.

Todo o meu trabalho, meus vários seminários, minha presença em nossas clínicas associadas ao redor do mundo e meus escritos não teriam sido possíveis sem a Clínica Paracelsus em Lustmühle, na Suíça, onde meus colegas e ajudantes me apoiaram por tantos anos com seu trabalho diário. Um agradecimento especial a meu amigo e colega desde o início, o dr. Victor von Toenges, que me ensinou medicina antroposófica. Sua presença confere à clínica um senso de continuidade e humanismo.

Obrigado a Irene Guler, cuja culinária alcalina e vegetariana em nosso hotel e clínica criou um interesse enorme por nossas receitas.

Também quero agradecer ao sr. Ronald Sutter, nosso "diretor de informação" e secretário-chefe da Editora da Clínica Paracelsus (publicações e edições), todo o seu trabalho detalhista e à secretária-chefe, sra. Rosemary Lutz, que organiza tão bem minha agenda aqui na Suíça.

— Dr. Thomas M. Rau

Houve muitas pessoas envolvidas na produção deste livro às quais eu gostaria de agradecer:

A *chef* Kathi Long, primeira a achar que a alimentação do dr. Rau deveria ser sistematizada e registrada num livro.

Barbara Christian, diretora da Rede de Medicina Biológica Paracelsus, que encaminha pacientes todos os dias e generosamente me inscreveu nos seminários do seu país, ajudando-me a entender a medicina biológica desde o início.

Michael e Margie Baldwin, por seu apoio inestimável à Rede de Medicina Biológica.

Minha excelente editora, Denise Silvestro, que entendeu desde o início o verdadeiro objeto deste livro; e a editora-assistente Katie Day, por toda a sua atenção aos detalhes.

Christian e Irene Guler, cuja hospitalidade na Suíça ajudou a fazer este livro.

Todos os que me ajudaram com as receitas: Kathi Long, Irene Guler, Peggy Fallon e Ken Charney.

Elisabeth Rau, cujo olho clínico e conhecimento de culinária e nutrição ajudaram a verificar todas as receitas deste livro.

E, é claro, um agradecimento especial ao Dr. Thomas Rau, cujo trabalho de vida oferece esperança a tanta gente.

— Susan Wyler

PREFÁCIO

A medicina progride lentamente. *O Segredo da Saúde Perfeita*, do Dr. Thomas Rau, leva a medicina a um novo estágio evolutivo. Mais de 125 milhões de norte-americanos sofrem de doenças crônicas, e para eles há poucas opções além do tratamento medicamentoso, que só faz reprimir os sintomas com medicamentos que prejudicam ou bloqueiam a fisiologia normal.

O Dr. Rau apresenta uma nova visão terapêutica que combate as doenças crônicas de maneira revolucionária. Ele pratica a medicina segundo a tradição de William Osler, um dos fundadores da medicina moderna, que disse: "É mais importante tratar o paciente que sofre de uma doença do que a doença que atormenta o paciente."

A medicina biológica suíça é uma maneira de encarar a saúde e a doença exatamente desse ponto de vista. Os princípios dessa nova medicina transitam radicalmente da tentativa de encontrar o nome da doença (ou doenças) que atormenta um paciente para uma compreensão profunda das causas subjacentes à doença (como toxinas, infecções, stress e alergênios — isto é, substâncias que provocam reação alérgica), buscando maneiras de afastar essas causas e ajudando na regeneração e revitalização dos sistemas autocurativos naturais do organismo. A doença, então, se resolve por si mesma. É disso que os Estados Unidos precisam, diante de uma epidemia crescente de doenças crônicas e na escalada dos custos de saúde social.

Os recursos e os métodos da medicina biológica visam sobretudo estimular a capacidade normal do organismo de regeneração, regulação e cura. Essa perspectiva utiliza pesquisa científica recente sobre biologia, medicina e nutrição de sistemas orgânicos, oferecendo uma solução realmente original para os quadros crônicos de saúde. Em vez de se concentrar no tratamento de uma doença específica por meio de medicação (como os médicos tradicionais se acostumaram a fazer), o Dr. Rau e outros defensores da medicina biológica usam tecnologias de ponta para avaliar e diagnosticar desequilíbrios subjacentes, propondo tratamentos inovadores para erradicar as causas profundas da doença, como toxicidade, inflamação e deficiências imunológicas e digestivas.

Esse tipo de medicina vai às raízes da doença. *O Segredo da Saúde Perfeita* pode ajudá-lo a recuperar a boa forma de três maneiras principais. Primeiro, ajudando a desintoxicar seu organismo exposto a um mundo tóxico. Segundo, mudando sua dieta acidífera (que produz ácidos), de qualidade baixa, baseada em alimentos processados, com grande quantidade de açúcar, carne e proteínas, para uma dieta mais alcalina e mais saudável de alimentos naturais, verduras frescas, frutas, oleaginosas, sementes, grãos integrais, legumes e pequenas quantidades de proteína animal com baixo teor de gordura. E, por fim, ajudando-o a restaurar um sistema digestivo prejudicado pela má alimentação e pelo abuso de antibióticos, hormônios e medicamentos anti-inflamatórios, sem contar o stress. Esses são os pilares do Segredo Suíço. Para os que sofrem de doenças crônicas, ou para os que simplesmente querem descobrir o verdadeiro bem-estar, recomendo calorosamente a Dieta Suíça de Desintoxicação do Dr. Rau.

Recentemente, a medicina norte-americana viu surgir uma corrente alternativa interessante. Chama-se "medicina funcional" (site em inglês: www.functionalmedicine.org) e aplica princípios quase idênticos para combater as causas subjacentes da doença, acionando e estimulando os mecanismos autocurativos do corpo humano. Tenho praticado e ensinado essa nova medicina nos últimos dez anos.

A medicina biológica e a medicina funcional são aplicações práticas desse novo salto evolutivo que oferece um caminho notável para que cada um possa assumir o controle de sua saúde e escapar da prisão da doença crônica e da má qualidade de vida. O refrão que costumo ouvir dos meus pacientes que passaram a adotar esses princípios (como você também pode fazer seguindo *O Segredo da Saúde Perfeita*) é: "Eu não sabia que me sentia tão mal até começar a me sentir tão bem!"

Dr. Mark Hyman
Lenox, Massachusetts

INTRODUÇÃO

RESOLUÇÃO DO ENIGMA

DR. THOMAS RAU

A medicina biológica suíça foi parte importante de minha vida por mais de 25 anos. Meu envolvimento com ela começou bem depois de meus estudos e minha especialização em medicina tradicional, e meu compromisso com essa corrente só tem aumentado a cada ano que passa. É uma abordagem médica holística que me cativa por vários motivos: meus instintos altruístas, pois vejo sua eficácia em ajudar meus pacientes de uma maneira que a medicina ortodoxa não é capaz de fazer; minhas emoções, pois de vários pontos de vista o médico biológico se relaciona com seus pacientes com uma empatia que a medicina tradicional desencorajava até pouco tempo atrás; e sobretudo meu intelecto, pois cada paciente, de acordo com sua situação, é encarado como um indivíduo único cujos vários sintomas formam um enigma a ser desvendado.

O princípio fundamental da medicina abrangente e holística que praticamos em minha clínica na Suíça, a Clínica Paracelsus em Lustmühle, é tratar os indivíduos, e não somente os sintomas ou doenças. Se você já se informou sobre medicina alternativa, deve ter ouvido isso antes, mas trata-se de um ponto central em nossa abordagem. Se duas pessoas me procurarem, ambas sofrendo de enxaqueca ou erupções cutâneas persistentes, saberei que, para ajudá-las, tenho de partir do princípio de que o mesmo sintoma em cada paciente pode ter origem completamente diferente. O mesmo vale para as causas primárias de distúrbios crônicos e até de graves doenças inflamatórias e degenerativas.

Essa concepção do paciente como organismo único que precisa de tratamentos individualizados parece perfeitamente lógica quando você aprende um pouco sobre a medicina biológica suíça. Gosto de compará-la a um projeto que realizei na escola quando era bem jovem.

Como muitos meninos daquela época, eu tinha de fazer trabalhos manuais junto com as outras matérias do currículo escolar. Certo dia, na aula de carpintaria, quando estávamos aprendendo a usar uma serra de fita, o professor nos deu uma tarefa relativamente simples. Cada um de nós recebeu uma fotografia de nossa cidade natal, Teufen, que foi colada sobre uma tábua plana. A tarefa era cortar a tábua em doze pedaços para formar um quebra-cabeça. Qual a relação disso com a medicina biológica e a situação única de cada paciente?

Bem, a classe inteira começou com a mesma foto. Mas cada um de nós acabou com um quebra-cabeça diferente. Nenhuma peça de um determinado quebra-cabeça se ajustava a qualquer outra na sala inteira. E é assim que encaramos a constituição biológica de cada pessoa.

As diferenças entre as pessoas se devem à sua constituição genética, às suas experiências de vida, à exposição involuntária a determinadas toxinas, aos remédios que tomaram e aos alimentos que decidiram consumir no dia a dia, entre outras coisas. Uma pessoa vive na cidade e outra no campo. Uma pratica natação todos os dias e outra leva uma vida sedentária. Tudo isso se soma para formar um padrão, e todos os padrões são diferentes.

É claro que, se você vier até nossa clínica na Suíça, resolveremos o enigma para você. Mas escrevi este livro na esperança de que pessoas inteligentes de qualquer lugar do mundo que queiram assumir a responsabilidade por sua saúde e bem-estar em geral, e que queiram se sentir melhor, tentem resolver o enigma por conta própria, para que também possam se beneficiar da nossa medicina biológica. Para ajudá-lo a entender por que sugerimos experimentar a dieta equilibrada e o que está por trás do Método do Dr. Rau — meu programa nutricional de duas etapas —, explicarei os aspectos teóricos em capítulos separados.

Quer você leia os capítulos mais científicos que explicam a teoria implícita em nosso método, ou simplesmente pule para os capítulos nutricionais e prepare as receitas do final do livro para seguir minha dieta, nestas páginas você encontrará alguma orientação capaz de melhorar sensivelmente seu bem-estar físico. A ajuda está aqui; cabe a você decidir até que ponto deseja aceitá-la.

Se é verdade que cada paciente é um indivíduo e requer uma estratégia específica de tratamento, nosso plano básico de nutrição é excelente para quase todas as pessoas e para uma gama bastante ampla de problemas médicos. Como se costuma dizer, prevenir é melhor do que remediar, e a medicina biológica suíça acredita nesse axioma acima de tudo. A questão é que nossa "medicina preventiva" é um pouco diferente: é uma dieta mais rica e equilibrada do que qualquer outra que você possa ter experimentado. E, além de sua função preventiva extraordinária, ela também tem um grande poder paliativo e curativo.

A primeira etapa do Método do Dr. Rau, a Dieta Suíça de Desintoxicação, se destina a quase todas as pessoas. Produz resultados surpreendentes num período muito breve: somente três semanas. Depois disso, se você passar para minha Dieta de Manutenção Permanente, cabe a você — sob nossa orientação cuidadosa — desvendar seus próprios segredos e determinar a melhor maneira de se alimentar para suprir suas necessidades individuais e para preservar sua saúde.

Para uma pessoa normal que goza de uma saúde razoavelmente boa, nosso plano nutricional fornece um tônico excelente para evitar as doenças e tudo aquilo que costumamos encarar como uma redução inevitável da capacidade física e mental depois de uma certa idade. Sou capaz de apostar que pelo menos 95% das pessoas "normais", mesmo aquelas que *acreditam* não sofrer de problemas físicos, terão benefícios enormes se seguirem nosso programa. Acima de tudo, o Método do Dr. Rau serve para reforçar e aumentar a vitalidade natural e o potencial autocurativo do ser humano.

Muitas pessoas saudáveis me procuram simplesmente para se sentir melhor depois de uma certa idade ou para tentar evitar uma propensão genética, por exemplo, de doenças cardíacas ou de câncer, que existe em sua família. Outras me procuram por causa das doenças crônicas, de tipo inflamatório, degenerativo ou autoimunológico, em que me especializei quando era jovem: alergias graves, artrite reumatoide, problemas digestivos e erupções cutâneas persistentes. Tenho prazer especial em receber esses pacientes, pois observei muitas vezes a eficácia de nosso tipo de medicina biológica contra essas doenças sistêmicas. Também recebemos muitos pacientes com câncer, assim como pessoas que sofrem de síndrome da fadiga crônica, fibromialgia, obesidade e o diabetes tipo 2 que costuma acompanhar essa condição. Há também pacientes com problemas psicológicos ou mentais, como depressão, SDAE (síndrome do déficit de atenção e esgotamento), autismo e hiperatividade, sobretudo em crianças. Encaramos todos esses transtornos em sua ligação indissolúvel com a própria situação física do paciente, e também aqui acredito que nossa dieta traz grandes benefícios.

O motivo pelo qual sinto tanto prazer em oferecer este livro a você é que, ao contrário de muitos outros programas de saúde, na medicina biológica suíça tanto o médico quanto o paciente não estão sozinhos. A eficácia do tratamento se baseia num pacto entre os dois: um profissional especializado, mas sensível e de mente aberta, e um paciente proativo, disposto — e às vezes ansioso — para tomar parte em sua própria cura.

Cura, para mim, não significa só engolir comprimidos, e sim amenizar ou eliminar os sintomas pela erradicação dos motivos subjacentes, seja qual for o transtorno — uma doença com um nome importante ou uma constelação de sintomas vagos que interferem na fruição plena de sua família, sua profissão e sua vida.

Já que o fundamento de toda a minha medicina é a alimentação, a eficácia da medicina biológica suíça pode, ao menos em grande parte, começar em casa. O objetivo deste livro é fornecer não só uma dieta, mas também informações suficientes para você entender de onde vêm muitos de seus sintomas. É claro que isso não impede, de maneira alguma, que você consulte um médico tradicional para qualquer doença que já tenha ou acredite que possa ter no futuro. Mas estou convicto de que, se você seguir o Método do Dr. Rau, com o tempo ele lhe dará um nível de vitalidade e bem-estar que você não poderá encontrar em nenhum outro lugar.

NOTA DA COAUTORA
SUSAN WYLER

Para dizer a verdade, comecei a trabalhar neste livro com interesse apenas moderado e uma boa dose de ceticismo. Na condição de escritora e editora, minha vida profissional foi dedicada a escrever sobre gastronomia, e na vida pessoal me acostumei a apreciar esse tipo de comida. Dietas nunca me interessaram. Durante os estudos de graduação, tive alguma formação científica e trabalhei no laboratório de um centro de pesquisas de grande renome. Esse ponto de vista muito racional continua moldando meu temperamento até hoje, o que significa que, quando comecei este projeto, encarava o que me parecia ser a "medicina alternativa" com atitude crítica, para não dizer com desconfiança. Nem preciso dizer que me converti completamente à nova corrente, e a transformação se baseou na experiência própria.

Nunca pesquisei nenhum tipo de medicina alternativa. Gosto de todos os meus médicos. Apesar de problemas metabólicos comuns a muitas mulheres na pós-menopausa e do declínio gradual que me parecia inevitável depois de uma certa idade, eu me considerava uma pessoa saudável. Tomava Synthroid para uma deficiência da glândula tireoide e tinha problemas com o colesterol — tanto meu pai quanto minha mãe sofreram cirurgia de *bypass* coronário — e, sim, meu médico vivia me ameaçando com remédios para pressão alta; mesmo assim, eu acreditava gozar de boa saúde. Tinha alergias sazonais. Na verdade, por alguns anos, eu me considerei a Rainha da Alergia, mas todos os meus amigos sofriam do mesmo problema. Achei que isso era parte da condição humana — ao menos para o segmento da população que podia se dar ao luxo de passar algum tempo no campo.

Os alimentos que eu consumia no dia a dia eram deliciosos e me pareciam bastante naturais. Meu peso nunca foi um grande problema, mas quando a preguiça me fazia sentir fora de forma e eu queria emagrecer, simplesmente evitava pão e vinho e comia menos por algumas semanas. Na minha opinião, as pessoas que se diziam alérgicas a diversos alimentos eram hipocondríacas.

E foi nesse estado de espírito de desinformação que conheci o dr. Rau pela primeira vez num seminário sobre medicina biológica em Massachusetts. Preparando-me para escrever este livro, comecei a chamada Dieta Suíça de Desintoxicação. Esse programa ajuda a perder peso, mas a principal intenção, segundo me disseram, era melhorar a saúde pela restauração do ambiente interior e essencial de seu corpo. Tanto faz, pensei. Isso não tem nada a ver comigo. A pergunta que realmente me preocupava era: uma pessoa pode seguir essa dieta por três semanas sem se sentir deprimida pela falta de prazer culinário?

Na verdade, a dieta do dr. Rau era bastante saborosa; mas, muito mais importante, teve impacto imediato e dramático sobre meu bem-estar e meus indicadores de saúde, deixando-me assombrada e surpreendendo até meu médico de órgãos internos. Continuo seguindo a dieta, e minha saúde não para de melhorar — tanto do ponto de vista da medicina biológica suíça quanto pelos critérios de meus médicos tradicionais, quando me examinam. Vou contar o que aconteceu comigo.

Depois de apenas três ou quatro dias seguindo a dieta, percebi uma mudança em meu intestino. Eu me sentia mais leve e limpa; acabaram-se os roncos e gorgolejos. Meu trato intestinal estava inchado ou irritado de alguma forma, e só me dei conta disso quando as sensações desapareceram. Então, depois de dez dias, minha energia, que andava bastante baixa, aumentou sensivelmente. Os amigos começaram a me cumprimentar por minha boa aparência.

Essas melhoras continuaram com o tempo. Nunca precisei de mais de sete horas de sono. Mas, dormindo muito ou pouco, em toda a minha vida nunca consegui sair da cama de manhã. Li que existem dois tipos de pessoas: aquelas cujos sistemas endócrinos funcionam a todo o vapor quando acordam de manhã e as que precisam de cerca de uma hora para que o sistema ganhe "embalo" suficiente. Com certeza eu pertencia ao último tipo, só que meu sistema precisava de no mínimo uma hora e meia. Minhas manhãs eram torturantes.

Mas isso acabou. Agora, depois de dormir minhas sete horas costumeiras ou, em situações de trabalho intenso, apenas quatro ou cinco, acordo com disposição e energia, pronta para a ação até antes de minha primeira — e última — xícara de café do dia. Sem contar que perdi 5,5 quilos nos primeiros dois meses, valor alto para uma mulher de minha altura, e isso enquanto consumia mais alimentos do que imaginava ser capaz. E mais: não voltei a engordar desde então.

Sinto-me claramente mais alerta e capaz de pensar com clareza; minha memória, que andava me traindo, melhorou grandemente, e de modo geral estou mais calma. Os surtos de depressão leve, que ao longo de anos me importunaram ocasionalmente, desapareceram. Meu nível médio de ansiedade caiu muito. Minha energia e vigor são excelentes. E, como o dr. Rau havia previsto, minhas alergias sazonais se foram.

Minha pressão sanguínea caiu alguns pontos. Sem nenhum tipo de medicamento, minha taxa de colesterol continua acima do recomendável, mas o colesterol "bom" continua a subir e o "ruim" tende a cair, de modo que a proporção é extremamente favorável e fica mais equilibrada a cada exame. Pelos padrões da medicina biológica, meu sangue melhorou de modo notável durante esse período.

O que mais me impressionou foi o progresso no estado de minha tireoide. Embora eu tenha apresentado sintomas durante anos, os testes sempre apontavam um nível pouco abaixo do normal, mas não patológico, de modo que nunca me receitaram medicamentos. Só quando um bócio bastante feio finalmente surgiu ao redor de meu pescoço, meu problema foi diagnosticado e tratado com Synthroid.

"Ele vai sumir agora que estou tomando remédios?", perguntei à minha endocrinologista, cheia de esperança, examinando o aro protuberante na parte inferior de meu pescoço. "Não", respondeu ela, "mas vai parar de crescer". De fato, ele não cresceu, tampouco diminuiu... por sete anos.

Depois de oito meses de dieta, olhei-me no espelho certo dia e podia jurar que meu pescoço estava mais fino. Deve ser imaginação, pensei. Alguns dias mais tarde, a mudança era inquestionável e, depois de mais um mês e meio, o bócio simplesmente se dissolveu. E o melhor de tudo: o funcionamento de minha tireoide, medido por testes hormonais padrão, melhorou em 25%, coisa muito pouco comum numa fase da vida em que os processos metabólicos tendem a ficar mais lentos, na melhor das hipóteses. Foi um grande alívio poder reduzir minha medicação.

Talvez você esteja se perguntando: "E quanto à comida?" Bem, nos últimos tempos, quando meus amigos me visitam para jantar, perguntam com antecedência: "Por favor, você pode preparar uma daquelas saladas do dr. Rau?" Isso porque elas são muito atraentes e deliciosas, e fazem você se sentir muito bem. A dieta não é estritamente vegetariana, mas frutas frescas, grãos integrais e sobretudo vegetais são importantes, e essa é a novidade para mim. Descobri o sabor delicioso das verduras e legumes orgânicos — crus, cozidos no vapor ou *al dente* — e percebi que esse programa nutricional se ajusta perfeitamente às correntes atuais da alta gastronomia, que defende o uso de ingredientes naturais e selecionados, preparados de maneira simples, servidos com senso estético e compartilhados com amor. Espero sinceramente que você experimente o Método do Dr. Rau, para o bem de sua saúde e para melhorar seu aspecto e seu bem-estar no dia a dia.

CAPÍTULO 1

O QUE É A MEDICINA BIOLÓGICA SUÍÇA

UM CAMINHO NATURAL PARA A SAÚDE

Já que você abriu este livro, há uma boa chance de que tenha se decepcionado de alguma forma com a medicina ortodoxa e esteja em busca de ajuda. Talvez você seja uma dos milhões de pessoas que sofrem de dores crônicas, enxaquecas permanentes, sinusites, síndrome da fadiga crônica, apatia inexplicável, alergias ou incapacidade de concentração. Talvez seus problemas não tenham um diagnóstico preciso, ou talvez sejam diagnósticos fatais, a serem suportados pelo resto da vida, como esclerose múltipla (EM), câncer ou artrite reumatoide. Talvez você esteja sofrendo de uma doença subclínica (ou seja, que ainda não se manifestou), sentindo-se velho antes do tempo ou querendo evitar uma tendência hereditária preexistente em sua família. Ou talvez simplesmente queira ter boa aparência e boa qualidade de vida pelo maior tempo possível.

Você já deu o passo mais importante: abriu sua mente para outras possibilidades. Como costumo dizer a meus pacientes, *a cura requer um compromisso com a mudança*. Quando você não está bem, o jeito é tentar coisas diferentes e olhar em outra direção.

A medicina biológica suíça oferece um programa abrangente de terapia natural que encara a doença de um ângulo completamente distinto do da medicina ortodoxa. Em vez de considerar a saúde sobretudo como uma guerra entre seu corpo e os invasores externos (isto é, germes, vírus e outros agentes patogênicos), acreditamos que um corpo saudável está em equilíbrio consigo mesmo e com o mundo físico no qual existe. Quando esse equilíbrio se rompe, a doença se manifesta a partir de dentro. Isso pode parecer poético, mas o equilíbrio a que nos referimos é mais literal do que metafórico.

É claro que os fatores externos nos afetam, mas muitas bactérias e vírus — e mesmo células cancerígenas — estão presentes em toda parte e invadem o corpo todos os dias. Um sistema imunológico equilibrado consegue destruí-los. Toda doença específica, seja ela qual for, afeta só uma parte da população, independentemente do grau de exposição. E, das pessoas que ficam doentes, só uma determinada proporção morre da doença. A variação depende de cada indivíduo. *A boa saúde só se mantém a longo prazo num corpo em estado de equilíbrio.*

O equilíbrio corporal depende essencialmente de alimentação adequada. Por mais que eu use todo um arsenal de "truques" médicos, são seus hábitos alimentares pessoais no dia a dia que determinam sua qualidade física de vida. Para promover a melhor saúde possível e para fornecer uma plataforma a outras terapias da medicina biológica, este livro apresenta o Método do Dr. Rau, uma dieta de duas etapas que é o alicerce de minhas convicções médicas. De maneira muito resumida, é uma dieta pobre em proteínas animais e rica em vegetais, grãos integrais e frutas. Esses alimentos fornecem grande quantidade de vitaminas, minerais, elementos residuais, aminoácidos essenciais e ácidos graxos predominantemente não saturados. Mas o potencial da dieta capaz de afetar de maneira significativa sua saúde está presente em detalhes que impulsionam a energia vital, explicados nos capítulos a seguir.

Fico atônito com a quantidade de livros sobre dietas que listam o que você pode ou não pode comer, com base em critérios puramente arbitrários e premissas falsas. Leia meia dúzia de livros sobre dietas que seguem o padrão ácido/alcalino, e você vai encontrar seis listas diferentes de vegetais que deve ou não deve comer. Na verdade, a ciência não é nem um pouco arbitrária. Para cada alimento que condeno ou recomendo, apresento um motivo específico, e esse motivo se baseia nos preceitos da medicina biológica suíça. Para entender a dieta perfeitamente, primeiro você precisa entender a medicina. *Para agir de maneira diferente, primeiro você tem de pensar de maneira diferente.*

Caso ache a ciência um assunto chato, a qualquer momento você pode simplesmente pular para os capítulos que explicam o que você pode ou não pode comer e qual a progressão das etapas da dieta. Para os que preferem só os detalhes práticos, no final do livro você vai encontrar mais de 100 receitas fáceis de preparar, baseadas em meus princípios nutricionais. No entanto, acredito firmemente que saber é poder. É muito mais fácil seguir qualquer regra quando você entende o *porquê* dessa regra. Assim sendo, espero que você continue a leitura para adquirir um conhecimento básico sobre medicina biológica suíça — nossa teoria e nossos tratamentos — e os motivos pelos quais esse tipo de terapia natural é tão eficaz.

Alívio da carga tóxica

Para dispor de vitalidade e ter a capacidade de crescer e curar a si mesmo, o meio (isto é, ambiente) interno de uma pessoa tem de apresentar duas propriedades fundamentais: os fluidos que percorrem o corpo — fluidos sanguíneos e linfáticos — e os fluidos intersticiais que circundam todas as células têm de ser levemente alcalinos, para contrabalançar a acidez que é subproduto natural do metabolismo celular; e a flora intestinal (bactérias) tem de estar intacta e saudável (há muitas razões para isso, que explicarei em detalhes mais adiante).

Sem esse "solo fértil", a doença se manifesta mais cedo ou mais tarde, quando o equilíbrio desaparece e a pessoa perde sua capacidade reguladora, geralmente como resultado de vários (e não apenas um) danos ao sistema. Nós chamamos essas "forças do mal", por assim dizer, de "carga tóxica". Muitos problemas físicos e mentais, assim como a exposição inadvertida aos materiais tóxicos do meio ambiente, podem comprometer o equilíbrio do organismo. O objetivo da medicina biológica suíça é eliminar essas toxinas e restaurar o equilíbrio corporal, permitindo que as defesas e a vitalidade naturais voltem a florescer.

Minha metáfora favorita para descrever o corpo em relação à saúde é a de um grande barril de óleo. Quando você nasce, seu corpo é virgem, puro e forte. É um barril novo e vazio, com bastante espaço para armazenagem. Isso é bom, pois a vida é complicada e você acumula um monte de "lixo". Você se expõe a germes, toxinas e poluentes. Pode comer alimentos "errados", sofrer stress excessivo ou contaminar-se com metais pesados pelo consumo de frutos do mar ou o uso de obturações dentárias. Todas essas invasões prejudiciais podem interferir no fluxo energético dentro de seu organismo e frear seu sistema imunológico e seus processos metabólicos vitais.

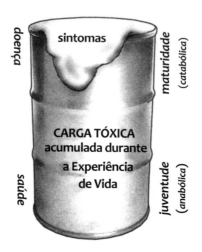

Mas, enquanto você é jovem e suas forças reconstituintes ou anabólicas ainda são muito fortes, toda essa carga tóxica é despejada no espaço vazio do barril, de modo que você continua gozando de saúde e bem-estar aparentes, ao menos por algum tempo. Aos poucos, porém, as toxinas, as impurezas, as "gorduras trans" (nocivas à saúde humana), o excesso de proteínas, os danos físicos, o abuso de álcool e tabaco, o stress, os resíduos de fatores genéticos, a alimentação em excesso, a falta de exercício físico e sono suficientes, a exposição à poluição do ar e o uso de drogas — recreativas ou farmacêuticas (sobretudo antibióticos) — vão aumentando a carga tóxica do barril, até ele começar a se encher.

Mesmo quando três quartos do barril já estão cheios, talvez você ainda insista que se sente perfeitamente bem. Afinal, antes de desistir, seu corpo compensa os prejuízos até onde for possível. Ou talvez você atribua sintomas como fadiga, falta de concentração, falhas de memória, inapetência sexual e depressão a fatores inteiramente diferentes: idade, menopausa, excesso de trabalho, alguma coisa que você comeu ou deixou de comer.

Mais cedo ou mais tarde, os elementos tóxicos chegam ao topo e o barril transborda. Essencialmente, seu corpo perde a batalha contra todos os danos físicos e se desequilibra, e você fica doente. Assim, uma doença geralmente não tem uma causa única, e sim um conjunto de causas. É por isso que, como praticantes da medicina biológica, nós tratamos o indivíduo como um todo — e não apenas sintomas isolados.

Para que a cura seja possível, a medicina biológica suíça incorpora uma abordagem integrada e holística, empregando terapias alternativas — algumas das quais provaram sua eficácia ao longo de séculos e às vezes milênios — junto com remédios isopáticos e homeopáticos e outros procedimentos baseados em equipamentos de ponta e recursos bioquímicos. Essas técnicas são complementadas com os procedimentos diagnósticos mais recentes e progressos técnicos da moderna medicina tradicional. No entanto, apesar de toda a ciência e do vasto leque de tratamentos, a essência dessa medicina reside na variável mais importante, que em última análise só depende do paciente: a alimentação.

O que você come ou não come é a contribuição mais importante que você pode dar à sua própria saúde. A alimentação é a chave vital que determina o estado do meio (ambiente) interno do organismo. Foi por isso que desenvolvi meu programa nutricional simples e fácil de seguir: o Método do Dr. Rau.

Quem se beneficia e por quê

Esse tipo de medicina holística é particularmente eficaz para lidar com doenças inflamatórias ou degenerativas crônicas, como alergias, artrite, aterosclerose, arteriosclerose, insuficiência cardíaca congestiva (ICC), esclerose múltipla, lúpus erimatoso sistêmico, asma, refluxo gastroesofágico, fibromialgia, infecções crônicas e câncer. Também temos tido ótimos resultados contra transtornos mentais como depressão, distúrbio bipolar, hiperatividade e autismo.

Há outro grupo de doenças extremamente comuns cujos sintomas melhoram bastante com a medicina biológica suíça. Elas incluem todas as doenças "residuais", problemas patológicos que se manifestam quando o corpo lida com materiais que não consegue processar ao armazená-los no sangue, nos espaços intersticiais ou mesmo no interior dos tecidos. Alguns exemplos são obesidade, doença cardíaca coronariana, hipertensão, diabetes tipo 2 e deficiência da microcirculação.

Como sabe qualquer pessoa que já sofreu de doença grave ou acompanhou um ente querido em sua luta contra um mal degenerativo, a medicina ocidental não tem muitos recursos contra as doenças crônicas. Quando se trata de transtornos sistêmicos, os médicos tradicionais (alopatas) tendem a combater os sintomas de maneira aleatória, em vez de abordar as raízes do problema, que em muitos casos ainda não foram inteiramente esclarecidas e que podem variar de paciente para paciente.

Na verdade, como já expliquei antes, são geralmente causas múltiplas que dão origem a uma doença. O motivo da eficácia da medicina biológica suíça em aliviar, e em muitos casos curar, essa categoria de males reside numa abordagem da saúde e da doença completamente diferente da estratégia da medicina convencional — estimular as defesas naturais do organismo para que ele produza sua própria cura, em vez de tentar eliminar um sintoma individual, como febre ou erupção cutânea, por meio de um medicamento farmacêutico.

Os praticantes da medicina biológica encaram esses sintomas não como falhas do organismo, mas como manifestações físicas da tentativa de recuperar o equilíbrio. Assim, esses sintomas nos fornecem pistas do verdadeiro problema, ou problemas. E, quando tratamos essas dificuldades subjacentes, que invariavelmente estão ligadas ao meio interno do paciente, os sintomas desaparecem por si mesmos.

Algumas limitações da medicina tradicional

Os medicamentos farmacêuticos, por outro lado, não só não curam as causas subjacentes da doença, como também prejudicam o organismo nessa tentativa. Para cada ação há uma reação, e todo medicamento farmacêutico tem algum efeito colateral, seja a destruição das "boas" bactérias intestinais, como no caso dos antibióticos, seja o excesso de sangramento estomacal, como no caso de doses altas de aspirina e outros medicamentos anti-inflamatórios.

O abuso de paracetamol na presença de álcool resulta em sérios danos para o fígado. Alguns de nós têm idade suficiente para se lembrar da talidomida, que causou o nascimento de milhares de bebês sem braços, com as mãos saindo diretamente dos ombros. Com frequência lemos que um medicamento louvado nos cartazes publicitários como panaceia definitiva contra um mal específico não faz efeito nenhum, apesar de alegações em contrário aceitas popularmente por muitos e muitos anos.

O mais chocante é que, de acordo com o artigo "Novos medicamentos estão à venda, mas ações jurídicas anunciadas continuam na gaveta" (Gardiner Harris, *The New York Times*, edição *on-line* de 4 de março de 2006), que examinou a displicência da Administração de Alimentos e Medicamentos dos Estados Unidos (FDA, U.S. Food and Drug Administration) na análise de medicamentos farmacêuticos, os verdadeiros efeitos físicos de muitos medicamentos — tanto positivos quanto negativos — são raramente comprovados por critérios científicos. Por causa das dificuldades que envolvem os chamados "estudos duplo-cego" (quando nem o examinador nem o examinado sabem que substância está sendo usada), provou-se estatisticamente que só um em cada cinco medicamentos empregados no combate ao câncer pode prolongar a vida dos pacientes. Isso porque, quando um medicamento mostra um potencial positivo, os médicos hesitam em desistir dele até completarem seus estudos estatísticos. Além disso, os efeitos colaterais negativos desses medicamentos geralmente são menos pesquisados. Assim, na prática, o que acaba valendo é o método da tentativa e erro. A ciência, que somos levados a considerar 100% confiável, é na verdade uma mistura em partes iguais de arte e intuição.

Quando se fazem pesquisas, muitas vezes elas apresentam falhas graves, e as conclusões são manipuladas facilmente. Testes que parecem puramente técnicos são, na verdade, fáceis de distorcer, às vezes de maneira inconsciente, conforme o viés dos examinadores e do grupo examinado, a estrutura da pesquisa, as variáveis em jogo, o texto dos questionários e a interpretação dos resultados.

Minha opinião é que os praticantes da medicina ocidental têm de entender que o ser humano é extremamente complexo e não pode ser avaliado de acordo com uma só variável. O estudo duplo-cego falha frequentemente porque não leva em conta a complexidade das funções humanas; seu próprio caráter estrutural parte do princípio de que todos os indivíduos são iguais.

Os praticantes da medicina biológica suíça encaram cada pessoa como um indivíduo único, com suas próprias necessidades e tendências. Com base em fatores específicos como o DNA, a constituição genética e as experiências pessoais de vida — tanto físicas quanto psicológicas —, nós elaboramos um tratamento sob medida para atender o paciente. Assim que você se familiarizar com o método biológico suíço, tenho certeza de que vai passar a encarar sua saúde de um ponto de vista muito diferente e mais vantajoso.

A teoria científica por trás da medicina

O que pode surpreender novos pacientes é a concepção de saúde e doença defendida pela medicina biológica suíça. Essa concepção destoa totalmente da medicina ocidental ortodoxa e institucional, ou aquilo que chamo de "medicina acadêmica", cuja descrição das doenças se baseia na obra de Louis Pasteur. Basicamente, a teoria de Pasteur, desenvolvida na década de 1880, encarava todas as doenças infecciosas como resultado de agentes patogênicos (isto é, germes) que provêm do mundo exterior e invadem um ambiente normalmente passivo (o corpo humano), causando assim sintomas e sofrimento.

A medicina biológica integrada, tal como é praticada pela Clínica Paracelsus, na Suíça, abrange muitas tradições e práticas, mas teoricamente se baseia num modelo dinâmico do meio interno do organismo. Vemos um processo constante de construção e degradação, um ciclo de fluxo e refluxo em que a saúde depende do poder regulatório de um corpo em equilíbrio. A doença surge quando o ambiente interno é degradado por um ou mais fatores de perturbação: alimentação deficiente, contaminação por metais pesados, contaminação eletromagnética, poluição tóxica, infecções dentárias não identificadas, stress psicológico crônico etc. A modificação do ambiente interno — sobretudo a flora intestinal, o sangue, o sistema linfático e os fluidos intersticiais — e a restauração do equilíbrio corporal possibilitam que o indivíduo recupere e mantenha um bom estado de saúde.

Essa visão "pleomórfica" (capaz de assumir várias formas) da saúde foi desenvolvida na década de 1920 por um médico chamado Günter Enderlein. Usando microscópios de alta potência que já existiam em seu tempo, mas ainda não tinham sido inventados na época de Pasteur, Enderlein identificou certos micro-organismos no sangue. Estranhamente, esses minúsculos "simbiontes", como ele os chamou, não podiam ser destruídos, mesmo expostos a um calor altíssimo. Enderlein concluiu que essas pequenas criaturas, que consistem em partículas de proteína, vivem numa relação de simbiose (ajuda mútua) com o corpo quando o metabolismo corporal e a bioquímica do organismo estão em equilíbrio, mais ou menos como as bactérias "boas" no trato intestinal. Acreditamos que esses simbiontes, em seu estado benigno, são importantes para a vitalidade de todas as células, atuando como catalisadores na formação de várias funções celulares e estimulando a reconstrução da flora intestinal, que é essencial para a saúde.

Assim como precisamos das bactérias em nosso sistema gastrointestinal, precisamos desses micro-organismos para o bom funcionamento do corpo. Na verdade, quando não encontramos simbiontes em quantidade suficiente ao examinar o sangue de uma pessoa, consideramos o paciente debilitado, com pouca vitalidade interior. A solução é reconstruir os simbiontes.

Quando a alimentação errada perturba o equilíbrio ideal do organismo, transforma a alcalinidade natural do ambiente interno, que é condição da boa saúde, num estado ácido. Esse equilíbrio é bastante tangível; reflete-se no teor de pH (teor de acidez) do sangue, da saliva e dos fluidos intersticiais. Quando o equilíbrio deixa de existir, ocorrem muitas mudanças físicas. Elas incluem um espessamento do sangue e do fluido linfático (semelhante à coalhadura do leite pelo efeito ácido do suco de limão ou do vinagre), prejuízos à flora intestinal e uma mudança de comportamento dos simbiontes e das bactérias intestinais.

Num ambiente ácido, os simbiontes normalmente benignos se agitam e se corrompem, transformando-se em agentes patogênicos, numa escala progressiva de bactérias nocivas, fungos e finalmente vírus, quando existem bloqueios eletromagnéticos ou tóxicos no corpo. Chamamos esses vários níveis de energia de "valências". Como os elétrons ao redor de um átomo, é preciso uma certa dose de perturbação para energizar esses micro-organismos até eles passarem para a próxima etapa.

Felizmente, a regulação e o reequilíbrio do ambiente interno do organismo — trazendo-o de volta para um estado alcalino, eliminando a carga tóxica, evitando alergias alimentares e fortalecendo o sistema imunológico — permitem ao paciente recuperar a saúde, pois num "solo" adequadamente fertilizado os agentes patogênicos podem voltar à sua forma benigna.

Como muitas outras pessoas, talvez você ache essa teoria confusa à primeira vista. Ela não tem nada em comum com tudo o que nos ensinaram na escola e continua controversa. Mas é fácil entendê-la de um ponto de vista conceitual. Como eu já disse, em vez de encarar a doença como uma invasão do mundo exterior (como se você "pegasse" uma gripe), que é a abordagem da medicina tradicional, a medicina biológica suíça acredita que nossas células estão sujeitas a um fluxo constante, e a doença se manifesta a partir do interior do indivíduo quando as condições internas se enfraquecem e a vitalidade natural do organismo diminui. Há uma interação constante entre a reconstituição e a degradação em nível molecular, e todo o nosso programa médico se destina a regular o organismo para que ele funcione em equilíbrio saudável e o sistema imunológico seja tão forte quanto possível.

Nosso sucesso na Clínica Paracelsus se deve à nossa concepção de medicina que, como eu já disse, procura tratar o paciente individual, e não combater sintomas aparentes de uma doença de bases amplas. Identificando e eliminando a carga tóxica específica de cada pessoa e estimulando-a de todas as maneiras possíveis, o organismo dessa pessoa recebe o apoio de que precisa para se expressar em seu estado naturalmente saudável.

RESTAURAÇÃO DO EQUILÍBRIO DO ORGANISMO

Ao longo de sua vida, sua saúde pode ser comparada ao movimento de uma gangorra; há uma interação — e às vezes um conflito — constante entre as forças de reconstituição e degradação. Todo corpo humano se encontra em estado permanente de mudança. Daqui a sete anos, nenhuma célula de seu corpo será a mesma. Novas células crescem constantemente; células antigas morrem e se decompõem. Isso faz parte do ciclo natural da vida. Bebês e crianças pequenas têm grande poder de resistência; suas forças reconstituintes, ou anabólicas, estão intactas. Pessoas idosas têm uma sobrecarga de "forças degenerativas", como são chamadas; as células de seu corpo perderam vitalidade e já não conseguem se regenerar da melhor maneira.

Quando um indivíduo jovem se expõe a uma sobrecarga de "forças degenerativas", desenvolve doenças degenerativas numa fase precoce da vida, tais como:

- Bloqueios arteriais e doença cardíaca coronariana
- Deficiências cerebrais ou neurológicas
- Distúrbios degenerativos combinados
- Degeneração macular (perda da visão central)

Para reverter essa tendência crescente de degeneração numa direção mais anabólica, ou reconstituinte, a medicina biológica suíça tenta fortalecer todos os órgãos do corpo que por sua própria natureza têm grande poder regenerador: a flora intestinal, o intestino delgado, o fígado, os glóbulos vermelhos e brancos do sangue, a medula óssea e — acima de tudo — o sistema nervoso parassimpático, ou inconsciente, que influencia o ritmo cardíaco, a pressão sanguínea e a capacidade digestiva, absorve nutrientes e elimina resíduos. Isso se dá pela alcalinização de todos os tecidos do organismo, o que reforça o processo de reconstituição, e pelo uso de ervas e terapias que estimulam a secreção hormonal.

É verdade que não existe vitória definitiva, mas damos assistência a nossos pacientes para que vivam cada dia com conforto e dignidade até onde seja possível. A ajuda nem sempre se traduz em cura. Às vezes, ela significa um nível melhor de qualidade de vida. Isso é quase sempre possível com a medicina biológica suíça, mesmo em casos avançados de câncer.

Operando dentro desse modelo, a medicina biológica suíça funciona. E funciona contra uma ampla gama de doenças sistêmicas, autoimunológicas, inflamatórias e degenerativas. Funciona contra quase tudo, das alergias ao câncer. Comprovei isso nos sucessos com nossos pacientes por mais de 40 anos (a Clínica Paracelsus foi fundada em 1956, e tornei-me diretor do departamento médico em 1992).

Para mim, esse modelo de medicina é extremamente lógico. É por isso que nós o chamamos de medicina bio-*lógica*. Caso ele lhe pareça um pouco esquisito, pense em todas as teorias sobre o mundo físico. A física newtoniana, que explica a gravidade, a aceleração e a fricção no contexto cotidiano, funcionou perfeitamente bem para descrever as leis do movimento por 250 anos. Na verdade, ela ainda é útil para explicar muitos dos eventos físicos que observamos todos os dias.

No entanto, quando surgiram novas maneiras de medir a massa e a energia, a física newtoniana teve de ceder lugar às teorias revolucionárias de Albert Einstein, que descreveu o universo em detalhes assombrosos no nível atômico, explicando a relação básica entre matéria e energia — e chegando a afirmar que elas são duas manifestações do mesmo elemento. Depois disso, surgiu a teoria quântica, que funciona ainda melhor do que os princípios de Einstein para descrever alguns comportamentos de partículas subatômicas. Hoje em dia, quando cientistas procuram uma teoria unificada e perfeita capaz de abarcar todos os fenômenos do universo, usam tanto a teoria da relatividade de Einstein quanto a mecânica quântica, pois as duas juntas conseguem descrever grande parte do que sabemos sobre o mundo físico.

A mesma coisa vale para a medicina tradicional (alopática) e o modelo isopático criado por Enderlein. Às vezes, eles precisam funcionar juntos. Quando meu paciente tem um tumor maligno, preciso recorrer à medicina alopática e removê-lo cirurgicamente; depois, talvez tenha de tratar o paciente com alguma quimioterapia ou mesmo radiação, pois, se o tumor não for detido, não posso fazer meu verdadeiro trabalho: promover uma cura de longo prazo baseada na remoção da carga tóxica oculta e na regulação do meio interno do paciente. Preciso de tempo extra para descobrir o que está errado no nível mais profundo, o que causou o surgimento daquele tumor. Só então podemos corrigir o problema. Tratamos não apenas o câncer, como também o mais importante: as causas por trás dele. Acho que é por esse motivo que observei uma taxa menor de recorrência de câncer nos pacientes da Clínica Paracelsus, depois de um tratamento com base na medicina biológica suíça.

Assim, sobretudo em casos de câncer, uso procedimentos e medicamentos tradicionais quando são absolutamente necessários para ganhar tempo. No entanto, a base de toda cura e a manutenção da boa saúde dependem da medicina biológica.

Meu caminho até a medicina biológica

Tenho muita familiaridade com a escola de medicina ortodoxa da American Medical Association (AMA), pois sou doutor em Medicina (M.D., ou *Medical Doctor*) habilitado para atuar tanto na Suíça quanto nos Estados Unidos. No começo de minha carreira, quando era médico ortodoxo com especialização em Reumatologia, percebi que a medicina ocidental tradicional não tinha aptidão especial para lidar com doenças degenerativas crônicas. Elas incluem a maioria dos problemas físicos não infecciosos que afetam todos nós, sobretudo depois de uma certa idade: alergias, artrite, arteriosclerose e outros distúrbios autoimunológicos e inflamatórios.

Mas foi só depois de muitos anos tratando pacientes, numa atividade clínica cada vez mais intensa, que comecei a questionar o que tinha aprendido. Eu me sentia desanimado porque, embora de início conseguisse eliminar os sintomas da doença, os problemas dos pacientes persistiam, e eles tinham de continuar voltando para tratamentos regulares. Na verdade, com o passar dos anos, a maioria dos pacientes piorava e precisava de medicação mais forte ou injeções mais frequentes para suprimir os sintomas. Percebi finalmente que eu era um mestre na arte de fazer os sintomas desaparecerem, mas que isso não afetava a verdadeira causa da doença.

De vez em quando, porém, um paciente experimentava a chamada "cura espontânea". Um paciente costumeiro entrava em meu consultório exibindo mais energia e disposição, agindo de maneira alerta e dinâmica e contando que seus sintomas tinham diminuído. "O que você fez de diferente nos últimos meses?", eu sempre perguntava.

"Bem", disse um deles, "um amigo recomendou um livro que diz que não devemos comer derivados do leite ou alimentos à base de farinha de trigo, e eu resolvi experimentar". Outro paciente tinha seguido um programa diferente — talvez baseado em chás de ervas chineses — e também alcançara bons resultados. Uma paciente que eu vinha tratando por quase uma década tornou-se vegetariana estrita. Com o tempo, sua saúde melhorou sensivelmente, e depois de seis meses sua artrite reumatoide quase desaparecera.

Eu os ouvia com atenção — sou um bom ouvinte — e aos poucos, depois de um período intenso de leituras, estudos e pesquisas, ficou claro para mim que havia caminhos alternativos da atividade médica, muitas vezes de efeitos mais eficazes do que o caminho que eu seguira até então. Talvez o que eu considerava "cura espontânea" fosse simplesmente um tipo de cura operado por outros fatores.

Sem descartar todas as coisas boas que eu aprendera na universidade, pensei: "Por que somos tão limitados em nossas escolhas? Por que temos de exercer a medicina dentro de trilhas tão estreitas, ignorando todas as outras formas de cura facilmente acessíveis a cada um de nós?" Comecei a ler vorazmente, aprendendo teorias alternativas sobre doença e infecção. Estudei em detalhes a obra de Enderlein e de outro médico, H. H. Reckeweg, que reuniu as medicinas alopática e isopática a seus remédios homeopáticos. Concluí que concordava com eles quanto ao conceito dinâmico de reconstrução e degeneração no corpo humano e quanto à importância da regulação do sistema e da remoção de bloqueios para a conquista da boa saúde.

A teoria de que grande parte da boa saúde consiste em estabelecer uma espécie de equilíbrio físico, ou regulação, me parecia sensata. Assim como você faz pequenos ajustes num relógio mecânico para que as várias engrenagens funcionem em sincronia ou regula o equilíbrio de um metrônomo para que ele funcione no tempo exato, o corpo de cada pessoa precisa encontrar seu próprio ritmo, seu próprio equilíbrio. Aos poucos, comecei a ver que havia um outro mundo de possibilidades de cura ao meu alcance. Havia muitas técnicas que podiam ajudar um paciente, ainda que não fossem oficialmente sancionadas pelas sociedades médicas oficiais. Afinal de contas, muitos desses tratamentos — homeopatia, acupuntura, terapia chinesa dos meridianos, massagem profunda dos tecidos e chás de ervas — foram usados por séculos, e em alguns casos por milênios. Por que teriam durado e teriam sido transmitidos de geração a geração se não tivessem algum efeito benéfico?

"Por que somos obrigados a escolher?", pensei. "Não teríamos chances muito melhores se trouxéssemos todos os recursos terapêuticos disponíveis para dentro do consultório?" Assim, fui evoluindo em meu ponto de vista, de início devagar, e depois dando um grande salto quando aceitei o cargo de diretor do departamento médico da Clínica Paracelsus em Lustmühle, a cerca de uma hora de distância, por trem, do aeroporto de Zurique.

Nove dos médicos da clínica são doutores em Medicina com habilitação oficial. Também empregamos muitas enfermeiras e três dentistas e higienistas dentários. A odontologia holística é um componente importante da medicina biológica. Há também um cinesiologista (ou cinesioterapeuta), um especialista em terapia antroposófica da respiração, massagistas, um acupunturista, um psicólogo e um terapeuta energético. Cada um de nós seguiu um caminho diferente para chegar até aqui; mas, para todos nós, a decepção com o método ortodoxo e a experiência empírica com nossos pacientes nos levaram com o tempo a explorar um universo mais amplo de técnicas terapêuticas. Embora nossa medicina costume ser chamada de "alternativa", nós a consideramos o caminho principal para a conquista da boa saúde.

Minha associação de longa data com a medicina biológica (mais de 25 anos) e com a Clínica Paracelsus (mais de 15 anos) tem sido frutífera. Aprendi muito sobre terapias, e continuo a aprender — tanto pela leitura de estudos científicos quanto com os próprios pacientes. Eu e meus colegas não somos mágicos. Mas é imensamente gratificante ver a grande quantidade de pessoas que ajudamos em direção a uma cura completa ou no alívio de sintomas difíceis. A parte mais satisfatória é encorajar os pacientes na administração de sua própria saúde. Isso porque a medicina biológica suíça é um trabalho conjunto que envolve médico e paciente. O tipo de cura profunda oferecido pelo Método do Dr. Rau só pode dar resultados verdadeiros se o paciente decidir seguir esse caminho. Uma cura baseada na alimentação exige um compromisso de longo prazo. Por outro lado, saber que você pode — e, na verdade, deve — participar na melhora de sua saúde pelas decisões que toma diariamente reforça a consciência de seu próprio poder.

Como assumir o controle de sua saúde

Lembro-me de que, quando era menino, passava muito tempo na companhia de meu pai. Depois da Segunda Guerra Mundial, os tempos eram difíceis na

Europa; até a Suíça se empobrecera, e os serviços públicos e sistemas de assistência social ainda não existiam. Muitas vezes, eu ouvia meu pai conversando com seus colegas de negócios ou amigos. Mais cedo ou mais tarde, a conversa recaía invariavelmente em seus sonhos para o futuro, seu desejo fervoroso de que seus filhos tivessem uma vida melhor do que a deles. Eles desejavam escolas melhores, mais oportunidades de trabalho, mais riqueza financeira, mais opções para gozar a vida e assim por diante.

Nesse momento da conversa, meu pai sempre interrompia e perguntava de maneira incisiva: "E então, o que *você* está fazendo para construir um mundo melhor para seus filhos?" Ele entendia o poder da responsabilidade pessoal e da tomada de decisões para fazer as coisas acontecerem. E a tomada de decisões no âmbito social e profissional também vale no âmbito da alimentação e da saúde.

Sempre que alguém passa a sofrer de uma doença séria ou uma moléstia degenerativa crônica, sua primeira pergunta é: "Por que eu?" O sentimento de culpa por causa da doença é uma emoção equivocada que pode se tornar destrutiva, pois uma atitude positiva pode influenciar a evolução do mal ao fortalecer a reação imunológica. Não estou dizendo que basta você se sentir "bem" e feliz para se proteger das doenças ou curar-se espontaneamente. Quero dizer simplesmente que, para se curar, vale a pena combinar todas as forças positivas da personalidade — o corpo e a alma.

Muitas vezes, percebo que os pacientes ficam obcecados com o que fizeram ou deixaram de fazer em fases anteriores da vida. Ao longo do tratamento de uma doença, a culpa não é uma emoção útil. Mas o senso de responsabilidade pessoal é muito eficaz. Assumir as rédeas de sua vida e lidar diretamente com seus problemas pode aumentar grandemente suas chances de alcançar a cura. É por isso que a alimentação — algo que só você pode controlar — é parte tão importante da medicina biológica suíça e constitui o fundamento do Método do Dr. Rau.

Você deve atuar com seu médico para a cura e a prevenção de uma recaída no futuro entendendo os fatores que levaram à doença em seu caso individual. Simplesmente engolir comprimidos nunca é suficiente. Isso pode aliviar as manifestações exteriores de seu problema, mas não afeta as raízes profundas; às vezes, acaba até piorando as coisas. Os sintomas podem ser semelhantes em cada paciente, mas os fatores que os causaram variam muito. Mesmo quando você reprime sintomas como dor de cabeça ou febre, sua doença continua agindo e piorando até você descobrir de onde ela vem e até você lidar com a causa ou causas subjacentes.

Uma abordagem individualizada da saúde

Todo mundo adoece de vez em quando. Mas pessoas diferentes desenvolvem problemas diferentes em épocas diferentes, e reagem de maneira diferente. Uma pessoa pode sarar de uma gripe numa semana, enquanto outra pode sentir fadiga e desânimo durante um mês. Um paciente pode reagir favoravelmente aos tratamentos do câncer, enquanto outro pode perder a batalha apesar de todas as tentativas de salvá-lo. Isso acontece porque os sintomas exteriores ou as manifestações da doença podem ser quase idênticos, mas internamente cada paciente é único. Um homem pode sofrer erupções cutâneas porque é alérgico a morangos, outro porque tem uma infecção subclínica (não diagnosticada) de um antigo tratamento de canal. Uma mulher tem dores de cabeça recorrentes porque suas vias respiratórias apresentam deformações congênitas; outra porque é alérgica a farinha de trigo ou leite de vaca.

Muitas vezes, encontramos causas ocultas das doenças crônicas nos dentes. Metais pesados das obturações de amálgama e toxinas de infecções subclínicas em canais tratados há muito tempo são causas frequentes de sintomas e empecilhos para a cura. Mesmo pequenos resíduos de mercúrio no organismo, por exemplo, podem causar colite, sinusite ou asma. Canais com substâncias tóxicas podem causar vários tipos de problemas, como neuralgia facial, zunido nos ouvidos, enxaquecas, dores combinadas e até câncer.

Para que uma solução permanente seja possível, é preciso que um intérprete adivinhe a origem do sintoma do paciente. A medicina biológica suíça se esforça para diagnosticar e eliminar a(s) *causa(s)* subjacente(s) de uma moléstia, para que os sintomas se aliviem permanentemente e da maneira mais natural possível, sem medicamentos que prejudiquem o organismo. Nosso objetivo é ajudá-lo a entender *por que* tem um problema específico, a fim de que ele seja resolvido pela cura natural e profunda.

A medicina biológica suíça é holística na medida em que encara cada indivíduo como uma entidade única e completa. Tal como é praticada na Clínica Paracelsus, ela se esforça para determinar cientificamente por que um determinado indivíduo é suscetível a determinada doença. Isso envolve conhecer bem o indivíduo e entender sua história — estilo de vida, exposição ambiental e perfil psicológico —, assim como sua constituição bioquímica exata e seus hábitos de comportamento. Exames físicos completos, testes sanguíneos detalhados, radiografias dentárias e testes genéticos quando necessário fornecem muitas pistas. Conversar com os pacientes e ouvir atentamente o que eles têm a dizer sobre si mesmos e sua saúde é o recurso mais importante do médico. Só pela compreensão profunda do indivíduo podemos descobrir como tratá-lo da melhor maneira.

É claro que as diferenças entre pessoas que não estão gravemente doentes é menos óbvia. Uma complicação adicional do processo diagnóstico é o fato de que boa parte da saúde depende do estado interno do organismo como um todo. Mas a beleza da medicina biológica suíça é que damos muita atenção a esse ambiente interno, e nesse assunto *você* está no controle. A alimentação é responsável por grande parte do reequilíbrio do meio interno e da regulação do organismo, e é por isso que este livro pode ser de grande valia. Você pode ou não se tratar numa clínica de medicina biológica — eu espero, é claro, que faça isso algum dia para seu próprio bem —, mas com certeza não terá dificuldade para pôr meus princípios em prática em sua própria casa. E os benefícios valerão não só para você, como também para toda a sua família. A alimentação saudável descrita em minha Dieta de Manutenção Permanente (Capítulo 8) é tão excelente para as crianças quanto para os adultos.

Se você assumir um compromisso com o Método do Dr. Rau, ele mudará seu corpo sem sombra de dúvida: você se sentirá mais cheio de vida em muitos sentidos, tanto sutis quanto óbvios. A longo prazo, ele também o mudará — sua maneira de pensar, seus interesses, seu estado de espírito e suas capacidades mentais. Indivíduos "alcalinos" são mais "jovens", mais intuitivos e mais calmos, têm mais capacidade de resistência e são mais produtivos em sua vida cotidiana.

Muitas pesquisas altamente científicas provaram a eficácia do bem-estar emocional e de uma mentalidade forte e positiva no combate às doenças. Uma estrutura física forte e vital também fortalece a psique. Pense no estado de espírito positivo que você fica quando sente energia e disposição físicas. Imagine a sensação de bem-estar emocional quando você não está sujeito à dor e ao sofrimento. Quando curamos o corpo, muitas vezes acabamos curando a alma também.

A medicina biológica oferece grande alívio ao paciente não só pela cura do mal, como também ao determinar a causa subjacente desse mal. O medo e a ansiedade que muitas vezes acompanham a doença crônica são bastante mitigados quando os pacientes param de se atormentar sobre os motivos que os levam a se sentir daquela maneira. A eficácia de meu tratamento diminui a probabilidade de recorrência da dor e dos sintomas que oprimem e inabilitam o paciente. Não há nada mais deprimente do que passar a vida temendo o retorno da dor.

Na Clínica Paracelsus, empregamos um leque amplo de métodos terapêuticos, mas o tratamento mais importante pode ser praticado por você mesmo em sua casa. Foi por isso que criei o Método do Dr. Rau.

CAPÍTULO 2

O PODER CURATIVO DOS ALIMENTOS

RESTAURAÇÃO DO SEU AMBIENTE EXTERIOR

Você sabia que 80% das defesas imunológicas adultas se encontram no intestino delgado? Nas crianças, essa porcentagem é ainda maior. Com cerca de 930 m² de superfície, o trato intestinal mantém contato com o mundo exterior com mais intensidade do que qualquer outro órgão do corpo. Não admira que a comida afete tanto nossa saúde.

Quando você come, a digestão, sobretudo do amido, começa com a saliva na boca. É por isso que é tão importante mastigar bem os alimentos — de 20 a 30 vezes — antes de engolir. Então, o ácido clorídrico (HCl) em seu estômago liquefaz os alimentos para que eles possam passar pelo duodeno, onde as enzimas e o fluido biliar são adicionados e a digestão das proteínas tem início. Ao mesmo tempo, o corpo produz bicarbonato de sódio num esforço para dissolver o ácido poderoso. Mas é quando a comida passa pelo intestino delgado que a ação realmente começa e os nutrientes são absorvidos.

A bile, segregada pelo fígado, e as enzimas pancreáticas são despejadas no intestino delgado quando isso se faz necessário em certo momento do processo digestivo. Essas substâncias químicas, junto com as bactérias intestinais "boas", atacam a comida que tinha sido liquefeita no estômago, decompondo-a mais ainda até obter moléculas pequenas o suficiente para atravessarem as paredes do intestino delgado, sendo então absorvidas pelo organismo. Essas moléculas incluem glucose, que é o combustível de todas as células; aminoácidos, que formam as proteínas, elementos importantes para a integridade, a saúde e o crescimento das células; e lipídios (ou gordura), que ajudam a levar vitaminas solúveis em gordura para dentro do corpo, regulam o metabolismo, funcionam como reserva de energia futura e alimentam o cérebro e o sistema neurológico, entre outras funções.

Há literalmente trilhões de células de bactérias nos intestinos, um número dez vezes maior do que as células "humanas" que temos em nosso organismo. Quando essas bactérias são do tipo "saudável", atuam em conjunto com o sistema intestinal para processar os alimentos. As fibras de vegetais crus e grãos integrais, o equilíbrio alcalino que resulta de uma alimentação pobre em

POR QUE AS BACTÉRIAS INTESTINAIS SÃO TÃO IMPORTANTES

Um dos motivos pelos quais a medicina biológica suíça dá tanta importância à alimentação é que as bactérias intestinais são responsáveis pela estimulação de boa parte do sistema imunológico, entre outras funções listadas abaixo:

- Elas protegem as membranas da mucosa intestinal, essenciais para a absorção dos nutrientes. *Podemos comparar isso ao gramado bem-cuidado de uma pista de golfe.*
- Como um "fermento" do sistema, elas oferecem resistência contra o crescimento de bactérias "ruins" e fungos. *Um gramado em bom estado de conservação não pode ter ervas daninhas.*
- Elas desintoxicam o organismo. *As bactérias agem como um mata-borrão, absorvendo toxinas do meio ambiente, como o arsênico, antes que elas penetrem no organismo.*
- Elas deacidificam o organismo (reduzem seu teor de acidez). *As bactérias anaeróbicas formadoras de ácidos fazem isso transportando ácidos organicamente unidos durante a digestão e depositando-os nas fezes para eliminação.*
- Elas produzem ácidos graxos altamente insaturados, essenciais para a manutenção das membranas celulares, a partir de ácidos graxos saturados ou monoinsaturados.

proteínas e um nível baixo de toxinas ambientais mantêm essas bactérias ativas e estimulam a imunidade das chamadas "células T" (linfócitos T) e o revestimento do intestino.

É durante a passagem pelas paredes finas e muito delicadas do intestino delgado, até chegarem ao corpo, que essas moléculas resultantes dos alimentos enfrentam pela primeira vez o sistema imunológico. Antes de atingirem o fígado, onde são metabolizadas e enviadas aos locais onde sua presença é necessária, essas moléculas são "examinadas" minuciosamente, por assim dizer, por várias estruturas, inclusive uma das partes mais importantes do sistema imunológico: os grupos de minúsculas glândulas linfáticas chamadas "placas de Peyer" que existem no revestimento da parede intestinal. Ali, as bactérias "ruins", os organismos estranhos e qualquer substância que provoque alergia no organismo são filtrados do sistema.

Também é ali, no intestino, que se estabelece o equilíbrio ácido/alcalino, em parte pela ação das bactérias intestinais, em parte graças à própria membrana mucosa. Por todos esses motivos, temos de reconhecer a verdade da máxima de Hipócrates, o primeiro grande médico, a respeito da saúde: "Os alimentos são os melhores remédios."

Construção de um corpo melhor, célula por célula

Com base em estudos laboratoriais e epidemiológicos, assim como em nossa experiência própria, sabemos que muitas doenças degenerativas crônicas têm origem numa deficiência de alimentação. Na Clínica Paracelsus, oferecemos um programa nutricional abrangente — o Método do Dr. Rau — que descobrimos ser eficaz para restaurar e conservar o equilíbrio ácido/alcalino do organismo e para curar doenças.

Mas prescrevemos esse plano nutricional para todos os nossos pacientes, e não somente para aqueles que sofrem de doenças graves. E isso porque a medicina preventiva é a melhor medicina. Qualquer pessoa que queira melhorar sua saúde em geral, aliviar alergias, aumentar o vigor físico ou simplesmente ter um aspecto mais jovem e atraente tirará bom proveito de uma alimentação saudável. É um tônico natural, de efeito revigorante e rejuvenescedor.

O fato é que o que você come ou deixa de comer afeta todas as células de seu organismo e os fluidos que circulam ao redor dessas células. O objetivo é escolher alimentos que criem um meio interno alcalino, onde as bactérias "boas" possam se propagar da melhor maneira pelo trato intestinal; dar ao corpo todas as vitaminas e sais minerais de que ele precisa para florescer; e alimentar-se sem uma sobrecarga de proteínas que bloqueia o sistema, acidifica o sangue e extrai o cálcio e outros minerais dos ossos e tecidos conjuntivos. Então, como parte de um ciclo natural de regeneração, as células atualmente doentes podem se regenerar como células normais e saudáveis.

Já que cada célula do organismo se renova constantemente e os órgãos são simplesmente grupos de células especializadas, parece lógico que um órgão doente, causando sintomas desagradáveis, possa se regenerar se receber o estímulo necessário — repovoando-se com células novas e saudáveis até se reconstituir por inteiro. Nós nos esforçamos para curar as pessoas ou, mais exatamente, nós as ajudamos a alcançar o equilíbrio da boa saúde — mesmo que, para isso, tenhamos de reconstituir uma célula por vez. É por isso que nosso método às vezes exige paciência. Construir um corpo melhor a partir de dentro geralmente leva tempo.

O Método do Dr. Rau

O Método do Dr. Rau lhe dá condições para assumir o controle de sua saúde. A boa alimentação é tão essencial para a saúde quanto o oxigênio. Mudar a dieta o afeta profundamente, quer você sofra de uma doença mortal, uma moléstia crônica, uma propensão genética para um problema específico ou queira conquistar mais qualidade de vida, ter uma aparência melhor ou simplesmente perder peso.

O Método do Dr. Rau consiste num programa nutricional de duas etapas. A primeira serve para transformar o organismo, célula por célula, por meio de um processo de desintoxicação — eliminando o excesso de proteínas degradadas que bloqueiam os sistemas linfático e sanguíneo —, redução do teor de acidez do organismo para reequilibrar o metabolismo, eliminação de alérgenos alimentares ocultos, o que fortalece muito o sistema imunológico, e estimulação da flora intestinal, que é a chave da boa saúde.

Chamo esse programa nutricional purificador de três semanas, que pode beneficiar quase todas as pessoas, de *Dieta Suíça de Desintoxicação*. É uma dieta vegetariana, cuidadosamente calculada, que aciona todos os progressos posteriores em direção à saúde, incentivando uma rápida perda de peso se necessário e agindo como um tônico em termos de energia física e concentração mental. E o mais importante é que ela não inclui 90% de todos os alérgenos alimentares conhecidos.

Na primeira semana evitam-se não só os derivados do leite, como também quase todo glúten. A maioria das refeições inclui vegetais crus ou ligeiramente cozidos no vapor, um pouco de fruta, oleaginosas, sementes e alguns grãos integrais, juntamente com óleos vitais. Ninguém passa fome. Você pode fazer — na verdade, isso é até incentivado — dois lanches por dia, além das três

O FATOR FÊNIX: QUANTO TEMPO LEVA A REGENERAÇÃO DAS DIFERENTES CÉLULAS

Todos os órgãos se renovam constantemente. Nosso objetivo é substituir as células fracas ou danificadas por células saudáveis. Uma alimentação correta ajuda a criar um órgão mais saudável, estabelecendo um meio interno ideal durante ao menos um ou dois períodos de gestação das células do órgão — ou seja, substituir todas as células de um órgão demora ao menos um período de vida dessas células. E, já que as bactérias intestinais precisam de cerca de três semanas para se renovarem, minha Dieta Suíça de Desintoxicação leva 21 dias.

Período de vida das várias células

SANGUE: ERITRÓCITOS (GLÓBULOS VERMELHOS)	1 mês
LEUCÓCITOS (GLÓBULOS BRANCOS)	
GRANULÓCITOS	2 meses
CÉLULAS LINFÁTICAS	3 semanas
BACTÉRIAS INTESTINAIS	1 a 3 semanas
MEMBRANAS MUCOSAS INTESTINAIS	2 a 4 semanas
FÍGADO	6 a 12 meses
MÚSCULOS	4 a 18 meses
PELE	2 a 12 meses
ARTÉRIAS CARDÍACAS	2 anos
MÚSCULO CARDÍACO	1 a 2 anos
CARTILAGEM	2 a 4 anos
OSSOS	2 a 6 anos
NERVOS	2 a 7 anos

refeições normais. Um dos prazeres desse plano é o fato de que a taxa de açúcar no sangue se mantém muito estável, de modo que o vigor físico continua alto o dia todo. É um programa que faz você se sentir "lá em cima", cheio de energia, e não uma dieta depressiva de privação de alimentos.

Na segunda semana, você já estará sentindo uma diferença em sua disposição física. Você poderá se surpreender com o grande ajuste causado pela alimentação, não só para o corpo, como também para a psique. Muitas vezes, as pessoas experimentam uma melhora dramática em seu estado de ânimo. É uma dieta muito boa para quem tem tendência à depressão. Nessa segunda semana, as opções de cardápio se abrem bastante. Além de uma variedade maior de vegetais e frutas, mais grãos integrais são adicionados à dieta, assim como pequenas quantidades de arroz e feijão (ou outras leguminosas), um ovo e, no final da semana, até mesmo um pouco de queijo de cabra ou ovelha. Com a inclusão de mais alimentos, o leque de receitas aumenta consideravelmente, recuperando o prazer da boa mesa.

A terceira semana continua vegetariana, mas permite uma quantidade maior de doces e sobremesas, com mais batatas ou batatas-doces, mais legumes, uma variedade maior de grãos integrais e laticínios de ovelha ou cabra. Você não vai enjoar se seguir esse plano, e a sensação de bem-estar será grande.

Esse estágio do programa consiste em três breves semanas, mas se você tiver uma doença diagnosticada, uma moléstia crônica ou um desequilíbrio grave do metabolismo, vai se beneficiar grandemente da repetição da dieta de desintoxicação por um total de seis semanas. Para pessoas com grave excesso de peso ou pressão sanguínea cronicamente alta, a dieta é segura — e benéfica — por um período de até três meses.

Caso você goze de boa saúde e simplesmente queira continuar assim, a Dieta Suíça de Desintoxicação de três semanas é provavelmente tudo de que você precisa — 21 dias restabelecendo o equilíbrio pleno antes de passar para minha Dieta de Manutenção Permanente. A dieta de desintoxicação é especialmente benéfica para pacientes com câncer e os que sofrem de outras doenças inflamatórias ou autoimunológicas graves, e é excelente para o sistema cardiovascular. As únicas pessoas que devem evitar a desintoxicação inicial são mulheres grávidas ou lactantes. Afinal, os bebês vêm em primeiro lugar! Aconselho essas mulheres a passarem direto para a "manutenção".

A Dieta de Manutenção Permanente é ao mesmo tempo um começo e um fim. Apresenta um rico programa nutricional que oferece variedade e sustento físico completo, juntamente com tudo de que você precisa para manter a saúde e alcançar a cura definitiva. Não quero que você siga o maravilhoso programa de desintoxicação, perca de 4 a 10 quilos, sinta-se renovado e revitalizado, para depois voltar aos maus hábitos antigos. Essa dieta, com o mesmo efeito benéfico da Dieta Suíça de Desintoxicação, mas num ritmo mais moderado, pode ser seguida indefinidamente.

Em si mesmo, o plano alimentar é simples: é essencialmente uma extensão e elaboração da dieta de desintoxicação com o acréscimo de muitos novos alimentos, inclusive um pouco de peixe e carne de frango. Mas você deve seguir essa dieta expandida não só com entusiasmo, como também com certa cautela. Isso porque, a não ser que você visite uma clínica de medicina biológica para diagnosticar suas alergias alimentares individuais, terá de observar cuidadosamente suas reações sempre que acrescentar um alimento novo, para ter certeza de que elas não são negativas. O objetivo é continuar a evitar alergias alimentares ocultas, assim como alimentos que contenham toxinas e aditivos. Nos próximos capítulos, vou explicar como se faz isso.

Mais adiante neste livro, também vou mostrar uma maneira de entrar rapidamente em forma caso em algum momento você "saia dos trilhos". Sempre digo a meus pacientes: "No Método do Dr. Rau, as trapaças são impossíveis." Isso significa que, depois que seu corpo for desintoxicado, um desvio ocasional de minha dieta não vai prejudicá-lo. Mas, caso você esteja voltando de uma longa viagem ou simplesmente tenha abusado da comida nos feriados e esteja sentindo as consequências, sempre pode embarcar em minha Cura Intensiva de Uma Semana, espécie de jejum modificado, para depois voltar à manutenção. Essa dieta rigorosa de uma semana se combina com nossa Limpeza do Fígado, que é muito eficaz por aliviar significativamente a carga tóxica em poucos dias e abrir caminho para uma cura profunda.

Antes de apresentar os detalhes da dieta, vamos complementar o que você acaba de aprender sobre medicina biológica com um capítulo que explica muitos dos tratamentos e terapias que você vai encontrar se algum dia decidir visitar a Clínica Paracelsus em Lustmühle, na Suíça, ou qualquer clínica de medicina biológica. Entender alguns desses processos também ajuda a explicar por que a dieta, e sobretudo o equilíbrio ácido/alcalino, é tão importante para a saúde do meio interno do organismo.

CAPÍTULO 3

UMA COLEÇÃO DE TERAPIAS

RECURSOS DIAGNÓSTICOS E TERAPIAS USADOS NA MEDICINA BIOLÓGICA SUÍÇA

Para entender melhor a medicina biológica suíça integrada — tal como é praticada na Clínica Paracelsus em Lustmühle, na Suíça, e em nossa clínica-irmã em Al Ronc —, é útil aprender um pouco sobre alguns de nossos procedimentos diagnósticos e tratamentos. Vários deles podem ser encontrados em clínicas biológicas. E alguns aspectos importantes de nosso método de cura podem — e devem — ser praticados em sua própria casa. Talvez você já tenha feito algumas dessas terapias ou esteja começando um tratamento de medicina biológica. Mesmo que seu objetivo seja simplesmente melhorar sua saúde pela dieta, seguindo o Método do Dr. Rau, as informações deste capítulo vão ajudá-lo a entender quem somos e o que fazemos.

Entrevista médico-paciente

Qualquer pessoa que sofra de uma doença crônica sabe como é difícil encontrar ajuda. Se tudo o que você tivesse de fazer fosse pegar o telefone, marcar um horário e começar o tratamento, a doença não daria tanto trabalho. Mas, neste mundo dos seguros-saúde com franquias, pagamentos mútuos e encaminhamentos, sem falar nos *lobbies* e na publicidade das companhias farmacêuticas, o sistema de saúde já não é tão simples quanto costumava ser. O tempo médio que um médico de uma grande clínica coletiva pode oferecer a cada paciente é de sete minutos. Realmente, o que você acha que pode ser feito em sete minutos?

Um exame na Clínica Paracelsus dura em média 30 minutos. Dedico uma porção significativa desse tempo para ouvir, questionar e observar o paciente, antes de sequer começar o exame físico propriamente dito. Faço uma série de perguntas que às vezes desconcertam meus pacientes, mas que me dão informações ocultas valiosas. Interesso-me por sua própria experiência dos sintomas, mais do que pelas conclusões apresentadas por outros médicos e outros testes, pois a medicina biológica suíça encara a doença de maneira totalmente diferente.

Nessa importante consulta inicial, o que aprendo sobre o paciente muitas vezes vale tanto quanto o resultado dos vários testes posteriores. Quando dedico minha atenção aos pacientes, sua aura energética ou a falta dela, sua compleição, sua linguagem corporal, seu vigor intelectual, sua atitude em relação à própria saúde e sua lista de enfermidades me dão informações essenciais tanto do ponto de vista intuitivo quanto técnico. Tento reunir o melhor conjunto possível de pistas para poder começar minha investigação científica na direção certa.

A palpação manual também é parte importante de meu exame, pois diz bastante sobre a vitalidade e a condição física de uma pessoa. Fico surpreso com os relatos que escuto de meus pacientes sobre o tratamento impessoal que recebem frequentemente no consultório de outros médicos.

Às vezes, um paciente diz: "O dr. Rau adivinhou o que há de errado comigo." Mas, na verdade, trata-se apenas de prestar atenção para sentir, e às vezes também enxergar, o calor e a energia que irradiam de um corpo e entender o que esses sinais significam.

Infelizmente, na formação médica oficial essa combinação de intuição natural e sensibilidade humana muitas vezes se perde. Os médicos geralmente se deixam dominar pelos dados técnicos frios e impessoais, que são generalizações, em vez de observar atentamente o indivíduo bem diante deles. Para evitar esse perigo, sempre examino um paciente sem qualquer prevenção ou preconceito. Só depois desse primeiro exame leio os testes de laboratório e os dados técnicos que eles trouxeram.

Mas essa entrevista inicial funciona nos dois sentidos. Não só recebo muito da pessoa do outro lado de minha escrivaninha, como também dou muito de mim para o paciente. Minha energia, empatia e certeza dos bons resultados que vão se seguir, se trabalharmos juntos, são expressos de maneira muito consciente à pessoa que me procurou. Isso não é uma exclusividade minha, pois faz parte da abordagem humanística integral da medicina biológica suíça. Só um médico cheio de dedicação a seu trabalho, que vive em harmonia com o planeta e ama seus pacientes, pode despertar empatia verdadeira nas pessoas que precisam de ajuda. O que temos a oferecer não é somente um arsenal de "truques" científicos, mas também o ingrediente que talvez seja o mais importante de todos: esperança.

Um estado de espírito positivo não é nenhum artifício; ele estimula bastante o sistema imunológico, o que é uma boa maneira de começar o processo de cura. Muitas pesquisas provaram a importância da esperança, do amor e do amparo na sobrevivência, sobretudo quando uma doença é crítica ou crônica. O praticante da medicina biológica oferece sua mão em confiança ao paciente disposto a fazer a jornada em direção à saúde. Então, a investigação técnica pode começar.

A variedade de procedimentos diagnósticos e tratamentos da medicina biológica oferecidos na Clínica Paracelsus em Lustmühle a diferencia de muitos outros centros terapêuticos. Já que nossas teorias nos ensinam que muitas doenças debilitantes graves ou crônicas muitas vezes têm mais de uma origem, essa diversidade é extremamente importante. O leque de terapias à nossa disposição nos fornece a solução mais eficaz para tratar uma doença a partir de várias direções ao mesmo tempo.

Recursos diagnósticos usados na medicina biológica suíça

Microscopia de campo escuro

Esta técnica de nome pomposo consiste em examinar uma amostra de sangue por meio de um microscópio com poder de ampliação muito grande (1.200 vezes), iluminado por trás de uma maneira especial para que a luz atravesse a amostra. Isso nos permite enxergar não só as células sanguíneas individuais, como também corpos muito menores que normalmente ficam invisíveis nos exames hematológicos.

A microscopia de campo escuro é um recurso imensamente valioso que nos permite visualizar graficamente o estado do ambiente interno do paciente.

Ela revela hiperacidez do sangue, infecções, desgastes internos, tendências para desenvolver doenças circulatórias, problemas relacionados ao desequilíbrio do trato intestinal e doenças degenerativas malignas, como o câncer.

Geralmente, é o primeiro teste que fazemos e é uma de minhas técnicas diagnósticas favoritas, pois me dá grande quantidade de informações sobre o paciente num formato gráfico e dinâmico. Posso descobrir muitas coisas sobre o estado de saúde de uma pessoa numa simples gota de seu sangue. Uma punção indolor no lóbulo da orelha — nos Estados Unidos é mais comum usar a ponta do dedo — rende uma gota ou duas de sangue vivo — isto é, fresco. A amostra é prensada entre duas placas de vidro e examinada várias vezes, o que nos ajuda a avaliar a tolerância das células às agressões externas.

O primeiro exame ocorre imediatamente, enquanto o sangue ainda está fluido. Ele revela uma série de coisas sobre o estado do meio interno do paciente: equilíbrio ácido/alcalino, infecções atuais, propensão às doenças malignas e nível de vitalidade. Então, o sangue é examinado pelo menos mais uma vez depois de secar completamente, e às vezes em estágios intermediários. O sangue seco também dá pistas importantes — agora de uma possível carga tóxica de metais pesados e outras agressões do meio ambiente, assim como indicações de bactérias "ruins" e parasitas.

Como um meteorologista analisando uma foto de satélite, as informações que vejo não só me dizem muito sobre a condição física do paciente naquele momento, como também me permitem predizer o que deve acontecer com ele no futuro, do ponto de vista médico. Uma enorme vantagem desse recurso sensível é sua precisão diagnóstica em comparação com outros métodos tradicionais. Esse "aviso precoce" nos aponta o surgimento de algumas doenças — como artrite reumatoide, colite e eczema crônico — num estágio em que danos graves podem ser evitados e o tratamento pode ser muito mais eficaz.

Termografia

Usamos dois tipos de termografia: de contato e infravermelha.

Como a microscopia de campo escuro, a **termografia de regulação computadorizada (TRC)** é outra técnica muito sensível que usamos para detectar problemas internos profundos em estágio precoce. As leituras são feitas com um termômetro especial de contato que mede a temperatura da pele em 119

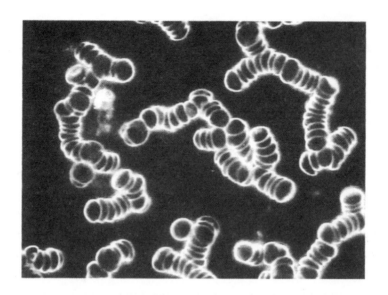

A primeira fotografia mostra os típicos "rolos" ou cilindros, feixes alongados de glóbulos vermelhos (eritrócitos) que indicam um meio interno ácido, geralmente causado pela hiperproteinização.

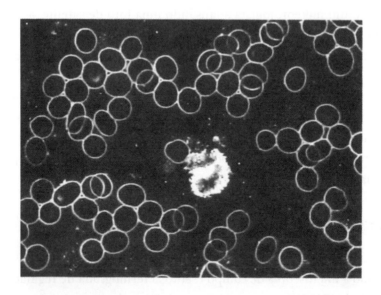

A segunda fotografia mostra os glóbulos vermelhos num ambiente saudável e alcalino: as células circulam livremente e as paredes celulares são mais finas.

locais do corpo, cada um deles correspondendo a um órgão, glândula ou tecido específicos. Depois disso, o paciente é deixado sem roupas num quarto frio por 10 minutos. Isso estimula o corpo a tentar se autorregular. Então, uma segunda leitura é feita nos mesmos pontos. Esses resultados são registrados num computador e comparados a milhões de outros dados para fornecer informações diagnósticas. Se a capacidade reativa (capacidade de se restabelecer de uma doença) estiver de alguma forma diminuída, a temperatura naquele local da pele mostrará isso. Esses resultados revelam bloqueios antigos ou agudos, distúrbios, inflamações e até câncer em fase precoce.

A **termografia infravermelha** está sendo usada atualmente, sobretudo na Europa, para detecção precoce do câncer. Ela não é invasiva e não expõe o paciente à radiação dos exames tradicionais de raios X. Um estudo vasto conduzido por cientistas alemães e norte-americanos com pacientes de câncer de mama determinou que, comparada à mamografia tradicional por raios X, a termografia infravermelha — também chamada de visualização térmica ou visualização infravermelha — deu resultados altamente precisos na detecção do câncer de mama em estágio precoce.

Exame de sangue tradicional

Também fazemos um exame de sangue completo, semelhante ao que você receberia de um médico alopático tradicional, mas muito mais detalhado. Não só verificamos o colesterol, as enzimas hepáticas e a função tireoidiana, como também testamos todos os tipos de metais pesados, elementos residuais, vírus antigos e toxinas ambientais, assim como desequilíbrios que possam estar afetando a saúde do paciente ou que sinalizem doença. A falta de determinados hormônios — substâncias que regulam não só as funções sexuais, como também todas as funções metabólicas — ou de ácidos graxos altamente insaturados é causa frequente de problemas neurológicos e distúrbios do sistema imunológico.

Mineralograma do cabelo (MGC)

A análise química dos cabelos é especialmente útil para mostrar a presença de metais pesados, como chumbo e alumínio. Quando encontramos esse tipo de contaminação, receitamos várias formas de terapia de quelação (desintoxicação) para eliminar os venenos do organismo. (Nota: o mercúrio adere mais firmemente aos tecidos internos, e por isso o MGC não é a ferramenta mais confiável para detectá-lo. Testamos o mercúrio de outras maneiras e usamos várias terapias para purgá-lo do organismo: quelação e infusões especiais para drenagem dos metais pesados.)

O MGC é muito útil porque mostra padrões específicos como danos intestinais causados por alergias alimentares (a chamada "síndrome do intestino irritável") e perda óssea. Ele também pode detectar a síndrome do déficit de atenção e esgotamento (SDAE), uma intoxicação neurológica que, por sinal, quase sempre tem relação com uma alta contaminação por alumínio. O alumínio é ingerido sobretudo porque se combina com fluoretos na água, no sal e nos tratamentos dentários.

Variabilidade da frequência cardíaca

As medidas muito precisas registradas pelo teste simples da variabilidade da frequência cardíaca nos dão grande quantidade de informações sobre o equilíbrio sutil entre os sistemas nervosos parassimpático e simpático, que juntos coordenam todas as reações físicas automáticas, ou inconscientes, como respiração, batimentos cardíacos e digestão. Esse é o único teste que mede o vigor do sistema nervoso inconsciente. Além disso, os resultados mostram graficamente como o corpo reage a uma irritação, ajudando-nos a decidir sobre o melhor método de tratamento.

O pulso de um paciente é medido tanto em posição deitada quanto de pé, num período de vários minutos. As variações fornecem muitas pistas sobre a capacidade reativa e o poder autocurativo do paciente. Muitas vezes, usamos esse teste em casos de stress crônico e fadiga, mas ele também indica uma propensão às doenças degenerativas e até ao câncer. Um segundo teste depois de seguir os tratamentos é uma boa maneira de avaliar a eficácia desses tratamentos.

Terapias usadas na medicina biológica suíça

Infusões

São ministradas por via intravenosa numa solução salina especial e patenteada. Nossa solução salina é completamente diferente das feitas com cloreto de sódio, usadas na maioria das clínicas ocidentais. A nossa se compõe de bicarbonato de sódio e cloreto de sódio, combinados de maneira muito especial para se tornarem isotônicos, isto é, facilmente absorvidos pelas células. Em consequência, a infusão deacidifica o organismo pela corrente sanguínea de maneira extremamente eficaz. Além das substâncias salinas, adicionamos vários remédios à infusão, que variam muito dependendo dos problemas individuais do paciente, mas muitas vezes incluem doses alta de vitaminas C e B, inclusive ácido fólico, além de remédios isopáticos.

Terapia de ozônio

Também usamos essas sessões de infusão para aplicar a terapia de ozônio. Ela envolve a remoção de 100 ml (cerca de meia xícara) de sangue, que é saturado com ozônio e devolvido ao paciente por via intravenosa. Isso aumenta o consumo de oxigênio de todas as células, estimulando os tecidos, acelerando o metabolismo celular e, consequentemente, facilitando a cura.

Acupuntura, teoria chinesa dos meridianos e o modelo dos cinco elementos

A prática chinesa da acupuntura remonta a mais de 4 mil anos. Um manual que codificou a maior parte das informações antigas foi publicado pela primeira vez na China no começo do século XVII, e ainda é usado nas escolas médicas chinesas. Até médicos ocidentais reconheceram a utilidade imensa da acupuntura para aliviar a dor e combater inflamações, sobretudo da artrite. Na verdade, muitos planos de saúde tradicionais já incluem a acupuntura.

A eficácia dessa terapia se baseia na desobstrução dos "meridianos" ou canais de energia que foram mapeados no corpo humano. Esses canais correspondem a pares de órgãos agrupados de acordo com as várias características que os chineses atribuem aos cinco elementos: terra, metal, água, madeira e fogo. Estes, por sua vez, têm relação com vários modelos psicológicos ou emocionais de personalidade. Pode parecer esotérico, mas é um modelo como o de qualquer outro sistema médico — e pode ser muito útil para fins de descrição e diagnóstico.

Terapia neurológica

Minha técnica de terapia neurológica leva a acupuntura ainda mais longe. Ela estimula o sistema nervoso inconsciente (parassimpático) injetando determinados remédios homeopáticos e isopáticos em pontos de acupuntura muito específicos. Usando os meridianos chineses para localizar com precisão esses pontos, sobretudo ao redor dos órgãos vitais, podemos injetar os remédios onde eles terão efeito mais benéfico, despejando-os não só na corrente sanguínea, como também nos pontos-chave em que são necessários. Muitas vezes conseguimos resultados dramáticos com essas injeções, que podem durar semanas e até meses; às vezes, elas produzem uma cura permanente pela melhora da capacidade autocurativa do organismo.

Radiografias dentárias panorâmicas e tratamentos da odontologia holística

A odontologia holística tem sido há muito tempo parte importante da medicina biológica suíça integrada. Os principais problemas são infecções, às vezes profundamente encravadas nas gengivas, e intoxicação por contaminação de metais pesados das obturações dentárias. Às vezes, esses "focos", como chamamos os distúrbios tóxicos, nos dão pistas para curar pacientes cujo estado de saúde não conseguíamos explicar. Na verdade, a relação entre dentes problemáticos e órgãos doentes é tão forte que nosso dentista muitas vezes pode nos dizer só pela radiografia quais os problemas físicos do paciente. Removendo dentes mortos e limpando todos os tecidos ao redor, muitas vezes alcançamos curas que até então pareciam impossíveis.

Tratamentos de hipertermia

Tratamentos de calor intensivo — aplicados no corpo inteiro ou em regiões específicas (método da empresa Indiba) — são usados para tratar tumores, doenças autoimunológicas e doenças degenerativas como a osteoartrite. As células cancerosas têm uma tolerância ao calor muito menor do que as células normais, e por isso os pacientes com câncer são os que mais se beneficiam das sessões de hipertermia. O calor intenso também estimula os mecanismos de defesa do próprio organismo, incentivando a proliferação de células linfáticas imunológicas e macrófagos — grandes glóbulos brancos que podem ser comparados a uma combinação de lixeiros e policiais: eles consomem proteínas residuais e degradadas e matam células cancerosas. Os macrófagos também perseguem e englobam as bactérias "ruins". Para pacientes com artrite, o estado de febre induzida dá mais poder metabólico ao corpo, estimulando as forças reconstituintes.

A temperatura dos pacientes durante as sessões intensivas com luz infravermelha pode chegar a 40°C. Por razões de segurança, cada paciente é monitorado constantemente por um médico e uma enfermeira, presentes na sala ao longo de todo o procedimento. Algumas pessoas suportam o tratamento porque sabem que ele vai ajudá-las; outras o acham agradável e revigorante.

Limpeza do fígado

A maioria das pessoas acha que as toxinas são eliminadas do corpo pelo suor e pela urina, mas na verdade a maioria delas é levada até o fígado, que as deposita nas fezes. A Limpeza do Fígado se vale disso ao prescrever uma dieta vegetariana especial com grande quantidade de suco de maçã, que abre os dutos hepáticos e possibilita que o fígado se drene livremente, eliminando o excesso de colesterol e proteínas degradadas. Na Clínica Paracelsus em Lustmühle e em nossa clínica-irmã em Al Ronc, oferecemos um programa de desintoxicação de uma semana construído sobre o poder da Limpeza do Fígado. A dieta é complementada pela purificação do cólon (colonterapia), pela hipertermia local e pela terapia neurológica para o fígado, além de terapias de relaxamento. É uma maneira excelente de rejuvenescer o corpo, desintoxicar e preparar o caminho para a cura. O Capítulo 11 explica em detalhes como fazer a Limpeza do Fígado em casa.

Purificação do cólon (colonterapia)

É um tipo de enema (lavagem) do intestino grosso, moderado mas de efeitos profundos, acompanhado por uma massagem abdominal suave que estimula o sistema nervoso parassimpático, elimina toxinas e bactérias "ruins", fortalece o sistema imunológico e estimula o desenvolvimento de bactérias benéficas. Em nossa clínica, sempre acompanhamos a colonterapia com uma reconstituição específica da flora intestinal. (Observação: é claro que existem enemas que você pode fazer em casa, mas a colonterapia profunda só deve ser feita por um médico profissional especializado sob controle estrito. Amadores bem-intencionados podem causar sérios danos.)

Sauna infravermelha

Este recurso único nos permite usar o calor intenso de maneira mais concentrada. Ela focaliza a energia num raio de milímetros para atingir o sistema linfático e estimulá-lo pelo calor, ativando o poder autocurativo do sistema imunológico. Também aumenta a circulação no interior da gordura logo abaixo da pele, facilitando a liberação de toxinas lipossolúveis (solúveis em gordura).

Terapia miorreflexa

A miorreflexologia é um tipo de osteopatia — isto é, o ramo da medicina que atribui certas doenças ao mau posicionamento (lesão) de músculos, ligamentos, tendões e ossos. (Nos Estados Unidos, os doutores em Osteopatia [D.O.] muitas vezes exercem atividade semelhante à dos doutores em Medicina [M.D.].) Ela integra pontos da acupuntura à teoria dos meridianos. O tratamento envolve um tipo de massagem de pontos de pressão que movimenta a energia ao longo dos meridianos das fáscias — canais de energia que percorrem o corpo — e estimulam dramaticamente o funcionamento dos nervos, músculos e tecido conjuntivo. O tratamento de longo prazo mostrou resultados positivos contra paralisia. A medicina biológica suíça também usa vários tipos de massagem para relaxar o paciente e aliviar dores.

Suplementos vitamínicos e minerais

Nutrientes apropriados são essenciais para a saúde da flora intestinal e a metabolização de todos os aminoácidos. A ausência de vitaminas e sais minerais apropriados leva a desequilíbrios que causam uma série de males. Já que algumas doenças e deficiências genéticas consomem quantidades excessivas desses nutrientes ou bloqueiam sua reconstituição, um suplemento potente é sempre uma boa precaução.

Remédios isopáticos, homeopáticos e remédios herbais chineses

São três tipos completamente distintos de remédios que empregamos para fins variados. Os remédios isopáticos, fabricados pela empresa Sanum e receitados por médicos biológicos e naturopatas, servem para decompor micro-organismos patogênicos no sangue, desativando bactérias e vírus ao "emparelhar" com eles (isto é, aderir a eles) para neutralizá-los — um pouco como a antimatéria destrói a matéria.

Os preparados homeopáticos atuam de maneira oposta: baseiam-se no princípio "o igual cura o igual", em soluções muito diluídas. Por exemplo, se você estiver com a pele irritada por causa de hera venenosa, a solução homeopática conterá o elemento inflamatório ativo da hera venenosa diluído num nível totalmente benigno e quase imperceptível. A solução homeopática estimula a mesma reação da hera venenosa no sistema imunológico, ajudando a produzir a cura.

Na Clínica Paracelsus, desenvolvemos tipos específicos de preparados homeopáticos, chamados "nosodos" (do grego *nósos*, ou "doença"), que são extraordinariamente eficazes. Eles contêm informações de doenças antigas e infecções virais do paciente numa diluição homeopática. Muitas vezes, produzem resultados realmente espantosos, sobretudo contra problemas artríticos e neurológicos.

Os chás herbais e poções chinesas mostraram grande eficácia no tratamento de muitos problemas sistêmicos. Em centros de saúde espalhados pelos Estados Unidos, enfermeiras que cuidam de pacientes de quimioterapia muitas vezes lhes recomendam terapias de ervas chinesas, cujas tisanas combatem a náusea e a fadiga que acompanham esse tratamento. Nós usamos ervas chinesas para muitos fins.

Observação: todas essas terapias funcionam naturalmente em harmonia com o organismo. Exceto em casos raros de emergência crítica, a medicina biológica rejeita o uso de medicamentos farmacêuticos, que prejudicam o sistema imunológico do organismo e desativam a capacidade natural do indivíduo de lutar contra a doença. Muitas vezes, os tratamentos da medicina biológica suíça eliminam a necessidade de remédios tradicionais ou possibilitam uma redução da dosagem.

Cirurgia e quimioterapia e/ou radiação, quando são necessárias para "deter o relógio"

Na Clínica Paracelsus em Lustmühle, oferecemos um programa avançado de tratamento de tumores que tem tido sucesso notável, sobretudo no câncer de mama e de próstata em estágio precoce. Nossos tratamentos biológicos são conduzidos juntamente com os ortodoxos, ou no intervalo entre sessões de quimioterapia, para estimular o organismo e ajudar a reparar alguns dos danos causados pelos remédios, que destroem muitas células saudáveis junto com os tumores. Cirurgia, quimioterapia e radiação são usados quando absolutamente necessários para deter o tumor e ganhar o tempo de que precisamos para deixar que o paciente se cure a partir de dentro — mas sempre em conjunção com terapias intensivas da medicina biológica. Com base em minha experiência, acredito que a incidência de recorrência do câncer é menor do que nos tratamentos convencionais, pois tratamos não só o tumor, como também suas causas subjacentes.

Aconselhamento psicológico

Quase invariavelmente, a doença crônica gera fortes reações emocionais, às vezes até depressão e desespero. O medo é sempre um sinal de prognóstico ruim. Uma vez que a mentalidade positiva não só ajuda o paciente a se sentir melhor, como também estimula bastante o sistema imunológico, conversar sobre a doença e recuperar a esperança são fatores de extrema importância. Quando apropriado, incentivamos a participação da família.

Há um tratamento que ainda não discutimos, embora ele seja o fundamento de qualquer cura duradoura: a dieta. Nós a oferecemos na clínica, mas ela é uma das poucas técnicas — e ao mesmo tempo a mais poderosa — que você pode adotar em sua própria casa, seguindo o Método do Dr. Rau. No próximo capítulo, você vai descobrir em que consiste meu programa nutricional e por que é um remédio tão eficaz.

CAPÍTULO 4

O MÉTODO DO DR. RAU

A CURA PELA DIETA E PELA ALIMENTAÇÃO

Minha medicina é simples: como um bom agricultor orgânico que espalha adubo num jardim, meu objetivo é estimular as substâncias básicas do organismo de todas as maneiras possíveis, mas sobretudo pela dieta, para que todos os nutrientes necessários para a saúde sejam absorvidos e usados com o máximo de eficácia. Isso leva as defesas naturais a se fortalecer e se ampliar. No final, é o próprio corpo humano que faz o trabalho. Pense nesse processo como uma espécie de "cura profunda".

Assim como o estado do solo determina a qualidade da colheita do agricultor, o meio interno do corpo humano determina a saúde de uma pessoa. Quando o solo é pobre, até o vegetal mais selecionado não consegue crescer da melhor maneira. Mas, quando o solo é rico e está bem irrigado, até uma planta fraca acaba prosperando. Se o meio interno estiver corrompido, mesmo com uma forte constituição genética você pode adoecer. Mas se o corpo estiver bem abastecido, bem cuidado e alimentado com as vitaminas, sais minerais e elementos residuais corretos, num equilíbrio adequado de alimentos, até alguém de constituição vulnerável pode se curar e conquistar a saúde plena.

Quando eu era menino, fizemos um experimento interessante na escola. Cavamos 930 cm^2 de solo muito herboso, incluindo as raízes, do pátio da escola e o transplantamos na floresta. Então, cavamos um pedaço do solo da floresta e o transplantamos da mesma forma no pátio da escola. Um ano mais tarde, era impossível dizer onde tínhamos plantado nossos pedaços de solo — nem na floresta, nem no pátio. O ambiente local tinha se apropriado do pedaço de solo "alienígena".

O mesmo vale para o corpo. A maneira como você cuida de seu próprio ambiente interno — sobretudo a flora intestinal, o sistema linfático e o sangue — pela alimentação a longo prazo faz uma diferença enorme no funcionamento de seus órgãos e sistema imunológico e, consequentemente, em seu estado geral de saúde.

É por isso que o conceito de "cura profunda" parece tão lógico. Como os seres humanos poderiam ter evoluído ao longo da história se não possuíssem essa resistência biológica? Pense em como o mundo mudou ao longo dos últimos séculos, para não dizer milênios. Imagine as novas substâncias químicas às quais nós estivemos expostos, as doenças que surgiram e desapareceram, a poluição ambiental que veio e se foi. Sem capacidade de adaptação e cura, não haveria raça humana.

Cada um de nós tem um poderoso "departamento de defesa" embutido no organismo. Todos nós possuímos mecanismos biológicos que procuram e destroem inimigos invasores; essas células servem para localizar e eliminar aberrações mutantes que ameaçam a ordem estabelecida. Também temos fortificações e reservas que compensam debilidades de curto prazo, seja da alimentação ou do stress. Só uma carga tremenda de fatores prejudiciais pode desativar essas formidáveis armas interiores. No entanto, com a idade, vamos construindo uma reserva substancial de experiências deletérias. De certa forma, pode-se dizer que "a vida é um perigo para a saúde". Nascemos num estado de saúde e "virgindade", o que significa dizer que estamos livres de qualquer influência do mundo exterior. Mas a exposição posterior a todo tipo de infecções, substâncias tóxicas, drogas prejudiciais, poluição ambiental e alimentação deficiente — e até o próprio processo de envelhecimento — se acumulam no plano físico e psíquico como um sedimento, bloqueando a capacidade autocurativa do organismo. Esses bloqueios e empecilhos de cura são o que chamamos de "carga tóxica".

Em vez de fornecer apenas um alívio passageiro de um sintoma superficial, a medicina biológica suíça, praticada a longo prazo, fornece uma cura permanente para todo tipo de doenças crônicas, do tipo inflamatório e degenerativo, reduzindo a carga tóxica ao mínimo possível. A boa alimentação de longo prazo funciona como uma vacina que previne muitas doenças, inclusive resfriados e gripes. E, nas situações em que a medicina tradicional não tem poder suficiente para uma cura completa, o Método do Dr. Rau, combinado a outras terapias da medicina biológica, pode melhorar consideravelmente os sintomas, aliviar o sofrimento e, em casos drásticos, adiar — às vezes por muitos anos — o fim inevitável.

O segredo da eficácia de minha medicina natural é atuar num plano interno profundo que beneficia todas as pessoas. Isso inclui:

- Pessoas que se sentem razoavelmente bem, mas que talvez estejam chegando à idade em que a energia começa a declinar, e para as quais evitar doenças passa a ser importante. Elas querem ter uma aparência melhor e recuperar um bem-estar que não sentiam há anos.
- Pessoas que sofrem de problemas crônicos como enxaqueca, refluxo gastroesofágico e alergias que as terapias tradicionais não melhoraram ou só reprimiram, ou que têm sintomas vagos, mas debilitantes, que seus médicos não sabem reconhecer nem tratar.
- Pessoas que lutam contra doenças crônicas graves, do tipo inflamatório ou degenerativo, como câncer, artrite reumatoide e esclerose múltipla (EM).

O Método do Dr. Rau funciona tão bem contra uma vasta gama de distúrbios porque fortalece o organismo num plano básico por meio de todos os fluidos internos, as bactérias intestinais e o sistema imunológico para construir um corpo melhor, célula por célula.

É por isso que encaro a alimentação saudável, que promove a boa saúde, como um estilo de vida permanente — essencial em alguns momentos críticos, quando a doença ataca, mas igualmente importante como estratégia de manutenção mesmo quando você se sente perfeitamente bem. A boa alimentação não só ajuda a produzir a cura, como também é a melhor medicina preventiva que existe.

Para que a boa alimentação possa fazer efeito, no entanto, precisamos destruir a carga tóxica, que funciona como um bloqueio, impedindo o progresso da cura profunda. É por isso que meu plano nutricional se divide em duas etapas. Primeiro, você tem de desintoxicar seu corpo e limpar todas as substâncias deterioradas e residuais até o alicerce. Depois, precisa reconstituir o solo, alimentando-o com matéria orgânica correta — a comida apropriada — e acrescentando fertilizante — vitaminas, sais minerais e remédios naturais. Só então a cura verdadeira pode começar.

O Método do Dr. Rau de cura pela alimentação é simples. Ele:

DESINTOXICA primeiro, para expelir o máximo de toxinas possível num período curto de tempo. Por meio da restrição do consumo de proteínas de maneira estrita por 7 dias e moderadamente pelos próximos 14, evitação de alimentos que tendem a provocar reações alérgicas ocultas (sobretudo derivados do leite) e garantia de um fluxo intenso de líquidos pelo sistema, a Dieta Suíça de Desintoxicação tem efeito excelente para aliviar a carga tóxica que é a origem de seus problemas. É uma dieta rica em fibras e pobre em calorias que limpa o corpo do excesso de gordura, das antigas proteínas degradadas e de outras toxinas, preparando-o para a reconstituição e a cura.

REGULA o corpo de duas maneiras: a dieta restaura o equilíbrio alcalino e alivia o stress das alergias alimentares. Todas as boas verduras e óleos saudáveis são usados para recompor a flora intestinal. Enquanto você absorve as várias vitaminas e sais minerais necessários para preservar a boa saúde, é a fibra de frutas, vegetais e grãos integrais combinada a alguns óleos saudáveis, como o azeite, que alimenta as bactérias "boas" do intestino, estimula o sistema imunológico e fortalece todos os seus poderes autocurativos internos.

PRESERVA o trabalho importante de deacidificar e evitar alergias alimentares, ao mesmo tempo em que abastece e fortalece o sistema imunológico. Já que as células estão sempre se reconstituindo e alguns sistemas têm um período de vida e reciclagem de vários meses, e às vezes anos, o programa é mais eficaz a longo prazo. Restaurar artérias bloqueadas, por exemplo, leva no mínimo dois anos.

Nesse estágio de manutenção, as opções de cardápio aumentam muito. Você pode comer uma grande variedade de alimentos, inclusive peixe e frango com frutas e vegetais, que vão continuar a abastecê-lo com um gama enorme de vitaminas, sais minerais e outros nutrientes. Minha dieta de manutenção é fácil de seguir e foi concebida para ser tão saborosa quanto nutritiva. Ela o ajuda a identificar suas próprias alergias alimentares e fornece um roteiro de alimentação que você pode seguir pelo resto da vida.

O que pode confundir um pouco é a palavra "manutenção". Parece algo passivo, quando na verdade a dieta é extremamente ativa. A alimentação excelente praticada a longo prazo tem grande efeito regenerador, e cabe a você definir constantemente o caminho que leva à melhora de sua própria saúde.

O Fator Fênix

Fortalecendo seu ambiente interno, você ativa o poder regenerador que existe dentro de todo ser humano. Como já expliquei, todos os tecidos vivos se renovam num certo período de tempo. Caso você tenha um órgão doente, em estado de degeneração progressiva ou que não funcione como deveria, e queira recuperar a saúde, precisa criar um órgão novo que funcione melhor. Isso se faz fortalecendo o ambiente interno que circunda e sustenta esse órgão, para que com o tempo, célula por célula, você construa um corpo melhor, basicamente otimizando seu potencial autocurativo natural.

Isso quer dizer que, *se* fizermos as escolhas certas e *se* assumirmos responsabilidade pessoal e ativa por nossa própria saúde, podemos melhorar nossa qualidade de vida. Se você quiser um corpo mais saudável, em que células novas e vigorosas substituem as antigas que se degradaram ou ficaram doentes, *você* tem de fazer mudanças em termos de alimentação, hábitos e atividades. E tem de manter essas boas decisões a longo prazo para permitir que os tecidos de seu corpo se renovem por si mesmos.

As razões bioquímicas do potencial de cura de minha dieta são imensamente complexas, mas na superfície podem ser resumidas de maneira simples. O Método do Dr. Rau serve para:

- Desintoxicar
- Deacidificar
- Remover alérgenos alimentares
- Melhorar o metabolismo celular
- Ativar o sistema imunológico
- Regenerar órgãos fracos ou doentes

Um resumo do programa

Para detalhar essas ideias, vamos apresentar de novo o programa completo. O Método do Dr. Rau é um plano nutricional que abrange dois estágios:

Estágio 1: Dieta Suíça de Desintoxicação

A Dieta Suíça de Desintoxicação, que dura no mínimo três semanas, é a essência do Método do Dr. Rau. Essa dieta poderosa purifica o organismo, elimina toxinas antigas e promove a cura profunda por meio de vários canais. A medicina biológica se baseia numa regulação natural do organismo que se traduz em bactérias "boas" no intestino e um equilíbrio ácido/alcalino correto do sangue, do sistema linfático e dos fluidos intersticiais. Um ambiente interno hiperácido causa muitas doenças e distúrbios do metabolismo.

A dieta desintoxica de duas maneiras importantes: ao remover o excesso de proteínas e ao eliminar todas as alergias alimentares — uma tarefa nada simples, sobretudo porque a maioria das pessoas nem mesmo conhece suas próprias alergias. Mas a Dieta Suíça de Desintoxicação, que é estritamente vegetariana entre outras características, atinge os dois objetivos. Além disso, continua aliviando a carga tóxica acumulada ao longo da vida.

Esse plano nutricional cuidadosamente planejado tem de ser seguido por no mínimo três semanas, mas é ainda mais eficaz ao longo de seis semanas. Ele alivia muitos fatores do stress físico. Uma de suas vantagens é ser um programa fortemente antialérgico, pois exclui 90% dos alérgenos alimentares mais comuns, o que já basta para resolver muitos sintomas desagradáveis. Alergias ocultas causam prejuízos graves com o tempo, pois têm efeito cumulativo e são secretamente responsáveis por grande parte das inflamações e congestões.

Ao mesmo tempo, a Dieta Suíça de Desintoxicação reforça e estimula três sistemas biológicos essenciais, que trocam muitas informações entre si e são vitais para a boa saúde: os sistemas gastrointestinal, circulatório e imunológico. Restringir o consumo de proteína e corrigir a hiperacidez do corpo ajudam a reconstruir uma flora saudável ao longo do trato intestinal, aceleram o metabolismo celular e dão grande impulso ao sistema imunológico natural do organismo.

As refeições da Dieta Suíça de Desintoxicação são leves, mas nutritivas; não há sensação desagradável de privação física. Alguns dos alimentos permitidos nesse estágio podem ser consumidos em qualquer quantidade na segunda e terceira semanas, de modo que ninguém passa fome. Afinal, para que serve uma dieta se você não consegue segui-la?

Para resumir, a partir da segunda semana você pode comer todos os vegetais crus, cozidos no vapor ou ligeiramente *sautés* que quiser, sobretudo verduras como espinafre, couve e acelga-suíça. Essas verduras têm alto teor de ácidos graxos essenciais valiosos, do tipo ômega 3, e fornecem uma fonte rica de vitaminas, elementos residuais e sais minerais, sobretudo ferro e cálcio. É por isso que você precisa de pouca carne e derivados do leite como fontes desses nutrientes. A verdade é que, estatisticamente, os vegetarianos têm ossos mais fortes e melhor oxigenação dos glóbulos vermelhos do que as pessoas que comem carne.

Você pode — e deve — comer muitos outros vegetais, como batatas, cenouras, beterrabas, abacates, vagens e grãos, assim como brotos, sementes, castanhas e pequenas quantidades de legumes — muitos dos quais são ricos em aminoácidos essenciais. Deve comer também vários grãos integrais, com exceção do trigo, que é um alérgeno para muitas pessoas. Isso significa evitar pão, macarrão e molhos à base de farinha de trigo, mesmo quando são integrais; nesse período, a espelta (trigo vermelho) é um bom substituto. Mesmo sendo uma variedade antiga de trigo, causa muito menos alergias.

Só pela variedade dos ingredientes você pode garantir todos os aminoácidos, vitaminas, sais minerais e elementos residuais de que precisa. Variedade significa consumir pelo menos dois a três vegetais ou dois vegetais e um grão a cada refeição. É melhor não misturar grãos, pois isso causa problemas digestivos em muitas pessoas.

As fibras (que são componentes indigeríveis) desses vegetais, sementes e grãos integrais mantêm a saúde e a vitalidade da flora intestinal. A porcentagem ideal a ser atingida é 50% do consumo diário de vegetais crus, pois a fibra insolúvel ajuda a eliminar gorduras e proteínas antigas e fortalece as bactérias intestinais "boas". Ela também sacia a fome antes que você abuse das calorias — uma grande vantagem para os que querem perder peso. Mas 50% é uma taxa um pouco alta para a maioria das pessoas no começo, e o resultado podem ser gases ou diarreia leve. Pense nesse ideal como algo a ser atingido gradualmente. Talvez você deva experimentar 25 ou 30% no início. Como a prática da ioga, o processo de cura não é uma competição. Você deve procurar o nível que lhe pareça ideal em cada momento. Depois, a cada semana você pode avançar mais um pouco.

A Dieta Suíça de Desintoxicação, que funciona como um tônico, tem efeito dramático nos níveis de metabolismo e energia. É algo realmente rejuvenescedor. Não é por acaso que a duração mínima dessa etapa do programa é de 21 dias. Três semanas são um período-chave, pois equivalem ao ciclo natural de renovação das células linfáticas intestinais (linfócitos T), provavelmente a parte mais importante do sistema imunológico.

A maioria das pessoas sente aumento de energia depois de três a cinco dias. Depois de dez dias, a vitalidade renovada se mostra com uma força que pode surpreender. Se você tiver uma doença grave ou sentir que precisa de mais tempo nesse momento, é incentivado a repetir a dieta de três semanas. Na maioria dos casos, segui-la por seis e até nove semanas não só é bem tolerado, como também resulta em tremendos benefícios para a saúde que vou detalhar mais adiante.

Estágio 2: Dieta de Manutenção Permanente

A Dieta de Manutenção Permanente é um programa nutricional fácil de seguir, mas não é uma "dieta" formal no sentido tradicional da palavra; não existem

> **O MÉTODO DO DR. RAU É UM PROGRAMA PARA EMAGRECER?**
>
> É importante lembrar que este programa serve basicamente para melhorar a saúde. Não foi criado como dieta emagrecedora.
>
> Apesar disso, pelo efeito de regulação do metabolismo desses cardápios, pessoas com sobrepeso vão descobrir que emagrecem sem esforço, enquanto pessoas abaixo do peso em decorrência de doença ou nutrição deficiente vão ganhar peso e conquistar uma vitalidade renovada. Quando se acrescenta exercício moderado, como caminhadas de 20 a 30 minutos por dia, o metabolismo encontra sozinho seu ajuste ideal — de modo que o corpo goze de equilíbrio e saúde.
>
> A grande vantagem de seguir a Dieta Suíça de Desintoxicação para perder peso, além de todos os benefícios para a saúde que ela traz, é que essa dieta extremamente eficaz pode ser mantida tranquilamente por um período de até três meses, enquanto outras são tão severas que seu uso não é recomendado por muito tempo. A desintoxicação só vai continuar melhorando sua saúde. Depois, quando você passar para a Dieta de Manutenção Permanente, não vai recuperar os quilos que perdeu, como acontece muitas vezes com outras dietas. Na verdade, se a manutenção for bem adaptada às suas necessidades, você vai continuar emagrecendo mesmo depois de introduzir uma variedade muito maior de alimentos.

limites, e embora o controle das porções de proteína continue essencial, muitos outros alimentos podem ser consumidos na quantidade que você quiser. O programa fornece um estilo saudável de alimentação continuada para prevenir doenças e manter um nível ideal de saúde e vigor. Você não deve fazer dieta por um mês e sair dela no mês seguinte. É um programa para ser seguido pelo resto da vida.

Neste estágio, você vai continuar comendo muitas frutas e vegetais frescos orgânicos, assim como grãos integrais e alguns derivados do leite de ovelha e cabra. A variedade de grãos será maior, incluindo pequenas quantidades de trigo. Se você o tolerar bem, o macarrão de sêmola importado é permitido. Você pode comer frango ou peixe duas ou três vezes por semana, assim como um ovo uma ou duas vezes. Já que você acaba de passar por um programa de desintoxicação para purificar o organismo e acalmar o sistema imunológico pela remoção de uma grande variedade de alérgenos alimentares, vai querer preservar todo o bem-estar que conquistou. Acrescentando novos ingredientes à dieta lentamente, um por um, e prestando muita atenção ao efeito de cada alimento, você vai descobrir quais deles funcionam melhor. Lembre-se, cada indivíduo é diferente. O Capítulo 11 explica tudo sobre alergias alimentares — como identificá-las e como evitá-las permanentemente.

"TRAPACEAR" É IMPOSSÍVEL!

Uma vantagem a mais do Método do Dr. Rau é que "trapacear" *é impossível*. Isso porque, depois de seguir a Dieta de Manutenção Permanente por alguns meses, não tem problema comer alguma coisa proibida quando sair para jantar ou receber hóspedes em casa, ou sempre que sentir uma "tentação" ocasional. Contanto que sua saúde não esteja em estado crítico — nesse caso, cabe a você ser rigoroso —, basta seguir a dieta na maior parte do tempo. "Sair dos trilhos" por uma noite não vai afetar em nada sua saúde. Por isso, a culpa e o stress não existem.

Se você sair de férias ou viajar a trabalho e descobrir que deixou de seguir a dieta por muitos dias — ou mesmo algumas semanas —, quando voltar para casa pode recuperar a forma rapidamente fazendo minha Cura Intensiva de Uma Semana, que, sobretudo se for acompanhada pela Limpeza do Fígado, vai restaurar depressa seu equilíbrio.

Depois de estabelecer seu nível mínimo de compatibilidade com diferentes alimentos e abastecer sua cozinha (ver Capítulo 9), você vai descobrir que a dieta requer menos tempo de preparação do que muitas receitas tradicionais e permite muitas opções atraentes todos os dias. Lembre-se, um aspecto-chave do programa é não só o que você *não pode* comer, mas todas as coisas que você *deve* comer para ter boa saúde.

Alguns alimentos são obrigatórios, como frutas frescas e vegetais saudáveis, enquanto outros são proibidos, como derivados do leite. Mas há uma grande variedade de alimentos que você pode escolher — todos benéficos para sua saúde. O programa é ao mesmo tempo simples de seguir e apetitoso. Você nunca sentirá fome. Além de três refeições por dia, um ou dois lanches leves entre as refeições são incentivados para manter estável sua taxa de açúcar no sangue.

A boa alimentação fornecida por meu programa regula o peso, mantém a taxa de açúcar constante ao longo do dia e promove disposição, vigor físico e clareza mental. Também funciona como uma reserva para retardar a degeneração inevitável da idade, melhorando a aparência e ajudando-o a se sentir da melhor forma possível pelo maior tempo possível.

Na prática, o Método do Dr. Rau é um programa nutricional muito mais inclusivo do que restritivo. E, depois de passar pela primeira semana da Dieta Suíça de Desintoxicação, as quantidades de muitos alimentos são praticamente ilimitadas, de modo que não existe sensação de privação nem falta de prazer na mesa de jantar. É por isso que os cardápios e receitas incluídos no final deste livro foram concebidos para serem não só "corretos", como também deliciosos. É essencial que você consiga manter a dieta a longo prazo.

É claro que, se você estiver sofrendo de doença grave ou de uma moléstia degenerativa debilitante, ou estiver sob tratamento de quimioterapia, o que você come ao jantar pode não ser o fator mais importante. O bem-estar físico e a digestão fácil são essenciais nesses casos, e os alimentos passam a ser naturalmente encarados como remédios. Muitas das receitas que você vai encontrar adiante neste livro são servidas no excelente restaurante do Hotel Säntis em Teufen, na Suíça, o hotel que apoia nossa clínica e onde se hospeda a maioria de nossos pacientes. Portanto, você pode ter certeza de que vai achá-las ao mesmo tempo deliciosas e de fácil digestão.

ALIMENTOS QUE VOCÊ *PRECISA* COMER NA DIETA DE MANUTENÇÃO

- **Grande quantidade de verduras cruas ou levemente cozidas, tubérculos e outros vegetais,** como vagens e ervilhas; e **frutas** — frescas, orgânicas e da estação sempre que possível. Inclua muitos desses alimentos nutritivos todos os dias. Eles constituem a essência da dieta, pois contêm fibras, muitas vitaminas e sais minerais e algumas proteínas. Com poucas exceções, eles têm metabolismo alcalino, de modo que também deacidificam o organismo, além de estimularem os hormônios e o metabolismo celular.
- **Grãos integrais,** como espelta, aveia, quinoa e amaranto, que contêm proteína, fibras, vitaminas e sais minerais.
- **Ao menos 2 colheres (sopa) de óleos de boa qualidade,** como azeite, óleo de girassol, óleo de linhaça, óleo de gergelim, óleo de sementes de abóbora, óleo de sementes de uva, todos os dias. (Observação: só o azeite e o óleo de girassol devem ser usados para cozinhar.)
- **2 a 3 litros de água mineral não gaseificada e não clorada, além de chás de ervas** diariamente entre as refeições.

ALIMENTOS QUE VOCÊ *PODE* COMER NA DIETA DE MANUTENÇÃO

- **Arroz** *basmati*, arroz de jasmim, arroz arbóreo e, se você o tolerar, arroz integral
- **Macarrão de sêmola importado** uma ou duas vezes por semana, se você tolerar glúten
- **Iogurtes e queijos de cabra e ovelha,** como Roquefort, Manchego ou Pecorino Romano, em pequenas quantidades várias vezes por semana
- **Sucos de frutas espremidos na hora:** um copo de apenas 120 ml de manhã, de preferência incluindo a polpa
- **Ovos:** um ovo mole (cozido por 3 minutos) uma ou duas vezes por semana
- **Produtos de soja orgânicos** uma ou duas vezes por semana
- **Feijão e outras leguminosas,** sobretudo grão-de-bico e lentilhas, várias vezes por semana como guarnição e uma ou duas vezes por semana como prato de acompanhamento
- **Frango ou peru orgânicos e criados ao ar livre, ou peixes saudáveis:** pequenas porções duas ou três vezes por semana

- **Carne magra de cordeiro, vitela ou vaca**: de animais criados naturalmente, sem hormônios ou antibióticos, em pequenas porções (de 85 a 115 gramas) não mais do que uma ou duas vezes por mês. (Observação: embora o presunto seja proibido, você pode degustar um pouco de *Bündnerfleisch* — espécie de carne defumada —, se for de um produtor excelente.)
- **Pequenas quantidades de adoçantes naturais**: xarope de bordo (ou xarope de ácer, chamado em inglês de *"maple syrup"*), mel, melaço, açúcar mascavo integral e estévia (*Stevia rebaudiana*). (Observação: adoçantes artificiais como o aspartame, usados em quase todos os refrigerantes dietéticos, não são permitidos.)
- **Alguns frutos oleaginosos**, leite ou pasta destes frutos e algumas sementes: castanha-de-caju, nozes-pecã, nozes-macadâmia, coco seco, sementes de gergelim e sementes de abóbora
- **Suco de limão**, vinagre de maçã, vinagre balsâmico e outros **vinagres suaves**
- **Sal marinho ou sal do Himalaia** (sal rosa produzido no Nepal e na China) com moderação, e a maioria das **ervas aromáticas e temperos**
- O consumo de **cafeína e álcool** não é recomendado, mas permite-se uma xícara de café pela manhã e uma taça de vinho à noite, se você os tolerar

ALIMENTOS QUE VOCÊ *NÃO PODE* COMER DE FORMA ALGUMA

- **Todos os laticínios de vaca**, inclusive iogurtes, queijos e sorvetes. (O problema aqui não é colesterol e lactointolerância — intolerância à lactose —, e sim a alergia à proteína de vaca. Pequenas quantidades de manteiga orgânica são permitidas de vez em quando.)
- **Carne de porco**. Tem alto teor de gordura animal e enxofre, que espessa os fluidos linfáticos e é um aglutinante tóxico, pois atrai metais pesados e produz radicais livres
- **Mariscos e crustáceos**. Apresentam alto risco de mercúrio, cádmio e outros metais pesados, arsênico e toxinas, além de serem alguns dos alérgenos alimentares mais comuns
- "Peixes de fundo" (que se alimentam em águas profundas) e grandes peixes oceânicos, como o peixe-espada, que podem conter níveis altos de mercúrio, bifenil policlorado (PCB) e outras substâncias tóxicas

- Alimentos industrializados, que contêm gorduras trans, conservantes, ovos e leite em pó
- Farinha branca de trigo
- Açúcar refinado
- Sódio em excesso
- Refrigerantes, adoçados com açúcar ou adoçantes artificiais — que de alguns pontos de vista são ainda mais prejudiciais
- Sucos de fruta comerciais, sobretudo suco de laranja, cheios de açúcar e pesticidas
- Todos os alimentos geneticamente modificados
- Muitos frutos oleaginosos, sobretudo avelãs, amendoins e nozes*

Se você adicionar todos os alimentos que pode e que não pode comer, chegará a uma dieta que é sobretudo:

- Pobre em proteínas
- Essencialmente alcalina
- Livre de alérgenos alimentares, especialmente laticínios
- Rica em ácidos graxos essenciais do tipo ômega 3
- Equilibrada em matéria de aminoácidos essenciais, sobretudo de origem vegetal

Baixo teor de proteínas

É o baixo teor de proteínas de minha dieta que costuma desconcertar algumas pessoas. Na verdade, a quantidade que recomendo é idêntica à do governo norte-americano — de 40 a 60 gramas por dia; mas a maior parte de minhas proteínas vêm de fonte vegetal, e por isso contêm grande porcentagem de aminoácidos essenciais. Seja como for, poucas pessoas seguem as recomenda-

---

* Frutos oleaginosos são problemáticos porque podem causar graves reações alérgicas. Pessoas diferentes são alérgicas a frutos oleaginosos diferentes, e a prevalência varia até de país para país, provavelmente por causa de exposição na infância. Se você quiser tentar acrescentar alguns frutos "proibidos", como amêndoas, à sua dieta e perceber que não tem alergia de base histamínica a esses frutos, pode introduzi-los com grande cuidado. Para mais informações sobre esse tipo de alergias e como introduzir novos alimentos, ver Capítulo 11. Como sempre, vale a regra geral: pouco é melhor do que muito.

ções de ingestão diária do U.S. Department of Agriculture (Departamento de Agricultura dos Estados Unidos).

Ao longo de nossa vida, sofremos uma "lavagem cerebral" para acreditar que precisamos de quantidades excessivas de carne e leite para crescermos com vigor, inteligência e saúde. No que diz respeito à alimentação, nos preocupamos acima de tudo em consumir a quantidade ideal de proteína. A verdade é que a maioria das pessoas consome muito mais proteína do que o corpo consegue processar no nível celular. É essa sobrecarga de proteínas que causa a maioria das doenças contemporâneas. Em meu programa, você consome toda

QUANDO O DR. RAU DIZ "NUNCA"

Para muitas pessoas, desistir para sempre de seus alimentos favoritos não é uma ideia agradável. É por isso que muitos de meus pacientes gostam de dizer: "Quando o Dr. Rau diz 'nunca', quer dizer só raramente." A verdade é que, como já expliquei, de vários pontos de vista é impossível "trapacear" em minha dieta, pois o consumo de alimentos "errados" em raras ocasiões geralmente não afeta sua saúde.

Mas você tem de considerar os prós e os contras. Depois de purificar seu organismo, que no passado tinha excesso de acidez e proteínas, e depois de desintoxicá-lo ao longo de meses, uma pequena bisteca ou costeleta de porco ou uma sobremesa doce não vão causar danos. E, se você estiver gozando de boa saúde e sair de férias, comendo o que quiser por uma semana ou duas, pode desintoxicar-se de novo depois do retorno.

Suas alergias básicas, no entanto, vão continuar afetando-o. Por isso, não se esqueça delas. E algumas toxinas graves, como os metais pesados e o bifenil policlorado (PCB), causam danos permanentes, ao contrário de outras toxinas. Assim, quando se trata de mariscos e grandes peixes oceânicos, sobretudo os "peixes de fundo" do oceano Atlântico, é melhor reconsiderar se os riscos valem a pena ou não.

Além disso, não se esqueça de seu estado de saúde. Se você se sentir saudável e forte neste momento, sua "margem de manobra" será maior. Mas, se você sofrer de uma doença grave, seu corpo vai precisar de toda a ajuda e proteção possíveis.

a proteína de que precisa — sobretudo a partir de vegetais e grãos integrais (para mais informações sobre as necessidades de proteína, ver Capítulo 5).

Equilíbrio alcalino

Por natureza, um corpo saudável é ligeiramente alcalino. Isso significa que o equilíbrio de pH do sangue e de outros fluidos é levemente alcalino, e não ácido. Num exame clínico, a microscopia de campo escuro mostra alterações sanguíneas causadas pela acidez, mas mesmo em casa você pode ter uma ideia de seu estado interno por meio de um simples teste de urina com base numa escala de cores.

O metabolismo do excesso de proteínas causa uma concentração de acidez e amônia (substância química tóxica) no sangue. Ele impõe aos tecidos uma composição ligeiramente ácida que tem várias consequências biológicas, sobretudo na capacidade dos glóbulos vermelhos de absorver e transportar oxigênio para as outras células. Também causa uma leve coagulação, ou espessamento, do sangue, da linfa e dos fluidos intersticiais, o que provoca congestão e retarda os processos metabólicos. Isso tem consequências graves para o sistema imunológico e leva a várias doenças dos sistemas cardíaco e circulatório, como arteriosclerose e aterosclerose.

Para restaurar o equilíbrio alcalino do organismo, é preciso reduzir o consumo de proteínas e comer muitos vegetais e frutas frescas que não tenham alto teor de açúcar.

Alimentos antialérgicos

Os derivados do leite de vaca são densos em aminoácidos não necessariamente compatíveis com o trato digestivo humano. Leite, iogurtes e queijos de vaca e, infelizmente, os sorvetes são fontes importantes de muitas complicações de alergias alimentares. Com frequência, essa alergia é confundida com o que as pessoas pensam ser "intolerância à lactose". Dependendo de cada indivíduo, pode haver grande número de outras sensibilidades à comida. Todas elas causam congestão, inflamação e debilitação do sistema imunológico. Excluir esses alimentos cria uma sensação agradável de leveza no trato gastrointestinal e acelera grandemente o processo de cura profunda.

Ácidos graxos ômega 3

Esses ácidos graxos essenciais são importantes para a boa saúde de muitos pontos de vista. Eles estimulam o metabolismo celular, a transmissão de sinais neurológicos e a oxigenação dos tecidos, entre outros benefícios. Esses nutrientes não podem ser fabricados em seu próprio organismo; eles têm de ser obtidos pelo consumo de verduras e gorduras "boas", como óleo de linhaça e óleo de sementes de uva. Também estão contidos em peixes oleosos, como as sardinhas. O azeite de oliva extravirgem não contém ácidos ômega 3, mas, se você tiver uma boa flora intestinal, as bactérias vão construir para você os ácidos graxos essenciais do tipo ômega 3 e os outros, do tipo ômega 6.

Aminoácidos essenciais

Os aminoácidos são elementos constituintes das proteínas. O corpo humano precisa ter acesso a todos os 20 aminoácidos não só para se manter vivo, como também para prosperar, crescer e curar-se. Se você não extrair todos os aminoácidos necessários dos alimentos que come, seu corpo pode na verdade fabricar 12 deles. No entanto, outros oito aminoácidos, chamados "aminoácidos essenciais", não podem ser reproduzidos e têm de ser fornecidos pela alimentação. O Método do Dr. Rau prescreve alimentos cujas proteínas são bem equilibradas em matéria de aminoácidos essenciais.

É sempre mais fácil manter uma dieta quando você acredita em sua eficácia. É por isso que eu gostaria que você entendesse os motivos por trás de minhas escolhas nutricionais. O próximo capítulo explica em detalhes os argumentos científicos por trás de nossa "epidemia" do consumo excessivo de proteínas, que leva à hiperacidez e prejudica terrivelmente a saúde. No entanto, se você preferir, pode pular diretamente para a Dieta Suíça de Desintoxicação.

CAPÍTULO 5

A VERDADE SOBRE AS PROTEÍNAS

HIPERACIDEZ E DOENÇA

Como acabamos de explicar, o Método do Dr. Rau é pobre em proteínas, essencialmente alcalino, livre de alergias alimentares, sobretudo de laticínios de vaca, e rico em vegetais, frutas e grãos integrais. Juntos, os alimentos recomendados contêm tudo o que seu corpo necessita: uma ampla gama de proteínas, aminoácidos essenciais, vitaminas, sais minerais e ácidos graxos ômega 3. Antes de entrar nos detalhes da dieta, no entanto, quero abordar o que é talvez o aspecto menos convencional de meu programa: *baixo teor de proteínas* — muito menos do que na alimentação "normal" — e o equilíbrio alcalino que decorre disso. A verdade é que não precisamos realmente de muitas proteínas. Na verdade, o excesso de proteínas é contraproducente e prejudicial à saúde.

A atual ingestão diária recomendada (*recommended dietary allowances* ou RDA) do governo norte-americano sugere que um adulto deve absorver de 15 a 20% de suas calorias diárias a partir da proteína. Em média, isso se traduz em 50 a 60 gramas de proteínas por dia. Essa quantidade foi determinada por várias pesquisas dietéticas conduzidas por instituições norte-americanas importantes já nos anos 1980 e foi publicada no Surgeon General's Report [Relatório do Cirurgião Geral], elaborado por C. Everett Koop em 1988. Algumas organizações recomendam um pouco mais do que isso. Eu recomendo até menos: de 40 a 50 gramas por dia (daqui a pouco vou dizer por quê).

A maioria dos norte-americanos, no entanto, acaba consumindo de 100 a 140 gramas de proteína todos os dias — ou seja, de 2,5 a 3 vezes mais do que realmente precisam. Para pessoas que seguem a dieta Atkins ou outras dietas pobres em carboidratos e para indivíduos "bons de garfo" que comem carne, frango ou peixe em todas as refeições, os números podem disparar para níveis ainda mais altos. Em média, um norte-americano adulto consome mais de 680 gramas de carnes, aves ou peixes por dia. E isso nem sequer inclui outras fontes ricas em proteína, como ovos, queijos e outros laticínios e leguminosas.

A crença de que os seres humanos precisam de ovos, carne e leite todos os dias se deve a um experimento de laboratório feito com ratos na década de 1950. Mas, já em 1988, pesquisas conduzidas pela American Association of Dieticians (AAD, Associação Norte-americana de Dietistas) provaram que, nesse aspecto, os ratos são diferentes dos seres humanos (e alguém poderia se surpreender com isso?).

TEOR DE PROTEÍNA DE ALIMENTOS COMUNS

Para lhe dar uma ideia da velocidade com que as proteínas se acumulam na dieta, aqui vão alguns números. Observe que, a não ser quando há indicação em contrário, os números se referem a porções de 170 gramas. Pense em quantas vezes você acaba comendo porções de 225 e até 340 gramas, sobretudo em restaurantes.

PEITO DE FRANGO SEM PELE	45 GRAMAS
HAMBÚRGUER MAGRO	42 GRAMAS
CARNE GRELHADA OU ASSADA	38 GRAMAS
FILÉ DE SALMÃO	34 GRAMAS
85 GRAMAS DE ATUM ENLATADO	24 GRAMAS
1 XÍCARA DE FEIJÃO OU LENTILHAS	18 GRAMAS
1 XÍCARA DE LEITE	8 GRAMAS
1 XÍCARA DE BRÓCOLIS	6 GRAMAS
1 OVO	6 GRAMAS
30 GRAMAS DE QUEIJO	4–7 GRAMAS
1 COLHER (SOPA) DE PASTA DE AMENDOIM	4 GRAMAS
1 XÍCARA DE ARROZ	4 GRAMAS

Primeiro, essas pesquisas mostraram que nossa necessidade de proteínas é muito mais modesta do que a de um roedor. Também provaram que, quando seres humanos seguem uma dieta sem carne, mas que inclua qualquer combinação de vegetais acompanhados de trigo ou arroz, não há nenhuma evidência de falta de proteína no sangue. Na verdade, sabemos da existência de várias sociedades que se desenvolveram sem qualquer vestígio de carne em sua dieta. Algumas culturas vegetarianas são famosas por sua longevidade.

O fato é que, mesmo que sua dieta não inclua carne, é quase certeza que você vai absorver proteínas de outras fontes não só para sobreviver mas também para se desenvolver da melhor maneira. As proteínas estão presentes em quase todos os alimentos. O que importa é a qualidade, mais do que a quantidade. Mas, de alguma forma, essa informação nunca foi divulgada. A publicidade e os *lobbies* da indústria de carnes e laticínios, além do fato de que carne e gordura parecem tão saborosas para muitas pessoas, de alguma forma entorpeceram o público norte-americano e perpetuaram o "mito da proteína".

Consequentemente, ninguém se preocupa em consumir carboidratos em quantidade suficiente. Ninguém se preocupa em consumir gordura e ácidos graxos em quantidade suficiente. Mas muitas pessoas, equivocadamente, se preocupam em consumir proteína suficiente. A verdade é justamente o contrário: a maioria das pessoas deveria se preocupar com o consumo *excessivo* de proteínas.

Não há casos documentados de deficiência de proteínas na dieta dos norte-americanos. A deficiência clínica de proteína, uma doença chamada *kwashiorkor*, que causa aspecto definhado característico e falta de pigmentação, existe quase exclusivamente em países paupérrimos ou devastados pela guerra, onde as pessoas literalmente morrem de fome. Ou onde não consomem quantidade suficiente de *aminoácidos essenciais*.

A importância dos aminoácidos

Muitas vezes, as proteínas são descritas como "elementos constituintes" do corpo humano. Isso porque elas dirigem todas as funções hormonais e metabólicas do organismo. Toda célula é mantida e novas células são construídas a partir de diferentes proteínas. É claro que nem todas as células são iguais. Sob um microscópio, as células pulmonares, por exemplo, têm aspecto diferente das células da pele; os glóbulos vermelhos têm aspecto diferente dos glóbulos brancos. Isso porque as proteínas, por sua vez, são construídas a partir de diferentes aminoácidos combinados em configurações variadas. Por isso, é mais exato, e mais prático do ponto de vista nutricional, pensar em nossas necessidades dietéticas em termos de aminoácidos individuais.

Toda proteína é constituída de aminoácidos; 20 deles são codificados por nosso DNA. Nós os obtemos a partir de vários alimentos com uma composição diferente de aminoácidos. Por algum tempo, acreditou-se que as pessoas precisavam combinar proteínas em todas as refeições — por exemplo, milho, arroz e feijão, que juntos contêm todos os aminoácidos, formando assim uma proteína "completa". Mas essa crença foi contestada por muitas pesquisas importantes. Hoje em dia, mesmo o nutricionista mais conservador admite que você não precisa consumir proteínas complementares em todas as refeições ou mesmo todos os dias. Você pode comer uma variedade de alimentos durante a semana ou ao longo de várias semanas. Depois da digestão, o fígado elabora misturas e ajustes para chegar exatamente à combinação certa de aminoácidos necessários para construir as proteínas que seu organismo exige.

O corpo humano fabrica proteínas

Além disso, o corpo humano pode fabricar as proteínas de que necessita. Pesquisas científicas recentes mostraram que, entre suas múltiplas funções, o fígado na verdade sintetiza novos aminoácidos a partir de proteínas antigas e danificadas que estão sendo descartadas. É por isso que o Método do Dr. Rau

---

OS AMINOÁCIDOS — ESSENCIAIS E NÃO ESSENCIAIS

AMINOÁCIDOS ESSENCIAIS
   isoleucina, leucina, lisina, metionina, fenilalanina, treonina, triptofano, valina

AMINOÁCIDOS NÃO ESSENCIAIS
   alanina, arginina, asparagina, ácido aspártico, cisteína, ácido glutâmico, glutamina, glicina, histidina, prolina, serina, tirosina

recomenda um consumo diário de apenas 40 a 50 gramas de proteínas; mais do que isso não é necessário. Quando uma parte de seu corpo requer um aminoácido que não esteja presente na alimentação, o fígado pode construí-lo, como um farmacêutico fabricando um tônico a partir dos muitos ingredientes que tem à sua disposição.

Mesmo que você não consumisse quase nenhuma proteína, poderia fabricar durante meses quase tudo de que seu organismo necessita, *exceto* os oito aminoácidos que seu corpo não consegue construir. Esses elementos constituintes vitais, que têm de ser absorvidos por meio dos alimentos, são chamados de "aminoácidos essenciais". Para uma otimização adequada e para o uso de proteínas na manutenção da saúde e na construção e conservação das células, você precisa ingerir os aminoácidos essenciais, pois seu corpo não consegue fabricá-los a partir de outras substâncias.

As necessidades de aminoácidos essenciais não são grandes. Por dia, você só precisa de 15 a 20 gramas no máximo. Conceitualmente, pode-se pensar nos aminoácidos essenciais como uma "cola" realmente forte. Você só precisa de um pouquinho em comparação com os demais aminoácidos, mas os primeiros são vitais para o vigor da estrutura, são básicos para a saúde. O mais importante, portanto, não é só a *quantidade*, e sim o *tipo* de proteínas que você absorve. E existem fontes de proteína de alta qualidade muito melhores do que a carne. Minha dieta prescreve refeições que contêm alimentos como ervilha, milho, feijão, abacate, produtos de soja, castanhas e quinoa, que têm teor equilibrado de proteínas e são ricos em aminoácidos essenciais. Assim, contanto que você absorva uma quantidade suficiente de aminoácidos, a maior parte da proteína restante é não apenas supérflua, como ainda contraproducente.

O excesso de proteínas é prejudicial

O que acontece à proteína adicional que seu corpo não usa? O fígado funciona como um "catador de lixo", "digerindo" o máximo de que é capaz. Isso causa a produção de amônia, substância tóxica para os seres humanos. Normalmente, o fígado converte essa amônia em ureia e a passa adiante até os rins, que a eliminam na urina. Mas o excesso de proteínas sobrecarrega os rins. Para cada 50 gramas de proteína digerida, o organismo tem de disponibilizar 3 xícaras de água para diluir o ácido úrico resultante, que é expelido. É por isso que você urina frequentemente depois de comer carne.

Em comparação, metabolizar uma quantidade idêntica de gorduras ou carboidratos consome menos de meia xícara de água. A não ser que você tome o cuidado de beber água suficiente, digerir proteína em excesso pode causar desidratação, prejudicando os rins. Associado à desidratação que causa, o excesso de proteínas pode levar a infecções do trato urinário e é um dos motivos principais dos dolorosos cálculos renais (pedras nos rins).

Quando a quantidade de proteínas a serem processadas é tão grande que o organismo não dá conta delas, a amônia volta para o sangue, causando hiperacidez e um nível tóxico tão elevado que, se continuar indefinidamente, pode causar o colapso físico e até a morte. Quem diria que a comida pode nos envenenar? No entanto, recentemente os hospitais registraram vários casos de pessoas que seguiram por muito tempo dietas ricas em proteínas e pobres em carboidratos.

Abusar das proteínas — como também de muitas outras coisas boas da vida — faz mais mal do que bem. Na verdade, acredito que a *hiperproteinemia* — isto é, o excesso de proteínas no soro sanguíneo — é uma das causas principais de uma série de nossas doenças mais temidas, sobretudo os problemas cardíacos e o câncer. Se os norte-americanos comem de três a quatro vezes a quantidade de proteína de que precisam, não deveríamos nos surpreender quando vemos o crescimento espantoso das taxas de obesidade, hipertensão e diabetes — até nas crianças.

Vamos tentar explicar a hiperproteinemia de maneira mais simples. Todos nós sabemos, pelo menos com base nos contos de fada, que, quando se trata de sobrevivência, os materiais fazem grande diferença. Na fábula dos "Três Porquinhos", o Lobo Mau não tem dificuldade para derrubar com seu sopro as casas feitas de palha e gravetos. Mas a casa feita de tijolos resiste aos sopros mais fortes. O Lobo tenta muitas vezes até perder o fôlego, mas não consegue nada.

Exatamente como o Lobo Mau, os grandes ventos de furacões e tornados arrancam primeiro as casas mais frágeis. É por isso que monumentos e edifícios públicos projetados para durar são construídos com materiais fortes: pedras e tijolos. Mas levar até o fim a construção de uma casa resistente pode ser um trabalho e tanto, pois construir exige tempo. Você precisa calcular todas as suas necessidades, reunir os materiais, verificar se o projeto é ao mesmo tempo elegante e seguro e, então, contratar pedreiros para construir a estrutura — além de supervisioná-los e corrigir as falhas à medida que o trabalho progride.

O mais importante é investir o tempo e o esforço necessários para ter certeza de que a casa tem um alicerce excelente. Sem essa base, toda a estrutura pode ruir. É claro que você poderia montar da noite para o dia uma casa pré-fabricada ou rebocar um *trailer* até aquele lugar, mas nenhum dos dois teria a força de uma casa de alvenaria e não durariam nem de longe pelo mesmo tempo.

Pense nos aminoácidos *não essenciais* que formam as proteínas como tijolos usados na construção de sua casa, e nos aminoácidos *essenciais* como a argamassa ou cimento. Você tem seus planos, e seu arquiteto conhece um empreiteiro muito competente que vai construir as paredes. Eles encontraram uma fonte excelente de tijolos ótimos e resistentes. Parece que tudo está pronto para você começar a construção.

No primeiro dia, o fornecedor entrega uma pilha de tijolos e alguns sacos de argamassa. O pedreiro começa a trabalhar. No início, ele vai um pouco devagar, pois não tem muita experiência no emprego, e além disso a base é a parte mais sólida da parede. Mas tudo sai bem, e no final do dia ele usou todos os tijolos. No entanto, ainda restaram alguns pacotes de argamassa.

O arquiteto olha para isso e pensa: "Por que não providenciar mais tijolos para que o pedreiro possa trabalhar mais rápido?". Além disso, o fornecedor vai lhe dar um desconto se ele comprar mais tijolos de uma só vez. Assim, no segundo dia, o fornecedor entrega duas pilhas de tijolos. O pedreiro trabalha o mais depressa que pode, mas antes do final do dia a argamassa acaba, de modo que ele só consegue usar uma pilha e meia de tijolos. Os restantes ficam espalhados por ali. O arquiteto sabe que haverá nova entrega na manhã seguinte, e assim instrui seu assistente para empilhar os tijolos restantes, que serão usados mais tarde.

No dia seguinte, o pedreiro trabalha o mais depressa que pode, mas percebe que as pilhas de tijolos em excesso estão atrapalhando o caminho. Então, ele e seu assistente tiram um tempo livre e transportam as pilhas para os fundos da casa. O trabalho progride muito menos do que no dia anterior. O pedreiro tenta convencer o arquiteto a reduzir a compra de tijolos, mas o segundo pensa que é bom ter tijolos a mais por um preço tão bom. Se sobrarem muitos, ele vai projetar uma estufa nos fundos da casa.

Todo dia chegam tijolos demais, que vão sendo empilhados tanto na frente quanto nos fundos da casa. Em pouco tempo, há tantos tijolos por ali e as pilhas são tão altas que o pedreiro tem dificuldade para trabalhar ao redor delas. Ele e seu assistente começam a gastar mais tempo para transportar as pilhas do que para construir paredes. A produtividade cai bastante, e a qualidade do trabalho fica prejudicada. Além disso, para tentar poupar um pouco de tempo, ele até instrui seu assistente a usar uma camada mais fina de argamassa.

Por fim, as pilhas ficam tão altas que o trabalho chega a um impasse. Não há nada que o pedreiro possa fazer para se livrar de todos aqueles tijolos. A pilha nos fundos da casa é maior do que o lindo alicerce de paredes que ele construiu. De repente, cai uma tempestade com fortes rajadas de vento. A enorme pilha de tijolos nos fundos começa a balançar e, enquanto o pedreiro assiste horrorizado, desaba sobre a casa, destruindo todas as paredes que ele se esforçou tanto para construir.

Por que a pilha de tijolos desabou, embora eles sejam tão pesados? *Porque não estavam unidos com argamassa e não tinham força que os sustentasse.* Não tinham integridade estrutural. E por que as paredes da casa foram destruídas? *Em parte porque foram sobrepujadas pelo peso dos tijolos, e em parte porque a falta de argamassa as deixou mais fracas.*

Metaforicamente, é isso o que acontece quando há excesso de proteínas no organismo. Seu corpo não só tem de lidar com as proteínas que você absorve, como também tem de eliminar as antigas e degradadas de células que chegaram ao fim de sua vida. As células que morrem têm de ser eliminadas de alguma forma. Existem mecanismos no corpo humano, alguns dos quais só recentemente foram bem compreendidos, que essencialmente "digerem" as paredes de proteína das células inúteis e as decompõem em seus elementos constituintes — pense numa usina de reciclagem moendo os detritos.

Os materiais supérfluos são transportados pelo fígado e rins, mas muitas moléculas valiosas são reutilizadas, combinadas de novas maneiras para fabricar novos aminoácidos que podem, por sua vez, ser usados para construir muitas das proteínas importantes de que o corpo precisa. Mas, para produzir novas proteínas eficazes, o fígado precisa de quantidade suficiente de aminoácidos essenciais, que funcionam como uma liga. Quando os aminoácidos essenciais estão disponíveis em sua função de argamassa, os fragmentos de aminoácidos degradados podem ser reconstruídos para se tornarem proteínas novas e fortes.

Tudo aquilo que o fígado não consegue eliminar tem de ser armazenado de alguma forma. O excesso de aminoácidos degradados volta para os sistemas sanguíneo e linfático e para os fluidos intersticiais, causando congestão e hiperacidez. Essa é uma das causas principais de muitas doenças crônicas do tipo degenerativo e inflamatório.

Menos proteína para uma saúde melhor

O corpo humano absorve nutrientes, processa-os e modifica-os para que possam ser usados conforme necessário. Os elementos residuais desse processo são eliminados pela urina, fezes, suor e respiração.

Como já expliquei, nós absorvemos proteínas e as eliminamos. Ao mesmo tempo, o ser humano é um sistema dinâmico — não é uma estátua que não muda nunca. Quando comemos proteínas, nós as modificamos — mas ao mesmo tempo elas *nos* modificam. O metabolismo da proteína produz ácido. Lembre-se, para eliminar a doença e atingir a cura e para ter sensação de bem-estar e o melhor aspecto possível, nosso ambiente interno precisa ser levemente alcalino. Proteínas em excesso, assim como o excesso de nitrogênio no solo, causam deterioração.

Problemas graves acontecem quando há excesso, e não falta, de proteínas na dieta. Muitos distúrbios metabólicos e doenças crônicas surgem quando aminoácidos são atulhados no organismo numa quantidade que impede a eliminação adequada. Como toda fábrica de produtos químicos, o fígado só pode realizar uma certa cota de trabalho por dia. Se você sobrecarregar a "usina de reciclagem", acabará tendo problemas. Vamos explicar essa situação por meio de outra metáfora.

Qualquer metabolismo celular, a "respiração" que todas as células vivas têm de fazer, cria subprodutos comparáveis às cinzas de uma fogueira. Quando o fogo se acende, produz luz e calor. No começo, pode ser um fogo tênue, mas, no momento em que a madeira se incendeia, o fogo esquenta e também ilumina bastante. Esse processo de combustão é uma mudança química, pois a energia é liberada da madeira. A madeira dura se transforma em cinza poeirenta, que cai no chão da lareira.

Se você decidir que quer um fogo mais quente, deve acrescentar mais madeira. No início, esse plano funciona bem. Mas, se você continuar acrescentando madeira e não limpar as cinzas que estão no fundo, a falta de oxigênio vai começar a abafar o fogo. O que era antes uma chama clara e muito eficaz vai se amortecendo e perdendo o vigor.

A mesma coisa vale para nosso organismo. Quando comemos não só excesso de proteínas, como também de açúcar e substâncias tóxicas que não podem ser reutilizadas, essas substâncias são eliminadas pela urina, fezes, suor e respiração. Mas, como acontece com o excesso de madeira no fogo, se continuarmos a absorver proteínas e produtos tóxicos em excesso, nossa capacidade de reciclá-los vai diminuir, juntamente com a capacidade de eliminação.

Quando não conseguimos eliminar adequadamente as proteínas em excesso, essas toxinas ficam armazenadas no corpo inteiro, sobretudo sob a forma de radicais livres, que são extremamente perigosos porque têm capacidade de aglutinação e podem formar outras substâncias químicas, muitas das quais carcinogênicas. Com o bloqueio do fluxo eliminatório, esses radicais livres ficam presos no interior das células, e a função celular se enfraquece ou decai.

As proteínas em excesso também são empurradas para os vasos sanguíneos, o tecido conjuntivo e a linfa, causando o que a medicina biológica suíça chama de "doenças de depósito": obesidade, hipertensão e doença cardíaca coronariana, entre outras. Quanto mais radicais livres e proteínas degradadas ficarem presos nas células, pior será o funcionamento delas.

É por isso que a Dieta Suíça de Desintoxicação evita as proteínas ao máximo, sobretudo durante a primeira semana. É preciso fazer um grande trabalho de limpeza e reciclagem. O objetivo é desobstruir os canais e permitir a eliminação do máximo possível de proteínas e toxinas antigas.

Já que é a armazenagem e a metabolização do excesso de proteínas que desgastam o organismo, meu programa nutricional se concentra numa grande variedade de fontes vegetais, como verduras, legumes e grãos integrais, para a maioria dos aminoácidos de que você precisa, com pequenas quantidades de frango e peixe, assim como porções moderadas de outros alimentos ricos em proteínas, como leguminosas, *tofu*, ovos e laticínios de cabra e ovelha. Como um "pedreiro", o corpo humano só consegue processar cerca de 40 gramas de proteína por dia; o resto é desperdiçado.

Ao mesmo tempo em que diminui drasticamente a ingestão de proteínas, minha dieta garante o consumo de pelo menos 12 a 15 gramas de aminoácidos essenciais por dia. Isso estimula o fígado para que recicle proteínas antigas e as use para construir novas células. A maioria das pessoas que sofrem de sintomas vagos ou problemas sistêmicos crônicos que a medicina tradicional não foi capaz de tratar e sobretudo as pessoas realmente doentes estão "hiperproteinizadas". Não conseguem usar de maneira construtiva todas as proteínas antigas acumuladas em seu organismo.

A única maneira de se livrar dessa sobrecarga é pela ação dos aminoácidos essenciais, que permitem ao fígado usar aminoácidos não essenciais das proteínas antigas para construir células novas e saudáveis, aliviando assim a carga tóxica. Às vezes isso leva semanas, às vezes meses e às vezes até vários anos.

Os perigos da hiperacidez

Outro problema causado pelo consumo excessivo de proteínas é a hiperacidez. O que isso significa? Pense no que acontece quando você mistura suco de limão ou vinagre ao leite: o leite talha (coagula). Quando seu meio interno é ácido, o mesmo espessamento acontece em seu sangue, seus fluidos linfáticos e os fluidos que circulam nos pequenos espaços entre as células, chamados fluidos intersticiais. Esses pequenos espaços são muito importantes, pois é ali que as células, como neurônios e componentes do sistema imunológico, se comunicam umas com as outras.

Quando o organismo fica hiperácido e esses fluidos se espessam, muitos processos vitais ficam mais lentos: a respiração celular — a maneira como a célula usa oxigênio para "respirar" —, os impulsos nervosos, as reações imunológicas e a produção de importantes enzimas e hormônios regulatórios. No meio dessa congestão, os sinais se desaceleram, as toxinas se concentram e o metabolismo celular fica lerdo. Na verdade, a alimentação celular diminui e os nutrientes não conseguem chegar até as células. Apesar do excesso de proteínas, as próprias células são obrigadas a "passar fome". Isso causa envelhecimento precoce.

Ao mesmo tempo, o organismo reage ao ambiente ácido extraindo cálcio e outros minerais dos ossos e tecidos conjuntivos para isolar a acidez. A Women's Health Initiative [Iniciativa pela Saúde da Mulher], uma pesquisa de 15 anos que envolveu quase 162.000 mulheres, conduzida pelo National Institutes of Health (NIH, Instituto Nacional de Saúde dos EUA), descobriu que, num período de 12 anos, mulheres que consumiram mais de 95 gramas de proteína por dia tiveram 20% mais chances de fraturar o pulso do que as que consumiram menos de 68 gramas por dia.

Constatamos que, a longo prazo, pacientes "hiperproteinados" e "hiperácidos" desenvolvem todas as doenças degenerativas. Elas incluem muitos dos problemas principais da civilização ocidental. É interessante analisar por que os norte-americanos, em especial, são incentivados a comer tanta carne e tantos derivados do leite.

E o pior de tudo: num ambiente hiperácido, mais cedo ou mais tarde os micro-organismos, aqueles "simbiontes" que mencionamos no Capítulo 1 e que contribuem para nossa vitalidade em seu estado saudável, sofrem uma transmutação para um estado patológico, permitindo o surgimento de doenças.

O ambiente interno ácido pode ser causado não só pelo excesso de proteínas, como também pelo excesso de açúcar na dieta. Por isso, há vários razões para evitar o açúcar. Ele causa picos de oscilação e depois quedas profundas nas taxas de açúcar no sangue, reduzindo a energia, a concentração e o desempenho. O excesso de açúcar no sangue pode causar diabetes tipo 2. E o açúcar branco é processado com arsênico, que é um veneno. Por fim, o metabolismo do açúcar contribui para a acidez do meio interno.

Se você quiser evitar o excesso de açúcar, não olhe somente para o açucareiro, mas também para as informações nutricionais contidas na embalagem de vários alimentos industrializados. Existem açúcares "ocultos" por toda parte: o xarope de milho rico em frutose (HFCS, no Brasil chamado "glucose de milho"), a maltose e a dextrose são variantes do açúcar. Até a frutose, que é o açúcar das frutas, pode ser prejudicial se consumida em

ALGUNS EFEITOS DA ACIDEZ DE LONGO PRAZO

Quando a hiperacidez de longo prazo, causada pelo excesso de proteínas e açúcares na dieta, praticamente "estrangula" as células, as consequências físicas variam, dependendo de onde seu corpo é mais vulnerável. Os problemas resultantes mais comuns são:

- Hipertensão (pressão sanguínea alta)
- Microcirculação diminuída, que leva a doenças cardíacas coronarianas, arteriosclerose e falhas de memória
- Doenças degenerativas combinadas, como a osteoartrite
- Osteoporose
- Problemas vertebrais que resultam em dores nas costas
- Todos os tipos de câncer
- Função glandular prejudicada
- Problemas estomacais e intestinais
- Insônia

excesso. Além disso, lembre-se de que os carboidratos refinados, como a farinha de trigo branca, também se convertem em açúcar depois de processados pelo organismo.

Já que as doenças cardíacas são a causa principal de morte nos Estados Unidos, é especialmente importante entender a correlação entre acidez do sangue e doença cardíaca. A alteração do equilíbrio alcalino saudável do organismo afeta as artérias de várias maneiras. Em primeiro lugar, quando o sangue fica ácido, a carga elétrica ao redor dos glóbulos vermelhos se altera, levando-os a se aglutinarem como ímãs. Já vimos isso na fotografia dos "rolos" ou cilindros à página 54. Quando os glóbulos se aglomeram dessa forma, é maior a chance de formar coágulos, que podem causar derrames cerebrais.

A hiperacidez também contribui para a aterosclerose, pois endurece as artérias. Ao contrário do que diz a crença popular, o colesterol não é a causa principal das placas nas artérias; os vilões são a hiperacidez e as alterações minerais dos tecidos. Quando o corpo começa a ficar ácido, extrai cálcio e outros minerais dos ossos e magnésio das cartilagens, injetando-os nos tecidos conjuntivos, nos espaços intersticiais e até nas artérias, num esforço para isolar ou neutralizar a acidez. Quando esses minerais extraídos de sua origem natural reagem com o colesterol naturalmente presente no sangue, formam-se depósitos calcificados que acabam levando à aterosclerose. Para a maioria das pessoas que seguem meu programa nutricional a longo prazo, a taxa de colesterol se normaliza por si mesma, sem a necessidade de remédios.

Assim, podemos concluir que não é o colesterol, e sim o excesso de proteínas na dieta que leva a uma série de doenças crônicas degenerativas, do tipo inflamatório e autoimunológico: câncer, aterosclerose, arteriosclerose, doença cardíaca, derrame cerebral, artrite, diabetes tipo 2 e sobretudo osteoporose. Todas essas patologias seguem caminhos diferentes, mas incluem sempre um fator principal: o excesso de proteínas na dieta.

Uma compreensão básica dos motivos de todas as minhas escolhas dietéticas vai ajudá-lo a se acostumar com aquilo que pode parecer à primeira vista um programa nutricional fora do comum. Esse conhecimento também torna mais fácil continuar no caminho certo, inclusive a longo prazo. Afinal de contas, comer bem é o melhor que você pode fazer por sua saúde.

O Método do Dr. Rau é diferente das outras dietas não somente porque elimina a carne vermelha e só permite uma quantidade bem reduzida de frango

CONSEQUÊNCIAS DA HIPERACIDEZ CAUSADA PELA SOBRECARGA DE PROTEÍNAS

Várias coisas acontecem quando o ambiente interno fica ácido e os fluidos corporais se espessam:

- A congestão do sangue cria coágulos que podem causar derrame cerebral e formação de placas nas artérias.
- Os glóbulos vermelhos se aglutinam, ou seja, sua superfície diminui e eles perdem parte de sua eficácia. Como são células que transportam oxigênio para todos os tecidos, a aglutinação reduz o metabolismo celular, retarda processos de cura e leva ao aumento de peso.
- Num esforço para isolar a acidez, cálcio e outros minerais são extraídos dos ossos, o que causa osteoporose e compromete a integridade estrutural do osso. Quando esse excesso de cálcio no sangue encontra depósitos de colesterol nas artérias, elas se endurecem, o que leva à aterosclerose (endurecimento das artérias).
- O mesmo tipo de extração de minerais (sobretudo magnésio) das cartilagens leva à osteoartrite.
- Quando a linfa e os fluidos intersticiais se espessam, as células deixam de se comunicar eficazmente umas com as outras e o sistema imunológico como um todo é prejudicado.
- A condução de impulsos nervosos fica mais lenta no ambiente congestionado, mais ou menos como a luz numa neblina densa.
- Os pequenos micro-organismos presentes no sangue que chamamos "simbiontes" entram em estado patológico, o que reduz a vitalidade e facilita as doenças.

e peixe, mas também porque não recheia a dieta com substitutos como laticínios, ovos, leguminosas e *tofu*. Ele simplesmente defende um consumo menor de proteína — e ponto final. Um dos motivos principais desse critério é contrabalançar a acidez e restaurar o equilíbrio alcalino benéfico do organismo.

É por isso que o Método do Dr. Rau é um modelo nutricional que constrói uma constituição robusta, com a melhor chance possível de saúde, permitindo proteínas só na quantidade necessária e todos os aminoácidos

COMO A HIPERACIDEZ AFETA OS ÓRGÃOS

A hiperacidez no sangue também causa uma série de problemas para os órgãos e outros tecidos. Dependendo do órgão, o distúrbio pode se manifestar de diferentes maneiras:

RINS/BEXIGA	Cistite, prostatite, cálculos renais, infecção vaginal por levedura nas mulheres
ESTÔMAGO	Refluxo gastroesofágico, úlceras
PELE	Suor excessivo, erupções cutâneas, inchaço, eczema
INTESTINOS	Colite, irregularidade intestinal (prisão de ventre)
PULMÕES	Asma, bronquite recorrente
ARTICULAÇÕES	Artrite, mialgia
SISTEMA NEUROLÓGICO	Depressão, déficit de atenção, fadiga

essenciais para o bom funcionamento do organismo. Se quisermos que nosso corpo dure bastante e funcione bem, que nos proteja da doença e adie a degeneração causada pela idade, ele tem de ser construído de maneira adequada e com os materiais certos.

Mas, antes que você comece a praticar tudo o que aprendeu, precisa construir os "alicerces". Para remediar a acidez de seu ambiente interno e remover outros fatores que estão bloqueando seu caminho para a cura, deve primeiro limpar o organismo, antes que os ajustes à sua saúde comecem a acontecer. É por isso que começamos com a Dieta Suíça de Desintoxicação.

CAPÍTULO 6

A DIETA SUÍÇA DE DESINTOXICAÇÃO

RESTAURAÇÃO DO EQUILÍBRIO DO ORGANISMO

Tantos pacientes já se beneficiaram com esta dieta extremamente eficaz que é difícil saber por onde começar. O aspecto mais importante é que se trata de um programa nutricional excelente para quase todas as pessoas. A experiência da Clínica Paracelsus com milhares de pacientes (30.000 até agora) provou que o programa funciona bem contra uma grande variedade de problemas.

É claro que ele também beneficia as pessoas saudáveis que desejam continuar assim e as que querem se fortalecer e se sentir ainda melhor. É um programa rejuvenescedor contra a sensação de desgaste, stress e envelhecimento antes do tempo. Mas tem efeito realmente espantoso nas pessoas com vagos distúrbios intestinais, abdominais, mentais e reumáticos (doenças das articulações e do tecido conjuntivo), assim como para as que sofrem de alergias, artrite e problemas cardiovasculares. Na Clínica Paracelsus, curamos mais de dois terços de nossos pacientes com colite só com base nesta dieta. Ela também tem grande utilidade para pessoas com diagnósticos vagos, desequilíbrios metabólicos moderados, mal-estar generalizado, depressão e propensões genéticas familiares a doenças que elas querem evitar. E a Dieta Suíça de Desintoxicação é imensamente valiosa como mais uma fonte de ajuda para pacientes que sofrem de uma série de doenças degenerativas graves, do tipo inflamatório ou degenerativo.

> **BENEFÍCIOS FÍSICOS DA DIETA SUÍÇA DE DESINTOXICAÇÃO**
>
> Em apenas três semanas, você pode tirar proveito desta dieta cuidadosamente planejada e fácil de seguir das seguintes maneiras:
>
> - Aumento da acuidade mental
> - Melhora da função sexual
> - Sono mais profundo e mais restaurador
> - Redução das alergias, o que significa menos dores de cabeça e problemas respiratórios
> - Mais energia e vitalidade, com taxas de açúcar no sangue constantes ao longo do dia
> - Redução da sensibilidade às infecções

A Dieta Suíça de Desintoxicação é parte importante de nosso tratamento de fadiga crônica, esclerose múltipla e fibromialgia. E também fornece alimentação adequada a todos os pacientes com câncer e doenças autoimunológicas crônicas. Observação: as únicas exceções em que a dieta tem de ser modificada são os pacientes com alergia ao glúten condicionada geneticamente — isto é, "doença celíaca" ou enteropatia glúten-induzida — e os que têm grave intolerância à frutose. Além disso, mulheres grávidas ou lactantes devem evitar a Dieta Suíça de Desintoxicação e passar diretamente para a Dieta de Manutenção Permanente.

O motivo pelo qual este programa nutricional é tão útil para tanta gente é que ele constrói um "solo fértil", por assim dizer, capaz de alimentar o meio interno e preparar a cura profunda. Basicamente, é uma dieta de regulação. Com isso quero dizer que ela fortalece o organismo e equilibra as forças de reconstrução e degradação de vários pontos de vista. Uma vez que desintoxica o corpo em três semanas, seu efeito é poderoso. A Dieta Suíça de Desintoxicação:

- Desintoxica o organismo
- Deacidifica o ambiente interno
- Desenvolve uma flora intestinal saudável

Ao realizar tudo isso, ela:

- Regula o metabolismo
- Estimula os processos de cura
- Reconstrói o sistema imunológico
- Restabelece a saúde dos órgãos mais importantes

Como uma dieta pode conseguir tantos resultados? Um aspecto básico é que a Dieta Suíça de Desintoxicação ataca de frente a chamada "carga tóxica", literalmente digerindo-a e eliminando-a do organismo. Você passou a vida inteira acumulando grande quantidade do que chamamos "distúrbios", ou focos de toxicidade. Não é nenhuma surpresa o fato de que a reparação do dano pode levar semanas — e até anos. Alguns problemas graves, é claro, exigem tratamento adicional num centro de medicina biológica. Mas esta é a melhor maneira de começar.

Minha dieta alcaliniza o corpo e deacidifica o sangue e os órgãos internos, com efeito altamente energizante no metabolismo. Caso você tenha excesso de peso, vai perder vários quilos; caso esteja desnutrido, vai sentir prazer em recuperar peso. Depois de apenas 10 dias, quase todas as pessoas se sentem profundamente energizadas.

A composição dos alimentos escolhidos para a desintoxicação acelera concretamente o metabolismo. Todos os hormônios — ovarianos, tireoidianos, melatonina etc. — permanecem estáveis, assim como os hormônios pituitários, cuja secreção pode até aumentar em alguns casos. Ao mesmo tempo, os níveis de stress da vesícula biliar e do fígado diminuem; a bile é liberada e seu fluxo cresce enormemente. Para muitas pessoas com taxas altas de colesterol, o nível muitas vezes volta ao normal depois de uma a três semanas.

Do ponto de vista técnico, o colesterol diminui porque passa a ser processado pelos mecanismos naturais para se transformar em progesterona nas mulheres ou em DHEA/testosterona nos homens. Por isso, a secreção de hormônios sexuais muitas vezes aumenta nesse programa nutricional, sobretudo em alguns homens com problemas como disfunção erétil.

O aspecto mais especial da dieta é sua combinação de ingredientes. Eles não foram escolhidos arbitrariamente ou em função do baixo teor de calorias e gorduras, mas porque esses alimentos eliminam efetivamente 90% das alergias alimentares mais comuns nos adultos. Já que a dieta é seguida por três semanas inteiras, é possível causar uma reviravolta completa no sistema imunológico como um todo, como já explicamos antes. Os resultados individuais podem variar, é claro, dependendo das intolerâncias alimentares específicas — e todos nós as temos, quer saibamos disso ou não.

No final das três semanas, muitos sintomas desagradáveis que você achava ter de aturar pelo resto da vida vão desaparecer de repente. Eles incluem dores de cabeça, infecções respiratórias, erupções cutâneas, dores nos músculos e articulações, letargia, incapacidade de concentração e depressão. A cura se acelera. Você vai se sentir mais forte e mais leve. É provável que descubra uma serenidade que não sentia há anos. O nível de açúcar do sangue será constante o dia todo. Você vai dormir melhor, indo para a cama mais cedo e acordando plenamente revigorado.

Três semanas são um marco importante, mas se você for obeso e sobretudo se estiver gravemente doente, recomendo repetir o programa por seis ou até nove semanas. Esse tempo extra será uma enorme vantagem, pois oferece a melhor oportunidade para curar algumas doenças crônicas graves num nível celular profundo. E, já que os cardápios criados para você são deliciosos, é provável que a dieta lhe pareça mais um prazer do que uma obrigação.

Para permitir variedade, o menu de cada dia inclui uma seleção tentadora de saladas e vegetais. O que facilita o trabalho é que muitas saladas podem ser preparadas anteriormente e servidas por dois ou três dias em seguida. Vegetais crus e picados ou levemente cozidos no vapor formam a base da dieta. A primeira semana é inteiramente vegetariana — sobretudo vegetais frescos com pequenas quantidades de fruta e poucos grãos, com um mínimo de glúten. Na segunda e terceira semanas, porções bem reduzidas de queijo de cabra e ovelha, legumes e mais grãos integrais são incluídos, assim como adoçantes naturais.

Para que a dieta fosse atraente, as receitas, muitas das quais criadas especificamente para este livro, tinham de ser deliciosas. Mas também são simples e garantem uma alimentação adequada para seu organismo. No entanto, se você preferir seguir a Dieta Suíça de Desintoxicação sem cozinhar praticamente nada, pode criar seus próprios cardápios no almoço e no jantar, contanto que se limite unicamente à Sopa Alcalina do Dr. Rau e vegetais verdes, crus e picados ou levemente cozidos no vapor. Se você escolher essa opção, não se esqueça de temperar os vegetais com ao menos uma colher (sopa) de suco fresco de limão e azeite extravirgem e polvilhar as saladas com sementes de girassol, de abóbora ou de linhaça. Além disso, inclua nessa dieta informal pequenas quantidades de queijo ou iogurte de cabra e ovelha e pão de espelta na segunda e terceira semanas. Se estiver em dúvida, consulte os cardápios diários para verificar as quantidades.

Se não conseguir encontrar um determinado vegetal incluído num cardápio, pode trocá-lo por outro vegetal listado na dieta. Da mesma forma, se não sentir vontade de preparar uma das sugestões de salada, pode simplesmente substituí-la por um vegetal cru e picado, temperado com suco fresco de limão e azeite extravirgem. E, caso você não goste de variedade e prefira comer o mesmo café da manhã todos os dias, escolha o seu preferido. Aqui vão algumas dicas para seguir melhor a dieta:

- No almoço, você deve comer vegetais crus e cozidos, mas no jantar deve se restringir aos cozidos.
- Não coma frutas cruas depois das 4 horas da tarde. Elas fermentam no intestino à noite, desgastando o fígado.
- Não deixe de comer os lanches da manhã e da tarde. Eles são cruciais para manter estável o nível de açúcar do sangue e matar a fome.
- Você *precisa* beber ao menos 3 litros por dia de chá de ervas e água purificada.
- Comece seu dia com meia colher (chá) de pó alcalinizante, como o bicarbonato de sódio, dissolvido num copo com 240 ml de água quente.
- Toda manhã deve começar com uma tigelinha de Sopa Alcalina do Dr. Rau.

Um cardápio para a desintoxicação total

Você vai descobrir que essa dieta excelente e apetitosa inclui um café da manhã nutritivo — e alcalinizante —, um almoço reforçado, que é a maior refeição do dia, e um jantar leve. Os vegetais são de longe a parte maior da dieta. Café, bebidas cafeinizadas, açúcar, carne, produtos de trigo, laticínios e álcool não são permitidos. Fique longe de chá e café descafeinados, que mesmo assim contêm pequenas quantidades de cafeína. Limite-se aos chás de ervas e meu caldo alcalino nesse período de purificação. Sal de cozinha (cloreto de sódio) é terminantemente proibido; na verdade, em nenhuma fase de meu programa nutricional você deve usar esse tipo de sal — mas você pode usar pequenas quantidades de sal marinho evaporado naturalmente ou sal mineral do Himalaia.

Faça um estoque de vegetais orgânicos, limões e toranjas. Siga o programa exatamente como está indicado. Coma devagar e mastigue a comida extremamente bem. A par dos cardápios detalhados aqui, você precisa beber todos os dias de 2 a 3 litros de água mineral pura e não gaseificada e chá de ervas. A água deve ser bebida depois — e não durante — as refeições. Beber água em excesso durante as refeições pode diluir os ácidos estomacais e impedir uma digestão adequada.

Lembre-se de que, para atingir os objetivos deste programa nutricional excelente, você tem de segui-lo como foi concebido. Talvez você esteja acostumado a só tomar café na parte da manhã, com no máximo uma torrada. Bem, talvez aqui esteja um dos motivos pelos quais seu corpo está se rebelando. Seja qual for seu estado de doença ou saúde, esta dieta foi calculada com muito cuidado. Você precisa comer tudo, mesmo achando que já está satisfeito; se sentir fome, o que deve acontecer raramente, coma simplesmente uma porção extra de verduras cozidas no vapor. Mas, por causa da grande quantidade de vegetais e fluidos, a fome dificilmente será um problema.

PRIMEIRA SEMANA

PRIMEIRA SEMANA | DIA 1

Café da manhã

- 1 xícara **ou** tigelinha de caldo puro (sem os vegetais) da Sopa Alcalina do Dr. Rau (ver p. 168)
- 120 ml (½ xícara) de suco fresco de toranja, de preferência do tipo Ruby Red, ou ½ toranja
- 1 colher (sopa) de óleo puro de linhaça
- ¼ de xícara de aveia integral em flocos grossos cozida em 1 xícara de água com 1 tâmara até ficar bem macia, cerca de 15 minutos, sem outro adoçante
- 1 maçã pequena (observação: a maçã fica ótima fatiada e acompanhada com farinha de aveia) **ou** ½ abacate, temperado com uma colher (sopa) de suco fresco de limão e 1 colher (chá) de azeite extravirgem
- 1 xícara de chá verde descafeinado **ou** chá de ervas

Lanche da manhã

- ½ maçã **ou** 1 cenoura pequena

Almoço

- *Prato de salada*: Vegetais crus e picados de sua preferência, temperados com suco de limão e azeite extravirgem, **ou** ⅓ de xícara de Salada de beterraba e cenoura picadas (ver p. 228); ⅓ de xícara de abobrinha picada misturada com 1½ colher (chá) de suco fresco de limão e 1 colher (chá) de azeite extravirgem; e ½ xícara de Salada asiática de repolho cru e gergelim (ver p. 229)
- *Prato de vegetais cozidos no vapor*: Raminhos de brócolis, cenouras fatiadas e 1 batata pequena do tipo Yukon Gold, fatiada, todos levemente cozidos no vapor (não cozinhe demais). Podem-se borrifar 2 colheres (chá)

OBSERVAÇÕES PARA O COZINHEIRO

- Todas as frutas e vegetais devem ser frescos e orgânicos.
- A água usada para beber e cozinhar deve ser não gaseificada e não clorada. Recomenda-se água em garrafas, purificada ou de fonte mineral.
- Vegetais crus e ralados são parte importante do programa; assim, use o disco de trituração do processador de alimentos ou o ralo grosso de um ralador manual.
- Caso você não possua uma panela própria para cozinhar no vapor, trata-se de um bom investimento, pois você vai comer muitos vegetais cozidos no vapor em todas as etapas do Método do Dr. Rau[*]. Na verdade, quando você descobrir o sabor delicioso de vegetais orgânicos cozidos no vapor, vai deixar de encará-los como dieta e vai começar a fazer questão deles.
- O sal de cozinha — cloreto de sódio com substâncias químicas — é proibido! Use sal marinho evaporado naturalmente, ou sal do Himalaia.

---

[*] Pode-se também improvisar colocando um escorredor de macarrão ou uma peneira sobre uma panela comum, ou — opção ainda mais rápida e econômica — inserindo um frasco para cozinhar no vapor dentro de uma panela de pressão. (N. do T.)

de suco de limão **ou** vinagre balsâmico e 2 colheres (chá) de azeite extravirgem **ou** óleo de girassol. Salpique 1 colher (sopa) de sementes de girassol.

Lanche da tarde

- ½ abacate, 6 palitos de pepino (isto é, pepino fatiado em forma de palitos) ou ½ maçã

Jantar

- 120 ml (½ xícara) de suco fresco de cenoura **ou** outro vegetal
- 1 tigelinha de Sopa Alcalina do Dr. Rau, incluindo ½ xícara de vegetais em cubos contidos na sopa
- ½ xícara (depois de cozido) de Espinafre no azeite cozido no vapor (ver p. 259)
- ½ xícara de raminhos de brócolis cozidos no vapor
- 1 xícara de chá de ervas, por exemplo, hortelã

PRIMEIRA SEMANA | DIA 2

Café da manhã

- Igual ao do Dia 1

Lanche da manhã

- Igual ao do Dia 1

Almoço

- *Prato de salada*: Vegetais crus e picados de sua preferência, temperados com suco de limão e azeite extravirgem, **ou** a seguinte combinação: 1 xícara de alface-romana picada, 1 cenoura média picada, 2 colheres (chá) de grão-de-bico cozido e 2 colheres (chá) de pimentão-vermelho em fatias finas, mexidos com 1 colher (sopa) de suco fresco de limão e 1 colher (sopa) de azeite extravirgem

- *Prato de vegetais cozidos no vapor*: Raminhos de couve-flor, vagens e 1 batata-doce pequena levemente cozida no vapor (não cozinhe demais). Podem-se borrifar 2 colheres (chá) de suco de limão **ou** vinagre balsâmico e 2 colheres (chá) de azeite extravirgem **ou** óleo de girassol. Salpique 1 colher (sopa) de sementes de abóbora.

Lanche da tarde

- Igual ao do Dia 1

Jantar

- 120 ml (½ xícara) de suco fresco de beterraba **ou** outro vegetal
- 1 tigelinha de Sopa Alcalina do Dr. Rau, incluindo ½ xícara de vegetais em cubos contidos na sopa
- 1 xícara de raminhos de brócolis cozidos no vapor com ½ xícara de batata fatiada e cozida no vapor, temperados com suco fresco de limão e azeite extravirgem
- 1 xícara de chá de ervas

PRIMEIRA SEMANA | DIA 3

Café da manhã

- Igual ao do Dia 1

Lanche da manhã

- Igual ao do Dia 1

Almoço

- *Prato de salada*: Vegetais crus e picados de sua preferência, temperados com suco de limão e azeite extravirgem, **ou** ½ xícara de Salada suíça de batatas (ver p. 233) preparada sem alho-poró; ½ xícara de brotos de alfafa levemente prensados; e ⅓ de xícara de Salada de beterraba e cenoura picadas (ver p. 228)

- *Prato de vegetais cozidos no vapor*: Acelga-suíça, fatias de abobrinha e couve-rábano descascada e fatiada **ou** salsão levemente cozido no vapor (não cozinhe demais). Podem-se borrifar 2 colheres (chá) de suco de limão **ou** vinagre balsâmico e 2 colheres (chá) de azeite extravirgem **ou** óleo de girassol. Sirva com 2 colheres (sopa) de lentilhas cozidas **ou** germinadas.

Lanche da tarde

- Igual ao do Dia 1

Jantar

- 120 ml (½ xícara) de suco fresco de cenoura **ou** outro vegetal
- 1 tigelinha de Sopa Alcalina do Dr. Rau, incluindo ½ xícara de vegetais em cubos contidos na sopa
- ½ xícara de abóbora pescoçuda (*butternut squash*) em cubos e 1 xícara de folhas de espinafre *baby* (*baby spinach*)* levemente prensadas, ambas cozidas no vapor e misturadas com vinagre balsâmico e azeite extravirgem
- 1 xícara de chá de ervas

PRIMEIRA SEMANA | DIA 4

Café da manhã

- Igual ao do Dia 1

Lanche da manhã

- Igual ao do Dia 1

Almoço

- *Prato de salada*: Vegetais crus e picados de sua preferência, temperados com suco de limão e azeite extravirgem, **ou** a seguinte combinação:

---

* As verduras e hortaliças jovens, conhecidas pelo termo genérico "baby leaf", são colhidas antes do tempo para preservar suas propriedades nutritivas. Muitas variedades são citadas neste livro. Optamos pela tradução "baby" ou "tipo baby", já que ainda não existe designação específica no Brasil. (N. do T.)

1 xícara de folhas de espinafre *baby*, 1 cenoura média, descascada e picada, ½ xícara de brotos de feijão e ⅓ de xícara de pepino picado, mexidos com 1 colher (sopa) de suco fresco de limão e 1 colher (sopa) de azeite extravirgem. Salpique 2 colheres (chá) de sementes de linhaça.
- *Prato de vegetais cozidos no vapor*: Aspargos ou brócolis picados, fatias de cenoura e 1 batata pequena fatiada, levemente cozidos no vapor (não cozinhe demais). Podem-se borrifar 2 colheres (chá) de suco de limão **ou** vinagre balsâmico e 2 colheres (chá) de azeite extravirgem **ou** óleo de girassol.

Lanche da tarde

- Igual ao do Dia 1

Jantar

- 120 ml (½ xícara) de suco fresco de beterraba **ou** outro vegetal
- 1 tigelinha de Sopa Alcalina do Dr. Rau, incluindo ½ xícara de vegetais em cubos contidos na sopa
- 1 alcachofra cozida no vapor e servida com molho de suco fresco de limão misturado com azeite extravirgem e uma pitada de sal marinho
- Se você sentir fome: 1 batata-doce pequena, assada e esmagada com 1 colher (chá) de óleo de girassol
- 1 xícara de chá de ervas

PRIMEIRA SEMANA | DIA 5

Café da manhã

- Igual ao do Dia 1

Lanche da manhã

- Igual ao do Dia 1

Almoço

- *Prato de salada*: Vegetais crus e picados de sua preferência, temperados com suco de limão e azeite extravirgem, **ou** a seguinte combinação: ½ xícara de

raminhos de couve-flor crus **ou** levemente cozidos no vapor, ¼ de xícara de cenoura picada, ¼ de xícara de abobrinha **ou** pepino picados e folhas de rúcula, todos mexidos com 2 colheres (chá) de suco de limão **ou** vinagre balsâmico e 2 colheres (chá) de azeite extravirgem **ou** óleo de girassol
- *Prato de vegetais cozidos no vapor*: Couve-de-bruxelas cortada em metades **ou** repolho picado, ½ xícara de cará-vermelho (*garnet yam*) **ou** batata-doce e acelga-suíça, todos levemente cozidos no vapor (não cozinhe demais). Além disso, ¼ de xícara de Grão-de-bico cozido no vapor e temperado (ver p. 204), sem adição de sal

Lanche da tarde

- Igual ao do Dia 1

Jantar

- 120 ml (½ xícara) de suco fresco de cenoura **ou** outro vegetal
- 1 tigelinha de Sopa Alcalina do Dr. Rau, incluindo ½ xícara de vegetais em cubos contidos na sopa
- 1 xícara de raminhos de brócolis e 1 batata pequena cozidos no vapor, temperados com suco fresco de limão e azeite extravirgem
- 1 xícara de chá de ervas

PRIMEIRA SEMANA | DIA 6

Café da manhã

- Igual ao do Dia 1

Lanche da manhã

- Igual ao do Dia 1

Almoço

- Pode-se repetir qualquer dia, menos o Dia 5

Lanche da tarde

- Igual ao do Dia 1

Jantar

- Igual ao do Dia 1, 3 **ou** 4

PRIMEIRA SEMANA | DIA 7

Café da manhã

- Igual ao do Dia 1

Lanche da manhã

- Igual ao do Dia 1

Almoço

- Pode-se repetir qualquer dia, menos o Dia 6

Lanche da tarde

- Igual ao do Dia 1

Jantar

- Igual ao do Dia 1, 3 **ou** 4

SEGUNDA SEMANA

Ao mesmo tempo em que mantêm o equilíbrio alcalino e continuam a restringir os alérgenos alimentares, os cardápios da segunda semana incorporam gradualmente pequenas quantidades de grãos integrais e laticínios de cabra e ovelha para variar a dieta e ampliar a base nutricional. Sempre que você comer salada, saiba que pode decorá-la salpicando um pouco de sementes de girassol, sementes de abóbora ou sementes de linhaça.

Não se esqueça de continuar bebendo grandes quantidades (pelo menos 3 litros por dia) de água purificada, chá de ervas não adoçado e meu caldo alcalino. Comece o dia com um copo de água quente e ½ colher (chá) de pó alcalinizante, como o bicarbonato de sódio. E lembre-se de tomar 1 colher (chá) de óleo puro de linhaça em todos os cafés da manhã.

SEGUNDA SEMANA | DIA 1

Café da manhã

- 1 xícara **ou** tigelinha de caldo puro (sem os vegetais) de Sopa Alcalina do Dr. Rau (ver p. 168)
- 120 ml (½ xícara) de suco fresco de toranja, de preferência do tipo Ruby Red
- 1 colher (chá) de óleo puro de linhaça
- ¼ de xícara de aveia integral em flocos grossos cozida em 1 xícara de água com 1 tâmara até ficar bem macia, cerca de 15 minutos, sem outro adoçante
- 1 banana pequena fatiada **ou** ½ xícara de Compota de frutas secas (ver p. 294)
- 1 fatia torrada de pão de espelta, com ½ colher (chá) de manteiga e 2 colheres (chá) de sua geleia de fruta preferida, adoçada naturalmente
- 1 xícara de chá verde **ou** chá de ervas

Lanche da manhã

- ½ abacate com suco de limão

Almoço

- *Prato de salada*: Vegetais crus e picados de sua preferência, temperados com suco de limão e azeite extravirgem, **ou** ⅓ de xícara de Salada de beterraba e cenoura picadas (ver p. 228); ⅓ de xícara de abobrinha picada misturada com 1½ colher (chá) de suco fresco de limão e 1 colher (chá) de azeite extravirgem; e ½ xícara de Salada asiática de repolho cru e gergelim (ver p. 229)
- 2 biscoitos secos (*crisps*) de centeio

- *Prato de vegetais cozidos no vapor*: Raminhos de brócolis, cenouras fatiadas e 1 batata pequena do tipo Yukon Gold, fatiada, todos levemente cozidos no vapor (não cozinhe demais). Podem-se borrifar 2 colheres (chá) de suco de limão **ou** vinagre balsâmico e 2 colheres (chá) de azeite extravirgem **ou** óleo de girassol. Salpique uma colher (sopa) de sementes de girassol.

Lanche da tarde

- Pote pequeno (240 ml) de iogurte de cabra **ou** ovelha

Jantar

- 120 ml (½ xícara) de suco fresco de cenoura **ou** outro vegetal
- 1 tigelinha de Sopa Alcalina do Dr. Rau, incluindo ⅓ de xícara de vegetais em cubos contidos na sopa
- ½ xícara de Espinafre no azeite cozido no vapor (ver p. 259)
- Batatas duplamente assadas com queijo azul e brócolis (ver p. 259)
- 1 xícara de chá de ervas, por exemplo, hortelã

SEGUNDA SEMANA | DIA 2

Café da manhã

- Igual ao do Dia 1, mas, em vez de manteiga e geleia na torrada, use 15 gramas de seu queijo de ovelha favorito, como o Manchego, **ou** queijo de cabra, como os da marca Coach Farm; em vez da banana, coma 1 pera pequena ou 1 pêssego

Lanche da manhã

- 1 maçã pequena **ou** 1 cenoura média

Almoço

- *Prato de salada*: Vegetais crus e picados de sua preferência, temperados com suco de limão e azeite extravirgem, **ou** a seguinte combinação:

1 xícara de alface-romana picada, 1 cenoura média picada, ¼ de xícara de pepino fatiado e ¼ de xícara de grão-de-bico cozido, todos mexidos com 1 colher (sopa) de suco fresco de limão e 1 colher (sopa) de azeite extravirgem. Salpique 1 colher (sopa) de queijo *feta*.
- *Prato de vegetais cozidos no vapor*: Raminhos de couve-flor, vagens e 1 batata-doce pequena, todos levemente cozidos no vapor (não cozinhe demais). Podem-se borrifar 2 colheres (chá) de suco de limão **ou** vinagre balsâmico e 2 colheres (chá) de azeite extravirgem **ou** óleo de girassol. Salpique uma colher (sopa) de sementes de abóbora.
- ½ xícara de Salada cremosa de frutas (ver p. 292)

Lanche da tarde

- 1 xícara de chá de ervas acompanhada de 1 biscoito seco (*crisp*) de centeio com 1½ colher (sopa) de Patê de batata-doce e pinhão (ver p. 200)

Jantar

- 120 ml (½ xícara) de suco fresco de beterraba **ou** outro vegetal
- 1 tigelinha de Sopa Alcalina do Dr. Rau, incluindo ½ xícara de vegetais em cubos contidos na sopa
- 1 xícara de raminhos de brócolis cozidos no vapor, temperados com suco fresco de limão e azeite extravirgem
- ⅓ de xícara de arroz *basmati* cozido
- ⅓ de xícara de Beterrabas marinadas ao forno (ver p. 228)
- 1 xícara de chá de ervas

SEGUNDA SEMANA | DIA 3

Café da manhã

- Igual ao do Dia 1, mas acrescente 1 ovo mole (cozido por 3 minutos) e coma a torrada pura (você pode mergulhá-la no ovo)

Lanche da manhã

- 5 castanhas-de-caju

Almoço

- *Prato de salada*: Vegetais crus e picados de sua preferência, temperados com suco de limão e azeite extravirgem, **ou** ½ xícara de Salada suíça de batatas (ver p. 233) preparada sem alho-poró; ½ xícara de brotos de alfafa levemente prensados; e ⅓ de xícara de Salada de beterraba e cenoura picadas (ver p. 228)
- *Prato de vegetais cozidos no vapor*: Folhas de acelga-suíça, fatias de abobrinha e couve-rábano descascado e fatiado **ou** salsão picado, todos levemente cozidos no vapor (não cozinhe demais). Podem-se borrifar 2 colheres (chá) de suco de limão **ou** vinagre balsâmico e 2 colheres (chá) de azeite extravirgem **ou** óleo de girassol. Sirva com 2 colheres (sopa) de lentilhas cozidas **ou** germinadas.
- 1 pera madura fatiada e borrifada com 1½ colher (chá) de xarope de bordo e 1½ colher (chá) de noz-pecã picada

Lanche da tarde

- 1 pepino pequeno, fatiado, com 2 colheres (sopa) de Patê de feijão-branco com suco de limão e alecrim (ver p. 205)

Jantar

- 120 ml (½ xícara) de suco fresco de cenoura **ou** outro vegetal
- 1 tigelinha de Sopa de ervilha-de-cheiro com hortelã fresca (ver p. 217), feita com água **ou** caldo de legumes sem alho-poró
- 1 fatia de pão de espelta
- 1 xícara de abóbora pescoçuda (*butternut squash*) em cubos e 1 xícara de folhas de espinafre *baby* levemente prensadas, tudo cozido no vapor e temperado com vinagre balsâmico e azeite extravirgem
- 1 xícara de chá de ervas

SEGUNDA SEMANA | DIA 4

Café da manhã

- Igual ao do Dia 1, mas, em vez de banana, coma ½ manga em cubos

Lanche da manhã

- 1 biscoito seco (*crisp*) de centeio com 2 colheres (chá) de pasta de castanha-de-caju **ou** 1 colher (sopa) de Patê de feijão-branco com suco de limão e alecrim (ver p. 205)

Almoço

- Combinação livre de vegetais picados temperados com suco de limão e azeite extravirgem **ou** ¼ da receita de Salada grega picada (ver p. 232)
- 1 tigelinha de Caldo de milho verde e batata (ver p. 213)
- ¾ de xícara de salada de frutas de sua preferência **ou** 1 maçã

Lanche da tarde

- 1 abacate com suco de limão

Jantar

- 120 ml (½ xícara) de suco fresco de beterraba **ou** outro vegetal
- 1 tigelinha de Sopa Alcalina do Dr. Rau, incluindo ½ xícara de vegetais em cubos contidos na sopa
- *Gratin* de erva-doce (ver p. 252)
- ⅓ de xícara de castanhas-portuguesas cozidas
- ⅔ de xícara de folhas de acelga-suíça cozidas no vapor
- 1 xícara de chá de ervas

SEGUNDA SEMANA | DIA 5

Café da manhã

- Igual ao do Dia 1

Lanche da manhã

- 1 cenoura

Almoço

- *Prato de salada*: Vegetais crus e picados de sua preferência, temperados com suco de limão e azeite extravirgem, **ou** a seguinte combinação: ½ xícara de raminhos de couve-flor crus **ou** levemente cozidos no vapor, ¼ de xícara de cenoura picada, ¼ de xícara de abobrinha **ou** pepino picados e folhas de rúcula, tudo mexido com 2 colheres (chá) de suco de limão **ou** vinagre balsâmico e 2 colheres (chá) de azeite extravirgem **ou** óleo de girassol. Salpique 1 colher (sopa) de queijo Roquefort triturado.
- 2 biscoitos secos (*crisps*) de centeio
- *Prato de vegetais cozidos no vapor*: Couve-de-bruxelas cortada em metades **ou** repolho picado, ½ xícara de cará-vermelho (*garnet yam*) em fatias **ou** batata-doce e folhas de acelga-suíça, tudo levemente cozido no vapor (não cozinhe demais).

Lanche da tarde

- ¼ de xícara de *Guacamole* (ver p. 201) com 6 lascas de tortilha assada (ver p. 202)

Jantar

- 120 ml (½ xícara) de suco fresco de cenoura **ou** outro vegetal
- 1 tigelinha de Sopa Alcalina do Dr. Rau, incluindo ⅓ de xícara de vegetais em cubos contidos na sopa
- 1 Sanduíche de feijão-preto com castanhas-de-caju e cenouras (ver p. 273)
- Espinafre no azeite cozido no vapor (ver p. 259), na quantidade que você quiser
- 1 xícara de chá de hortelã

SEGUNDA SEMANA | DIA 6

Café da manhã

- Igual ao do Dia 1, mas, em vez de banana, coma 1 maçã

Lanche da manhã

- 1 ameixa **ou** pera pequena, conforme a estação do ano

Almoço

- *Prato de salada*: Vegetais crus e picados de sua preferência, temperados com suco de limão e azeite extravirgem, **ou** Salada crocante com sementes de girassol e brotos temperados (ver p. 227)
- Filés de berinjela com tomates secos e azeitonas (ver p. 251)
- ½ xícara de macarrão de espelta (cozido), mexido com 1 colher (chá) de azeite
- Brócolis cozidos no vapor, na quantidade que você quiser

Lanche da tarde

- Pote pequeno (240 ml) de iogurte de cabra **ou** ovelha

Jantar

- 120 ml (½ xícara) de suco fresco de cenoura **ou** outro vegetal
- Sopa de beterraba (ver p. 209)
- Prato de vegetais de sua preferência, cozidos no vapor
- Pãozinho de espelta (em forma de pão francês)
- 1 xícara de chá de ervas

SEGUNDA SEMANA | DIA 7

Café da manhã

- Igual ao do Dia 1, mas, em vez de manteiga e geleia na torrada, use 1 fatia pequena de queijo de ovelha **ou** queijo de cabra

Lanche da manhã

- 1 maçã pequena

Almoço

- *Prato de salada*: Vegetais crus e picados de sua preferência, temperados com suco de limão e azeite extravirgem, **ou** Salada de abacate com molho de morangos (ver p. 224)
- Aspargos fritos com acelga-suíça e cenouras (ver p. 248) **ou** prato de vegetais de sua preferência, cozidos no vapor
- ½ xícara de arroz *basmati* cozido no vapor
- 2 fatias de abacaxi maduro

Lanche da tarde

- ½ abacate com suco de limão

Jantar

- 120 ml (½ xícara) de suco fresco de beterraba **ou** outro vegetal
- 1 tigelinha de Sopa Alcalina do Dr. Rau, incluindo ½ xícara de vegetais em cubos contidos na sopa
- Macarrão com *broccoletti* (raminhos de brócolis cozidos com as folhas) e queijo *feta* (ver p. 238), feito com macarrão de espelta; não inclua a pimenta-malagueta
- 1 xícara de chá de ervas

TERCEIRA SEMANA

Agora você já deve estar se sentindo altamente energizado. Levante-se e saia para caminhar o máximo que conseguir. Isso estimula a perda de peso e é excelente para a saúde em geral. Continue a beber todos os fluidos recomendados pela dieta. Além disso, continue a tomar bicarbonato de sódio ou outro pó alcalinizante todas as manhãs. Lembre-se de que, seja qual for o cardápio, você pode comer qualquer vegetal verde cozido no vapor na quantidade que desejar.

TERCEIRA SEMANA | DIA 1

- 1 xícara **ou** tigelinha de caldo puro (sem os vegetais) da Sopa Alcalina do Dr. Rau (ver p. 168)

- 120 ml (½ xícara) de suco fresco de toranja, de preferência do tipo Ruby Red
- 1 colher (sopa) de óleo puro de linhaça
- ⅓ de xícara de aveia integral em flocos grossos cozida em 1 xícara de água com 1 tâmara até ficar bem macia, cerca de 15 minutos, sem outro adoçante
- 1 banana pequena fatiada **ou** ½ xícara de Compota de frutas secas (ver p. 295)
- 1 fatia torrada de pão de espelta, com 15 gramas do queijo de cabra **ou** ovelha de sua preferência
- 1 xícara de chá verde **ou** seu chá de ervas favorito

Lanche da manhã

- 1 biscoito seco (*crisp*) de centeio com 2 colheres (chá) de pasta de castanha-de-caju e 1 colher (chá) de mel

Almoço

- *Prato de salada*: Vegetais crus e picados de sua preferência, temperados com suco de limão e azeite extravirgem, **ou** ⅓ de xícara de Salada de beterraba e cenoura picadas (ver p. 228); ⅓ de xícara de abobrinha picada, misturada com 1½ colher (chá) de suco fresco de limão, 1 colher (chá) de azeite extravirgem e 2 colheres (chá) de sementes de girassol; e ½ xícara de Salada asiática de repolho cru e gergelim (ver p. 229)
- Couve refogada com cenouras e batatas (ver p. 253), feita com caldo de legumes
- Maçã assada com xarope de bordo (ver p. 290) **ou** 1 fruta fresca de sua preferência

Lanche da tarde

- Palitos de pepino e cenoura com ¼ de xícara de *Homus* com suco de limão e cominho torrado (ver p. 202)

Jantar

- 120 ml (½ xícara) de suco fresco de cenoura **ou** outro vegetal
- 1 tigelinha de Sopa Alcalina do Dr. Rau, incluindo os vegetais em cubos contidos na sopa

- *Prato de vegetais cozidos no vapor* de sua preferência e folhas verdes na quantidade que você quiser
- ½ xícara de quinoa borrifada com óleo asiático de gergelim e salpicada com molho de soja sem adição de trigo
- 1 fatia de pão de espelta com 1 colher (chá) de manteiga **ou** borrifada com azeite extravirgem
- 1 xícara de chá de ervas

TERCEIRA SEMANA | DIA 2

Café da manhã

- Igual ao do Dia 1; inclua 1 ovo mole (cozido por 3 minutos) e, em vez da banana, 1 maçã

Lanche da manhã

- ½ abacate com suco de limão

Almoço

- *Prato de salada*: Pepinos recheados com queijo de cabra, Salada suíça de batatas (ver p. 233) e ½ xícara de cenoura e abobrinha picadas e misturadas com suco fresco de limão e azeite extravirgem
- *Prato de vegetais cozidos no vapor* de sua preferência
- 1 pãozinho de espelta (em forma de pão francês) **ou** 1 fatia de pão de centeio
- Musse congelada de banana e xarope de bordo (ver p. 288)

Lanche da tarde

- 1 cenoura ou 1 biscoito seco (*crisp*) de centeio com 2 colheres (sopa) de Patê de batata-doce e pinhão (ver p. 200)

Jantar

- 120 ml (½ xícara) de suco fresco de beterraba **ou** outro vegetal
- Sopa saborosa de feijão-branco (ver p. 220)

- Espinafre no azeite cozido no vapor (ver p. 259), na quantidade que você quiser
- 1 xícara de chá de ervas
- 2 biscoitos de xarope de bordo e nozes-pecã (ver p. 287)

TERCEIRA SEMANA | DIA 3

Café da manhã

- Igual ao do Dia 1

Lanche da manhã

- 1 maçã

Almoço

- *Prato de salada*: Verduras jovens (do tipo *baby*) misturadas, pepino em fatias finas, Beterrabas marinadas ao forno (ver p. 228) e cenouras picadas com endro fresco (tipo de cheiro-verde)
- Risoto de aspargos (ver p. 245) servido com 1 colher (sopa) de queijo Pecorino Romano ralado

Lanche da tarde

- 1 pote pequeno (240 ml) de iogurte de cabra **ou** ovelha

Jantar

- 1 tigelinha de Sopa de lentilhas (ver p. 214)
- Batata-doce assada, esmagada com 2 colheres (chá) de óleo de sementes de abóbora **ou** óleo de girassol e 1 colher (chá) de xarope de bordo
- Escarola cozida no vapor com azeite extravirgem e suco fresco de limão
- 1 xícara de chá de ervas

TERCEIRA SEMANA | DIA 4

Café da manhã

- Igual ao do Dia 1. Troque a banana por 1 pêssego **ou** 1 pera

Lanche da manhã

- 1 cenoura

Almoço

- Prato de salada de sua preferência
- *Succotash* (espécie de feijoada) com milho, abobrinha e vagem (ver p. 267)
- ½ xícara de arroz *basmati* cozido no vapor

Lanche da tarde

- ½ abacate com suco de limão

Jantar

- 1 tigelinha de Sopa Alcalina do Dr. Rau, incluindo ½ xícara de vegetais em cubos contidos na sopa
- Brócolis cozidos no vapor, na quantidade que você quiser, temperados com azeite extravirgem e suco fresco de limão
- Minipizzas de pão sírio com manjericão, queijo de cabra e *tapenade* (pasta provençal) de azeitonas pretas (ver p. 203), feitas com pão sírio de espelta
- 1 xícara de chá de ervas

TERCEIRA SEMANA | DIA 5

Café da manhã

- Igual ao do Dia 2

Lanche da manhã

- 5 castanhas-portuguesas cozidas

Almoço

- *Prato de salada*: Vegetais crus e picados de sua preferência, temperados com suco de limão e azeite extravirgem, **ou** Salsão ao molho *rémoulade* (molho picante) (ver p. 226)
- Quinoa com acelga, cogumelos *shitake* e gergelim (ver p. 250), preparada sem os cogumelos
- Musse de manga e pêssego (ver p. 288) **ou** 1 fruta fresca de sua preferência

Lanche da tarde

- Fatias de pepino com ¼ de xícara de *homus* com limão

Jantar

- 120 ml (½ xícara) de suco fresco de beterraba **ou** outro vegetal
- 1 tigelinha de Sopa de cenoura e gengibre (ver p. 211)
- Prato de vegetais de sua preferência, cozidos no vapor
- 1 pãozinho de espelta (em forma de pão francês) com 1 colher (chá) de manteiga e 15 gramas de queijo de cabra **ou** ovelha
- 1 xícara de chá de ervas

TERCEIRA SEMANA | DIA 6

Café da manhã

- Igual ao do Dia 1

Lanche da manhã

- 1 maçã

Almoço

- *Prato de salada*: Vegetais crus e picados de sua preferência, temperados com suco de limão e azeite extravirgem, **ou** ½ xícara de Salada suíça de

batatas (ver p. 233), preparada sem alho-poró; 1 xícara de rúcula (levemente prensada), temperada com vinagre balsâmico e azeite; e ½ xícara de Salada de beterraba e cenoura picadas (ver p. 228)
- Polenta cremosa com queijo Manchego (ver p. 247)
- Aspargos cozidos no vapor, borrifados com suco fresco de limão e azeite extravirgem

Lanche da tarde

- 5 castanhas-de-caju

Jantar

- 120 ml (½ xícara) de suco fresco de cenoura **ou** outro vegetal
- Lentilhas com queijo de cabra e tomate seco (ver p. 254)
- Compota de frutas secas (ver p. 294)
- 1 xícara de chá de ervas

TERCEIRA SEMANA | DIA 7

Café da manhã

- Igual ao do Dia 1; em vez da banana, coma 1 pêssego **ou** maçã

Lanche da manhã

- 1 biscoito seco (*crisp*) de centeio com 2 colheres (sopa) de Patê de batata-doce e pinhão (ver p. 200)

Almoço

- Salada de folhas verdes misturadas com cenoura picada, abobrinha picada e fatias de pepino
- Filés de bagre com crosta de nozes-pecã e Salada de repolho e abacaxi (ver p. 282)
- Batatas jovens cozidas
- Espinafre cozido no vapor

Lanche da tarde

- 1 ameixa **ou** cenoura

Jantar

- 120 ml (½ xícara) de suco fresco de beterraba **ou** outro vegetal
- Macarrão Primavera (ver p. 239)
- *Broccoletti* (raminhos de brócolis com as folhas) cozidos no vapor e borrifados com azeite extravirgem e suco fresco de limão
- Famosa torta de limão de Irene (ver p. 285)
- 1 xícara de chá de ervas

Algumas coisas que você pode sentir durante e depois da Dieta Suíça de Desintoxicação

A maioria das pessoas sente os resultados bem depressa. Muitas relatam uma mudança em sua digestão logo nos primeiros dias. No segundo dia, algumas sentem certo mal-estar ou até sintomas parecidos com os da gripe. Isso é meramente indicação de que o corpo começou uma transformação interna. As primeiras toxinas foram deslocadas e estão circulando no organismo antes de serem expelidas. Esses sintomas desaparecem num prazo de 24 horas.

Mais especificamente, você pode se sentir mais leve, menos estufado ou empanturrado depois de comer, e pode sentir menos flatulência. Já que seu corpo está se desintoxicando e você provavelmente está comendo mais vegetais do que antes e bebendo muitos líquidos, é provável que vá ao banheiro muitas vezes, mas isso é completamente normal.

Os acessos de fome entre as refeições vão desaparecer. Isso porque o programa evita carboidratos refinados que causam variações súbitas na taxa de açúcar no sangue, substituindo-os por vegetais ricos em fibras, como cenoura e beterraba, que liberam seus açúcares lentamente ao longo do dia, mantendo a constância e garantindo a eficácia do nível de açúcar. A dieta também inclui dois lanches leves e saudáveis por dia, entre as refeições, para garantir ainda mais a estabilidade. Caso você sofra de indigestão ácida ou refluxo gastroesofágico, esses sintomas vão diminuir. Depois de cinco a sete dias, você se sentirá mais calmo. O alívio das alergias alimentares é um grande antidepressivo.

Em menos de duas semanas, muitas pessoas sentem um aumento notável de seu nível de energia. Você vai dormir melhor — com um sono mais profundo e relaxado — e acordar sentindo-se alerta e descansado, "com o pé direito", como diz a expressão. Boa parte disso se deve à eliminação de toxinas que estavam envenenando lentamente seu organismo. Seu corpo também está sendo "turbinado" com todos os bons nutrientes de que precisa.

No final da terceira semana, depois que o sistema imunológico teve condição de se renovar, o processo realmente se desencadeia. Talvez você note que já não fica doente com tanta facilidade. Todos os resfriados e gripes que circulam por aí já não o afetam. Caso você sofra de uma doença crônica mais grave, há boas chances de que seus sintomas se abrandem. E, se você repetir a dieta por mais três semanas, vai obter resultados ainda mais marcantes. A perda de peso, quando necessária, será rápida. Mas o mais importante é que você sentirá disposição física e uma grande sensação de bem-estar. No próximo capítulo, vamos explicar um dos motivos disso.

Com essa dieta, você fez coisas maravilhosas para seu corpo. A purificação do organismo, a mudança do equilíbrio ácido para o alcalino e a eliminação completa de todos os fatores nocivos à saúde deram a seu corpo uma oportunidade de rejuvenescer. Seguindo adiante, você vai alcançar resultados cada vez melhores.

O maior desafio quando você passa para o estágio permanente de meu programa nutricional, a Dieta de Manutenção Permanente, é identificar suas alergias alimentares específicas. Não seria boa ideia desperdiçar todo o esforço que você já fez. Assim, antes de começar o estágio de manutenção, vamos examinar o que significam as alergias alimentares neste contexto.

CAPÍTULO 7

O QUE SÃO AS ALERGIAS ALIMENTARES

INTOLERÂNCIAS OCULTAS QUE PODEM ESTAR AFETANDO SUA SAÚDE

Quando você começa o Método do Dr. Rau pela Dieta Suíça de Desintoxicação, determinados alimentos são totalmente proibidos. Eles incluem todos os laticínios de vaca, como leite, iogurte, queijo e sorvete; ovos; a maioria dos grãos que contêm glúten; açúcar branco e outros carboidratos refinados; a maioria dos frutos oleaginosos; e todas as carnes, peixes e frutos do mar, inclusive frango. A segunda e terceira semanas da Dieta Suíça de Desintoxicação continuam com uma dieta parecida, acrescentando só alguns produtos de trigo e um pouco mais de proteína. Quando você passa para a Dieta de Manutenção Permanente, pode incluir uma variedade maior de alimentos nos cardápios, mas é essencial fazer isso com muito discernimento e cuidado.

Embora haja vários motivos para evitar alguns dos alimentos listados acima, o objetivo principal para não comer muitos deles é eliminar da dieta 90% dos alérgenos alimentares conhecidos. Essas alergias não são as reações histamínicas comuns que causam náusea, irritação instantânea da pele ou sensação de asfixia logo depois de comer alguma coisa, como mariscos ou amendoins, ou o tipo de reação que muitas pessoas observam quando são picadas por abelhas. Chamamos essas reações de "alergias secundárias".

As alergias que minha dieta procura evitar têm relação com a imunoglobulina ou com as "células T" (linfócitos T). São alergias lentas que surgem a partir do próprio sistema imunológico. Elas se manifestam num prazo de um a três dias e são o que nós chamamos de "alergias primárias".

As alergias primárias causam um grande número de sintomas, que podem variar entre apatia, falta de concentração e fadiga até indigestão, enxaqueca e infecções das vias respiratórias. Com o tempo, esses sintomas vão se tornando doenças crônicas plenamente desenvolvidas.

Alergias primárias têm relação com proteínas específicas nos alimentos que você come, e o mais provável é que tenham sido contraídas nos primeiros 18 meses de vida. Isso nos dá uma pista do motivo pelo qual tantas pessoas sofrem de alergia primária ao leite de vaca e aos derivados desse leite.

Por que evitar os laticínios de vaca

De todas as alergias alimentares primárias, a dos laticínios de vaca é provavelmente a que afeta o maior número de pessoas, com consequências mais graves. Isso porque, durante uma geração ou duas, sobretudo nos Estados Unidos e no Canadá, a grande maioria dos bebês não foi amamentada pelas mães. A geração do *"baby boom"* — isto é, pessoas nascidas entre 1946 e 1964 — nasceu num "admirável mundo novo" de facilidades modernas, com mamadeira e fórmulas artificiais de leite em pó com base no leite de vaca. Acredito que esses "avanços" foram responsáveis em grande parte por bebês colicativos e uma geração atormentada por infecções dos ouvidos e da amígdala. Deixe-me explicar.

Os bebês nascem com intestinos relativamente porosos, uma versão natural do que nos adultos se chama "síndrome do intestino irritável" (decorrente de falhas de vedação). Nesse quadro de síndrome, os danos às bactérias "boas" e às membranas mucosas do intestino criam pequenas lesões, ou "buracos", que permitem a passagem de substâncias externas. Para um bebê, essa condição é não apenas normal, como também essencial. O bebê precisa absorver facilmente tudo o que ingere. Afinal de contas, ele cresce numa velocidade espantosa — muitas vezes, seu peso dobra depois de seis meses e triplica depois de um ano. Para um desenvolvimento tão rápido, os bebês precisam de todos os nutrientes que conseguem ingerir.

O leite materno fornece um alimento perfeito para o bebê. Ele atravessa facilmente as paredes intestinais e é absorvido pela criança sem problemas. Ao mesmo tempo, além do alimento, o bebê recebe da mãe uma valiosa proteção imunológica. Amamentar um bebê por 18 meses até dois anos é uma boa maneira de garantir a boa saúde da criança, especialmente para fortalecer seu sistema imunológico e prevenir alergias pelo resto da vida.

Quando a amamentação não ocorre por opção da mãe ou porque é impossível, a maioria dos bebês se alimenta de uma fórmula baseada no leite de vaca. O problema disso é que o leite, de fato, atravessa o intestino do bebê e parte dele é usada como nutriente, mas, do ponto de vista genético, o bebê humano é programado para digerir só o leite materno. Todas as proteínas da vaca atravessam os intestinos porosos do bebê, mas muitas delas — as que não estão presentes no leite humano — são reconhecidas como substâncias alienígenas pela parcela do sistema imunológico do bebê localizada ao longo do intestino delgado, onde os nutrientes são absorvidos na corrente sanguínea.

Esse sistema imunológico intestinal é chamado de "placas de Peyer" — pequenas glândulas linfáticas que representam 80% de todo o nosso sistema imunológico. Num bebê, elas chegam a formar 98% do sistema imunológico, e, quando detectam proteínas alienígenas, produzem antígenos poderosos contra elas.

A exposição depois dos 18 meses de vida não causa a mesma alergia primária, pois nessa idade o intestino da criança já se fechou e, em vez de penetrarem no organismo, essas grandes moléculas de proteína alienígena são detidas e digeridas antes da absorção. A digestão mais desenvolvida faz com que elas sejam decompostas pelas enzimas em seus aminoácidos constituintes, que já não são alergênicos.

Os antígenos criados no começo da vida pela reação às proteínas alienígenas são basicamente "células de memória". Funcionam como verdadeiros "guardas de fronteira". É como se eles tivessem cartazes de possíveis invasores pendurados num quadro de avisos para poderem reconhecê-los imediatamente. Ou, para usar outra metáfora, são como forças de segurança revistando a bagagem dos passageiros num aeroporto. Eles procuram alimentos que não são permitidos — aos quais você tem intolerância genética ou que no passado lhe causaram problemas. Esses "guardas de fronteira" têm a função de localizar substâncias potencialmente perturbadoras antes que elas entrem no organismo.

Cada vez que as placas de Peyer avistam uma dessas proteínas alienígenas, "dão o alarme" no organismo, o que resulta numa mucosa intestinal altamente inflamada e em danos para as bactérias "boas" que estimulam a digestão e protegem o intestino. Já que o alérgeno primário é ingerido dia após dia, mais cedo ou mais tarde o intestino e a flora dentro dele ficam tão dani-

O PROBLEMA COM O LEITE DE VACA

A tabela abaixo compara o leite de vaca ao leite humano. Observe que, além de conter *mais* proteínas, o leite de vaca contém grande quantidade de proteínas "erradas". Em comparação com o leite humano, também contém excesso de fósforo, que se aglutina com o cálcio, impossibilitando o uso apropriado deste último. E nós sabemos que o fósforo em quantidade excessiva é um irritante para o cérebro e o sistema nervoso. É por isso que os bebês alimentados com leite de vaca muitas vezes choram um pouco depois de tomarem o leite.

LEITE (para cada 100 gramas de leite integral)

COMPONENTE	LEITE DE VACA	LEITE HUMANO
Proteínas:	3,5 g	1,1 g
Gorduras:	3,5 g	4 g
Carboidratos:	4,9 g	9,5 g
Cálcio:	118 mg	33 mg
Fósforo:	93 mg	4 mg
Vitamina C:	1 mg	5 mg

Por meio do leite, a mãe também fornece ao bebê sua proteção imunológica individualizada. Quando eu era menino, nosso vizinho criava algumas vacas. Nos fins de tarde, eu ia até o estábulo com um balde para tirar leite de minha vaca preferida. Aquela vaca vivia na mesma região em que nós vivíamos; comia grama pura no verão e forragem cortada localmente no inverno, e nenhuma das duas continha substâncias químicas ou fertilizantes. Hoje em dia, o leite de vaca comercial é misturado na fábrica a partir do leite de muitos animais de diferentes rebanhos. Portanto, o bebê que toma esse leite recebe informação imunológica de cerca de 30.000 animais, que hoje em dia são criados numa situação de vida totalmente antinatural. A não ser quando provém de um rebanho isolado e orgânico, o leite de vaca causa, portanto, uma espécie de "confusão imunológica". Imagine o sistema imunológico imaturo e ainda não desenvolvido de um bebê sendo confrontado com o DNA de milhares de vacas!

ficados que as paredes delicadas e finas do primeiro sofrem pequenas lesões. Esse quadro clínico é chamado de "síndrome do intestino irritável" e pode causar devastação no sistema imunológico intestinal.

As alergias secundárias se desenvolvem porque as membranas intestinais danificadas são tão permeáveis que outras moléculas grandes, ainda não plenamente digeridas, conseguem atravessá-las, e lá dentro são reconhecidas como alienígenas. Portanto, essas alergias secundárias podem surgir a qualquer momento da vida e são percebidas porque normalmente têm relação com a histamina. Isso significa que elas são acionadas não pelas placas de Peyer, mas por mastócitos (células situadas sobretudo no tecido conjuntivo) que liberam histaminas. A reação é geralmente rápida e bastante dramática: náusea, irritação ou vermelhidão da pele, inchaço sobretudo da garganta e dores de cabeça intensas. A maioria das pessoas tem consciência de suas alergias secundárias.

As alergias alimentares primárias, por outro lado, são um pouco insidiosas e de identificação mais difícil, pois, ao contrário das alergias histamínicas secundárias, que nos afetam de imediato, as primeiras levam até três dias para se manifestar. É por isso que em geral você não associa o sintoma ao alimento alergênico. Se for um alimento comum, que você come quase todos os dias, os sintomas sempre estarão presentes, amplificando-se gradualmente com o tempo.

Você pode reparar os danos e a atrofia de seu intestino se evitar as alergias alimentares primárias por um período razoável — três semanas são o mínimo absoluto. Depois de várias semanas e às vezes alguns meses, as membranas intestinais se regeneram, recuperando sua densidade, sua superfície e uma flora intestinal mais útil e protetora. Portanto, depois de um mínimo de três, ou preferivelmente seis semanas, evitando-se totalmente as alergias alimentares primárias, a membrana intestinal se reconstrói e mostra mais tolerância aos alérgenos. Mesmo assim, lembre-se de que essa alergia primária sempre estará com você e que o alérgeno deve ser evitado pelo resto da vida.

Uma vantagem maravilhosa de meu programa nutricional é que, se você o seguir a longo prazo e curar sua mucosa intestinal evitando as alergias primárias e reconstruindo suas bactérias intestinais, que protegem as paredes delicadas do intestino, as alergias secundárias também vão desaparecer.

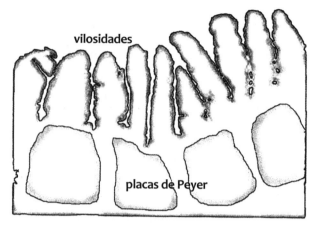
INTESTINO SAUDÁVEL

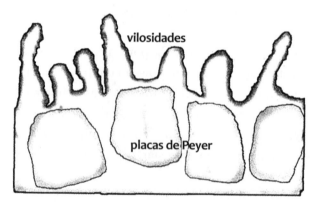
INTESTINO DOENTE

As alergias alimentares desarmam suas defesas naturais

Quando você mobiliza 80% de seu "exército" imunológico para se defender contra o perigo das alergias alimentares, não restam "tropas" suficientes para lutar em todas as "batalhas" imunológicas importantes — contra infecções e até contra o câncer. Além disso, os danos inflamatórios das alergias primárias reduzem a superfície dos intestinos, o que é de importância vital para a absorção dos bons nutrientes de que você precisa.

Outra consequência é que um sistema imunológico hiperativo pode fugir do controle. Depois de anos lutando contra as alergias primárias, as "tropas" restantes ficam tão sensíveis a qualquer invasão — estão sempre "de prontidão", por assim dizer — que à menor provocação começam a atacar seus próprios órgãos, o que leva a doenças autoimunológicas como alergias, lúpus (inflamação crônica da pele), esclerose múltipla, artrite e doenças crônicas da pele como eczema e psoríase. Os sintomas podem se manifestar de repente, surgindo aparentemente do nada, mas na verdade é provável que tenham se amplificado ao longo de vários anos.

Isso explica, de novo, por que a nutrição é parte tão importante da cura de uma ampla gama de sintomas e doenças. Sem acalmar o sistema imunológico intestinal, você nunca terá sucesso no tratamento de graves doenças crônicas do tipo degenerativo.

Há uma série de mal-entendidos com relação às alergias. Um deles é que você pode desenvolver tolerância. Ao contrário, existe um limite de resistência às alergias que *diminui* a cada exposição. Exceto no caso de algumas doenças genéticas, o sistema imunológico geralmente lida com uma primeira exposição leve sem grande esforço. Mas, a cada vez que as defesas enfrentam o mesmo alérgeno invasor, seu estado de alerta aumenta cada vez mais, pois já conseguem reconhecer o invasor com mais exatidão. O "cartaz" já está pendurado na parede, e assim as defesas reagem muito mais depressa.

Quando o sistema imunológico é exposto aos mesmos alimentos alergênicos muitas e muitas vezes, frequentemente por vários anos, as consequências físicas são cada vez piores, como uma onda gigante que vai se avolumando ao se aproximar da praia. Quando essa "inundação" o invade e os sintomas se instalam, são necessárias três semanas, no mínimo, só para começar a "limpeza". Ou seja, você tem de reconstruir suas defesas. Dessensibilizar totalmente um sistema imunológico irritado pode levar meses e até anos. Se você quiser preservar a saúde e afastar doenças sistêmicas, terá de evitar vários alimentos pelo resto da vida. Mas isso é uma vantagem, e não uma obrigação.

Muitas pessoas que sofrem de alergias nunca se recuperam; simplesmente visitam o médico todas as semanas ou todos os meses para tomar injeções e reprimir sintomas superficiais. Com o passar do tempo, o ataque dos alérgenos contra o sistema imunológico continua custando caro. O lado maravilhoso da medicina biológica suíça é que ela combate as reações alérgicas pela raiz. Você mesmo realiza sua cura escolhendo os alimentos que deve comer.

O MÉTODO DO DR. RAU VENCE AS ALERGIAS ALIMENTARES

Como as infecções subclínicas, as alergias alimentares primárias dos linfócitos T, das quais nem sequer temos consciência, são em grande parte responsáveis por uma quantidade incrível de doenças específicas e muitos dos sintomas problemáticos que afetam quase todas as pessoas: dores de cabeça, dores de estômago, inchaços, depressão, problemas respiratórios, incapacidade de concentração, insônia e aquela sensação desagradável de mal-estar generalizado.

- **A Dieta Suíça de Desintoxicação** permite um rico cardápio vegetariano, mas elimina cerca de 90% dos alérgenos alimentares conhecidos. Muitas pessoas se surpreendem quando descobrem suas alergias ou intolerâncias alimentares, pois a maioria dessas substâncias causa prejuízo ao longo dos anos sem serem notadas.
- **Minha Dieta de Manutenção Permanente,** um estágio em que você tem mais opções e passa a assumir a responsabilidade de escolher os alimentos certos, evita mesmo assim cerca de 80% dos alérgenos alimentares primários.

O mais interessante é que, depois que você passa pelo programa de desintoxicação, dando uma chance de cura às suas membranas mucosas intestinais, as alergias histamínicas secundárias deixam de ter importância.

É claro que a única maneira de fazer isso é reconhecer, primeiro, os alimentos que lhe causam alergia e, depois, evitá-los com o máximo cuidado. Na Clínica Paracelsus em Lustmühle, fazemos exames de sangue especiais que podem identificar o perfil alérgico de cada indivíduo. É uma maneira rápida e eficaz de determinar claramente o que cada organismo pode ou não pode tolerar.

Mas, caso você não tenha condições de ser atendido numa clínica, minha Dieta Suíça de Desintoxicação faz seu sistema imunológico voltar ao "grau zero", sobretudo se você decidir seguir o programa por seis ou até nove semanas. A partir desse "grau zero", você consegue reconhecer mais facilmente qualquer reação adversa de seu organismo a um determinado alimento. Mas, para isso, você tem de prestar muita atenção às reações quando acrescenta coisas novas, uma por uma, em sua dieta. Ao contrário dos sintomas súbitos e violentos das reações histamínicas, as alergias dos linfócitos T do sistema imunológico podem ser sutis no início, e muitas vezes suas manifestações demoram três ou até quatro dias. A maioria das pessoas nem percebe a existência dessas alergias, pois não conseguem estabelecer uma relação entre causa e efeito.

Não só existe um intervalo de tempo até o aparecimento dos sintomas, como também os efeitos variam grandemente de uma pessoa para outra. Reações alérgicas podem abranger muitas coisas, desde dores de cabeça, diarreia e dores nas articulações, até fadiga, incapacidade de concentração e insônia. Por causa de nossa composição genética individual, todos nós temos alguns "pontos fracos". E é geralmente nesses pontos que a alergia ataca primeiro.

Alergias alimentares que estimulam excessivamente o sistema imunológico quase sempre têm consequências sérias de um tipo ou de outro, pois elas se amplificam com o tempo. Dia após dia, desde a primeira infância, a alergia vai piorando. Você nem tem noção de seu problema e continua comendo os mesmos alimentos. Não que os sintomas não sejam visíveis; apenas, você não os relaciona com os alimentos que come.

Mais cedo ou mais tarde, todo o sistema imunológico se enfraquece, e isso gera uma série de sintomas sérios. Como expliquei antes, as alergias do sistema imunológico se manifestam sob a forma de irritação das membranas mucosas — que resulta em problemas como infecções das vias respiratórias, enxaqueca, alergias, bronquite, asma ou pneumonia crônica — ou afetam o sistema imunológico como um todo, o que pode causar síndrome da fadiga crônica, deficiências da tireoide, doenças crônicas da pele como o eczema e até câncer.

Outra falácia sobre alimentos e alergias é a crença arraigada de que nosso corpo pode nos "dizer" o que precisa. Devemos comer o que nos dá mais apetite. Mas trata-se de um conto de fadas. Ironicamente, os alimentos que mais desejamos tendem a ser os mais alergênicos. Se você está recebendo todas as calorias, proteínas e outros nutrientes de que precisa, por que essa necessidade? Porque os alérgenos irritam as mucosas intestinais, e isso pode estimular a produção de serotonina, uma enzima produzida no intestino, mas que atua no cérebro. E a serotonina nos dá uma sensação de bem-estar ou prazer.

A intolerância contra um determinado alimento (ou alimentos) pode ser genética — isto é, codificada em nossos genes. Ou, coisa muito comum, pode ser que você tenha ingerido excesso de um determinado alimento quando era bem jovem, antes que seu sistema gastrointestinal tivesse condições de processá-lo. Portanto, anticorpos poderosos se desenvolveram contra ele. Daí a importância de amamentar os bebês e não lhes dar comida sólida antes que eles estejam fisicamente preparados para isso.

Não importa como foi que suas intolerâncias acabaram se tornando alergias. O melhor é evitá-las o máximo possível. Elas só tendem a piorar. Portanto, como você faz para reconhecer o que não deve comer?

Depois de passar pela desintoxicação e eliminar os alérgenos de seu sistema gastrointestinal, o melhor é acrescentar alimentos novos devagar, um por vez, prestando muita atenção nos três ou quatro dias seguintes. Sugiro que você comece pelo trigo, que é uma parte tão importante de nossa dieta ocidental e é consumido de tantas formas, como pão, biscoitos, massas, flocos e farinha.

A doença celíaca (ou enteropatia glúten-induzida) é uma grave intolerância genética ao glúten, uma proteína encontrada em muitos grãos, sobretudo no trigo. Se você for adulto e tiver essa doença, com certeza estará a par disso. Normalmente, a doença é diagnosticada na infância. Mas a alergia ao trigo a que nos referimos é a do sistema imunológico. Para saber se ela existe ou não, durante a Dieta Suíça de Desintoxicação nós a afastamos do organismo, permitindo apenas pão e bolachas feitos de farinha de espelta.

A espelta é um ancestral de nosso trigo moderno. É um grão que passou por poucos processos de engenharia genética, causa muito menos reações alérgicas e contêm enzimas que na verdade estimulam o sistema imunológico. Durante a Dieta Suíça de Desintoxicação, você também pode comer fubá de milho, trigo-sarraceno, amaranto e quinoa, nenhum dos quais contém glúten.

Depois que você se desintoxicar totalmente e estiver pronto para a Dieta de Manutenção Permanente, volte para o programa de três semanas e escolha uma refeição de sua preferência. Ou misture ingredientes de refeições diferentes. Além disso, acrescente uma fatia de pão de trigo integral ou outro cereal integral (minha dieta nunca inclui pão branco). Nos próximos dois dias, continue com a Dieta Suíça de Desintoxicação, comendo só alimentos puros e preparados de maneira simples. Preste muita atenção como você se sente.

Nesses poucos dias, pense como um hipocondríaco. Se você notar alguma coisa — desde dor de cabeça e sinusite até indigestão ou depressão ou mesmo um vago mal-estar —, coma mais um ou dois pedaços de pão e veja o que acontece nos dias seguintes. Se depois disso você não observar nada fora do comum, tente o próximo alimento novo em sua dieta.

Descobrimos que, de modo geral, pessoas intolerantes ao trigo nativo dos Estados Unidos se dão melhor com macarrão de sêmola importado. Ingredientes de alta qualidade geralmente são mais bem tolerados, pois contêm menos informação genética. Os receptores imunológicos não ficam sobrecarregados. Se você comer um queijo excelente de um fabricante tradicional, provavelmente seu corpo vai lidar com a informação genética de um único rebanho. Porém, se você comer um queijo industrializado, pode estar lidando com o DNA de milhares de animais, cujo leite é colhido em centenas de laticínios.

DICAS PARA EVITAR REAÇÕES ALÉRGICAS ALIMENTARES

- Faça um rodízio em sua dieta. A variedade garante segurança. Além de fornecer todos os nutrientes de que você precisa, a dieta variada protege contra um possível contato repetido com qualquer alergia alimentar.
- Não coma os mesmos alimentos o tempo todo. Se você sentir apetite compulsivo por alguns deles, considere isso um sinal de alerta.
- Evite alimentos industrializados, geneticamente modificados ou que contenham substâncias químicas artificiais, que podem acionar graves reações alérgicas.
- Preste atenção em reações de mal-estar difuso ou outros sintomas inexplicáveis. Verifique se há uma correlação entre o que você come e como se sente.

Além disso, quando você escolhe alimentos de boa qualidade fabricados artesanalmente, diminui as chances de encontrar um produto geneticamente modificado, que eu sinceramente aconselho-lhe evitar. Esses alimentos "Frankenstein" ainda não foram testados o suficiente, e nós não temos ideia de suas consequências de longo prazo para o corpo humano.

Outros alimentos que tendem a causar problemas são vários tipos de cogumelos, frutos oleaginosos e laticínios de vaca. O leite é para filhotes de animais e não é uma bebida que adultos devam tomar, pois é muito denso em proteínas. Por isso, quando digo "laticínios", estou me referindo a queijos, manteiga, iogurte e creme de leite. Não recomendo absolutamente o leite puro.

A maioria das pessoas digere facilmente os laticínios de cabra. O mesmo vale para o leite de ovelha. Algumas pessoas toleram bem o leite de búfala, que dá uma mozarela excelente; outras têm dificuldade para digeri-lo. Muitas vezes, pessoas alérgicas aos laticínios de vaca também reagem ao leite de búfala. Você tem de testar suas reações ingrediente por ingrediente, agindo como um verdadeiro "detetive" de si mesmo.

Quando se trata de alergias alimentares, porém, há uma categoria de alimentos que podemos considerar culpada até prova em contrário: os laticínios de vaca. Muitos bebês norte-americanos, sobretudo da geração do "*baby boom*", tomaram mamadeiras de leite de vaca desde o nascimento, comeram diariamente pratos de cereal com leite e foram obrigados a tomar grandes copos da bebida em todas as refeições — com a falsa promessa de que cresceriam com ossos fortes. Assim, não admira que essa seja uma das principais alergias alimentares da atualidade. Se você for alérgico ao leite de vaca, é bem provável que essa intolerância tenha piorado cada vez mais ao longo de toda a sua vida. Cada vez que você toma um copo de leite de vaca, come um pote de iogurte ou queijo *cottage*, ou devora uma fatia de Cheddar, seu sistema imunológico sofre um ataque. A maioria das pessoas que se julgam lactointolerantes sofre na verdade de uma alergia às proteínas do leite, e não à lactose, que é um simples açúcar.

Esse problema aflige sobretudo as mulheres, pois, antes e durante a menopausa, elas são fortemente incentivadas pelos médicos — e pela indústria de laticínios, que tem um *lobby* muito poderoso — a beber quantidades excessivas de leite para evitar a osteoporose. Pense agora em todos os sintomas que se acumulam nessa fase da vida: fadiga, depressão, fraqueza muscular, indigestão, refluxo gastroesofágico, insônia, insuficiência da tireoide.

A maioria dos médicos — e suas pacientes ingênuas — atribui esses males àquela "fase da vida" e à perda dos hormônios. A verdade é que a maioria de seus problemas provavelmente vem do leite. Ele causa uma forte reação alérgica dos leufócitos T e além disso piora a sobrecarga de proteína, que leva à acidez no sangue. São esses dois fatores que impedem essas mulheres de levarem uma vida mais dinâmica e energética.

O que é osteoporose

Quando dizemos que o leite de vaca deve ser evitado, as pessoas se preocupam com seu consumo de cálcio. Evitar a perda óssea que leva à osteoporose é um assunto muito sério. Uma certa degeneração dos ossos ocorre inevitavelmente com a idade, sobretudo nas mulheres, mas osteoporose é um quadro clínico debilitante que geralmente pode ser evitado. Ela se dá quando grande quantidade de cálcio e minerais é extraída dos ossos, a ponto de comprometer sua própria integridade estrutural. É isso o que significa a expressão "baixa densidade óssea". A fragilidade muitas vezes leva a fraturas por pressão do quadril, da espinha dorsal e do pulso. Além de ser extremamente dolorosa, é uma doença potencialmente mortal. Mas a solução não é nem o leite, nem os suplementos de cálcio.

Há pouco tempo, a Women's Health Initiative, uma das maiores e mais demoradas pesquisas médicas epidemiológicas jamais realizadas nos Estados Unidos, chocou o público ao anunciar que o consumo de suplementos de cálcio não afeta a proporção de fraturas em mulheres na pós-menopausa. Na verdade, a proporção de fraturas era ligeiramente maior do que no grupo de controle. Outras pesquisas mostraram que o mesmo vale para mulheres que bebiam grandes quantidades de leite. Do ponto de vista da medicina biológica, isso é perfeitamente lógico.

Problemas como a osteoporose se devem não ao baixo consumo de leite, e sim à ingestão excessiva de proteínas. Como explicamos no Capítulo 5, a acidez na corrente sanguínea causada pelo excesso de proteínas extrai cálcio e outros minerais dos ossos e das cartilagens. Isso foi documentado por inúmeras pesquisas que remontam ao ano de 1988 — mas só recentemente, com os resultados mais recentes, o público está sendo informado a respeito. Se você comer muitas verduras e grãos integrais, estará absorvendo todo o cálcio de que precisa. A combinação dessa excelente dieta com exercícios moderados de resistência com pesos é suficiente para garantir ossos saudáveis.

Agora que você sabe como evitar as alergias alimentares, já pode passar para minha Dieta de Manutenção Permanente, pois a boa alimentação baseada na medicina biológica não é um ajuste de curto prazo. Se seu propósito é realmente recuperar a saúde e a vitalidade, não pare assim que começar a ver os primeiros resultados. Equilibrar o organismo e aliviar constantemente a carga tóxica são maneiras inteligentes e poderosas de levar uma vida saudável e ativa pelo maior tempo possível.

CAPÍTULO 8

A DIETA DE MANUTENÇÃO PERMANENTE

A BUSCA DO EQUILÍBRIO CONTINUA

"Manutenção" parece uma palavra conservadora para uma dieta que na verdade é muito agradável. Ela significa que você vai manter o equilíbrio interno que se esforçou tanto para atingir na Dieta Suíça de Desintoxicação: o equilíbrio alcalino de seu organismo, a redução de toxinas e o alívio no desgaste do sistema imunológico. Ao mesmo tempo, já que você vai continuar com a dieta por vários meses — ou anos, assim espero, pelo bem de sua saúde e sua vitalidade —, ela inclui uma grande variedade de alimentos, e portanto é fácil de seguir.

Muitos novos sabores e texturas foram incluídos. Mas boa parte do cardápio continua igual. Vegetais frescos e grãos integrais ainda formam a base da dieta. Seja como for, depois de provar o sabor delicioso de vegetais frescos e orgânicos, provavelmente você vai começar a fazer questão deles. Mas os não vegetarianos que seguirem o Método do Dr. Rau para melhorar sua saúde vão aprovar as novidades dos cardápios. Você poderá comer mais queijos, mais iogurte, alguns cogumelos, uma variedade maior de frutos oleaginosos, temperos e especiarias, macarrão, risoto e um pouco de doces e sobremesas — mas sem exagero.

Você também pode comer frango e peixe várias vezes por semana. Uma ou duas vezes por mês, uma porção bem pequena de carne de vaca ou cordeiro, magra e orgânica, não lhe fará mal. E o melhor de tudo: você pode se permitir, se quiser, uma xícara de café todas as manhãs e uma taça de vinho tinto ocasionalmente ao jantar. A dieta continua sendo "fácil", uma vez que não existe contagem de calorias ou cálculo de quantidades.

O ponto-chave deste estágio da dieta é a adaptação a ele. Como deixamos claro na discussão sobre as alergias alimentares no capítulo anterior, você tem de ampliar sua lista de ingredientes devagar, para não perder todos os benefícios da desintoxicação recente. Identificar os alimentos que combinam com você e os que causam problemas leva um certo tempo. É claro que seu estado de saúde tem relação estreita com os cuidados que você precisa tomar e com a velocidade em que a dieta pode progredir.

Como vimos, essa alimentação excelente é ao mesmo tempo um tipo de medicina preventiva e um recurso poderoso contra todos os tipos de doenças crônicas do tipo inflamatório e degenerativo, como doença cardíaca e câncer. Também é uma proteção eficaz contra as cargas tóxicas do meio ambiente, como o mercúrio, a poluição do ar, as perturbações geofísicas e o desgaste com que temos de lidar todos os dias. Assim, qualquer esforço realmente vale a pena. Saber que você pode fazer muito por seu próprio bem-estar certamente é um fator de grande motivação. Este capítulo e as receitas no final do livro devem servir como orientação. Cabe a você encontrar seu próprio nível de satisfação e fazer com que o Método do Dr. Rau funcione no seu caso do melhor modo possível.

Evite todos os alimentos industrializados. Eles contêm substâncias tóxicas, gorduras trans prejudiciais e conservantes. Quando você se acostuma aos ingredientes puros e naturais, não quer mais voltar atrás. Seu paladar fica mais apurado e seus critérios, mais sofisticados. Procure criadores e fabricantes orgânicos em sua localidade que forneçam aves, peixes e queijos de boa qualidade. Coma alimentos da estação, quando são mais frescos e têm naturalmente um sabor melhor. Trate esses ingredientes com simplicidade e respeito. Viver em harmonia com a natureza é uma boa maneira de planejar suas refeições. E, pensando bem, esse é o objetivo essencial da escola contemporânea de alta gastronomia.

Frutas e vegetais com certificado de origem orgânica são cultivados agora sob regras estritas que proíbem substâncias químicas e pesticidas. São invariavelmente mais frescos, e por isso mais nutritivos. É por isso que sua produção não leva em conta só o prazo de validade nas prateleiras e a capacidade de resistência no transporte, mas também o sabor. Muitas vezes, eles vêm de produtores locais. A diferença entre alimentos orgânicos e comerciais é grande em todos os sentidos.

DIETA DE MANUTENÇÃO PERMANENTE

Sua alimentação precisa incluir:

Um café da manhã reforçado

Um almoço reforçado, começando por uma apetitosa salada crua. Sempre que possível, o almoço deve ser a maior refeição do dia.

Um jantar relativamente leve

Além disso:

Você pode fazer lanches de manhã e à tarde, se precisar deles. Frutas cruas não devem ser comidas depois das 4 horas da tarde.

Água e outras bebidas devem ser consumidas entre as refeições, e não com a comida. Como na dieta de desintoxicação, você deve continuar bebendo de 2 a 3 litros de líquidos por dia.

Você pode tomar um copo *pequeno* de suco fresco de manhã, mas sucos de frutas não devem ser bebidos para matar a sede. O suco de laranja, em especial, tem muito açúcar e é altamente ácido. Suco de toranja deve continuar sendo sua melhor opção.

Uma taça de vinho é permitida nas refeições, várias vezes por semana.

Você pode tomar 1 xícara de café ou chá cafeinado de manhã. Depois disso, só chá descafeinado ou, de preferência, chá de ervas. Uma exceção é o chá verde. Embora contenha cafeína, é um antioxidante excelente. Porém, não beba chá verde cafeinado depois das 3 horas da tarde, pois isso pode atrapalhar seu sono.

Queijos artesanais de cabra e ovelha fabricados a partir do leite puro são mais saudáveis e sua produção tende a ser mais higiênica do que os queijos comerciais pasteurizados. Sobretudo os queijos "azuis", tipo Roquefort, com sua penicilina natural, são bons para a saúde e estimulam a flora intestinal.

O ideal seria comer peixe uma ou duas vezes por semana, sobretudo peixes oleosos, muito ricos em ácidos graxos essenciais do tipo ômega 3. Mas em vários lugares não é fácil encontrar peixe fresco de boa qualidade. Por causa da poluição, muitas espécies são contaminadas pelo mercúrio e pelo bifenil policlorado (PCB), substâncias tóxicas de consequências graves e cuja eliminação do organismo é extremamente difícil. Os supermercados estão reagindo com seções de frutos do mar em que se vende peixe selvagem ou criado de maneira orgânica, e é isso o que você deve procurar. De modo geral, os peixes do oceano Pacífico são mais seguros que os do Atlântico, e peixe capturado em águas frias e profundas é mais saudável. Evite os "peixes de fundo" que comem carniça, como o tamboril, ou peixes situados no final da cadeia alimentar, como o atum e o peixe-espada. Sardinhas nórdicas defumadas e enlatadas, ricas em ácidos ômega 3, podem complementar sua dieta em pequenas quantidades.

Do ponto de vista culinário, é fácil planejar as refeições. Consulte as páginas 73 a 75 para uma lista do que você tem de comer todos os dias, o que pode comer de vez em quando e o que deve evitar definitivamente. Usando a Dieta Suíça de Desintoxicação como referência, crie seus próprios cardápios para conseguir mais variedade. Você pode incluir seus pratos preferidos, desde que eles não contenham nenhum dos alimentos "proibidos", ou escolher uma das mais de 100 receitas deste livro, saborosas e fáceis de fazer. Todas elas seguem o Método do Dr. Rau. Minha esposa Elisabeth, que é enfermeira e tem grande familiaridade com o programa nutricional da Clínica Paracelsus, examinou e testou cada uma delas.

A base de minha Dieta de Manutenção Permanente inclui uma grande variedade de vegetais orgânicos frescos, frutas e grãos integrais. Você tem de continuar comendo uma boa quantidade de vegetais crus ou levemente cozidos no vapor; nessa altura do programa, é provável que você já consiga assimilar uma proporção igual entre crus e cozidos. No estágio de manutenção, você pode até acrescentar uma pequena salada no jantar, se a digestão não lhe causar problemas. Não se esqueça também dos grãos integrais, especialmente quinoa. Esses alimentos são ricos em antioxidantes, aminoácidos essenciais e ácidos graxos valiosos, do tipo Ômega 3, que estimulam a integridade celular, os impulsos nervosos e o metabolismo.

Além de todas as vitaminas, sais minerais e elementos residuais fornecidos por esses alimentos, o alto teor de fibras que eles contêm garante a preservação da flora intestinal e o melhor benefício nutricional possível de tudo o que você come. Laticínios de vaca são expressamente proibidos, mas pequenas quantidades de manteiga e creme de leite são permitidas porque são quase gordura pura e contêm pouca proteína. Você também pode comer quantidades moderadas de queijo e iogurte de ovelha ou cabra. É uma boa ideia incluir dois ovos moles por semana para garantir um consumo suficiente de lecitina.

Tenha sempre à mão vários tipos de frutos oleaginosos e sementes para salpicar nas saladas. Tome uma tigelinha de sopa ou caldo de legumes ou coma um sanduíche vegetariano. Acompanhe suas refeições com pão integral e um bom queijo de ovelha ou cabra. Várias vezes por semana, você pode incluir carne de frango ou simplesmente peixe grelhado ou refogado, mas não exagere nas porções. Vegetais cozidos no vapor são sempre uma boa pedida; na maioria dos casos, você pode comer a quantidade que quiser.

Caso você não goste de cozinhar ou esteja indisposto e queira se alimentar da maneira mais simples possível, faça o seguinte, mesmo quando estiver comendo fora: simplesmente escolha qualquer salada ou combinação de vegetais crus e picados, temperados com suco fresco de limão ou vinagre suave e azeite extravirgem ou óleo de girassol. Sempre peça vegetais cozidos para acompanhar outros pratos.

Depois de alguns meses seguindo minha Dieta de Manutenção Permanente, o hábito de se alimentar de maneira saudável se torna automático. Você vai apreciar a comida e ao mesmo tempo a sensação deliciosa de bem-estar — a ponto de se perguntar por que levou tanto tempo para encontrar um caminho melhor. Continuando a se alimentar dessa maneira, suas preferências naturalmente se adaptam ao que é melhor para você. Um fator poderoso de motivação é o alto pique de energia que você sentirá o dia inteiro, graças ao consumo de frutas frescas, vegetais e grãos integrais. Aquelas elevações de energia pelo consumo de açúcar, seguidas por períodos de apatia depressiva, já não terão o mesmo encanto. Mas quem consegue viver achando que nunca poderá comer chocolate de novo?

"Trapacear" é impossível

Algumas dietas têm regras absolutamente rígidas. É um dos motivos pelos quais as pessoas logo desistem delas. Mas é impossível "trapacear" no Método do Dr. Rau. Depois de se desintoxicar e seguir a dieta de manutenção por vários meses, comer alguma coisa "proibida" não vai lhe fazer grande mal.

Todos nós temos prazeres "proibidos". E meus pacientes sabem que, quando digo "nada", quero dizer "só um pouquinho". E quando digo "nunca", quero dizer "só de vez em quando". Isso significa que, se você seguir a dieta de manutenção por vários meses ou (assim espero) anos, comer muito raramente um filé de vaca ou uma costeleta de carneiro ou uma fatia de bolo de chocolate não terá efeito perceptível sobre sua saúde.

Quando você celebrar uma ocasião especial num restaurante, for jantar na casa de amigos ou quiser dar uma festa fora do comum, pode comer quase tudo o que quiser por uma noite. É claro que, quanto mais frágil for sua saúde, mais cuidado você deve ter, pois pequenas porções fazem diferença. Mas o prazer é uma força poderosa, e todo mundo precisa de uma guloseima de vez em quando. Basta que isso não se torne um hábito. Lembre-se: construímos um alicerce forte para nossa casa de tijolos, e agora não queremos que seja derrubada.

Se, por outro lado, você estiver em viagem de negócios ou em férias prolongadas e comer tudo o que não deveria por tempo demais, isso não é bom. Mas o dano pode ser remediado facilmente. Simplesmente volte para a Dieta Suíça de Desintoxicação por uma semana ou duas, e você estará de novo onde começou. Não desista nunca!

Na verdade, sempre que você sentir que sua saúde precisa de um reforço, pois você esteve doente ou seu sistema imunológico está enfraquecido, ou quando quiser perder peso, pode voltar ao "ponto zero" ainda mais depressa com minha Cura Intensiva de Uma Semana (ver Capítulo 10).

Café da manhã, almoço e jantar

Você vai perceber que minha Dieta de Manutenção Permanente é semelhante ao programa de desintoxicação de três semanas, embora seja muito mais inclusiva. Mas vamos detalhar o programa de novo. Em primeiro lugar, esqueça a maneira como costumava organizar suas refeições. Depois de acordar, tome um café da manhã variado e reforçado. Não gosta de comer de manhã? Só uma xícara de café e talvez um copinho de suco de laranja? Acredite, essa não é a maneira correta de se alimentar.

Café da manhã

O café da manhã é uma das refeições mais importantes do dia e tem de ser substancial. Na dieta do Dr. Rau, ele consiste num copo pequeno (120 ml) de suco de fruta espremido na hora, de preferência toranja rosada, incluindo a polpa; uma tigelinha de cereais integrais, frios ou cozidos, como aveia em flocos ou granola; frutas frescas ou cozidas no vapor; e pão integral com queijo de ovelha ou cabra ou geleia de fruta integral sem açúcar, feita com mel ou frutose natural (não adoçante artificial), se você preferir. Uma ou duas vezes por semana, podem-se acrescentar um ovo mole ou uma pequena porção de iogurte de cabra ou ovelha.

Um café da manhã saudável e reforçado faz uma grande diferença no nível de energia, na capacidade de concentração, na serenidade e equilíbrio emocional, na capacidade de adormecer à noite sem dificuldade e dormir pelo tempo suficiente e na regularidade dos sistemas digestivo e eliminatório.

Provavelmente, você não sentirá fome por algumas horas, mas a dieta permite um lanche na parte da manhã, se houver necessidade. Pode ser algo simples como uma maçã ou duas cenouras pequenas, meio abacate com suco fresco de limão, um biscoito seco de centeio ou torrada integral com patê de feijão ou batata-doce, ou creme de avelãs. Esse lanche pode ser uma boa ideia porque, se você esperar até sentir muita fome na hora do almoço, terá mais tendência a comer o que estiver à mão, sem esperar para preparar ou pedir uma refeição apropriada.

Almoço

Sempre que possível, o almoço deve ser a refeição principal. É melhor concentrar o consumo de proteínas na primeira parte do dia. Comece sempre com uma salada de vegetais preferentemente crus; tubérculos como cenouras e beterrabas picadas e vegetais levemente alcalinos como a abobrinha são as melhores opções. Eles abastecem o corpo com um mínimo de calorias e são uma fonte valiosa de fibras, vitaminas, sais minerais, proteínas e ácidos graxos essenciais. Sugiro que você experimente as saladas do tipo europeu, que os franceses chamam de *"hors-d'oeuvre variés"*, uma mistura apetitosa de vegetais crus, temperados ou marinados, e não apenas alface e tomate como no Brasil. A seção chamada "Bufê de Saladas" (ver p. 223) vai ensiná-lo a planejar e executar essa parte deliciosa da refeição com um mínimo de tempo e esforço. Procure sempre salpicar sementes, frutos oleaginosos ou brotos vegetais na salada.

Os temperos e molhos para a salada têm importância especial. Jogue fora todos os frascos de tempero industrializado com excesso de conservantes, açúcar e outras coisas de que você não precisa. Azeite extravirgem, suco de limão espremido na hora, vinagre balsâmico ou outro vinagre suave são os ingredientes principais para temperar a salada.

Inclua uma entrada quente de sua preferência: macarrão, arroz ou sanduíche vegetariano com acompanhamentos, por exemplo. A seção de receitas traz uma seleção de pratos principais deliciosos (ver p. 236). Você pode até comer uma sobremesa, se quiser, contanto que ela esteja nos padrões do Método do Dr. Rau.

Jantar

O jantar deve ser relativamente simples: talvez uma sopa com um pouco de pão e queijo, ou um prato leve de massas. Você pode comer uma salada pequena, mas de modo geral prefira alimentos cozidos, em vez dos crus, para não sobrecarregar a digestão. Se, por razões logísticas ou sociais, o almoço for leve e o jantar tiver de ser mais reforçado, pelo menos tente não comer muito tarde nem comer demais.

O que você pode sentir

O primeiro mês ou os primeiros dois meses de dieta podem surpreendê-lo. Mesmo depois da Dieta Suíça de Desintoxicação, seu corpo ainda estará fazendo ajustes importantes, e seu sistema imunológico vai continuar se fortalecendo. É fácil notar mudanças no metabolismo, na digestão e no nível de energia. Você vai sentir que está comendo mais do que nunca, mas, se necessário, vai perder peso naturalmente.

A grande quantidade de vegetais e grãos integrais pode causar algumas mudanças em sua digestão. Talvez você note uma leve diarreia ou defecações mais frequentes, mesmo depois de chegar à dieta de manutenção. Isso é perfeitamente normal e previsível. Afinal de contas, você está refazendo totalmente o ambiente interno de seu intestino, e ainda está eliminando toxinas. Para onde acha que vão essas substâncias? A maioria é filtrada pelo fígado e eliminada pelo trato intestinal.

Se seus sintomas forem mais violentos, diminua um pouco a quantidade de frutas e vegetais crus, mas não demais. Eles são essenciais para a eficácia do programa. Não se preocupe se você defecar mais do que o normal por um período de até dois meses. A verdade é que, quando você atingir um equilíbrio interno, suas funções digestivas vão funcionar como um relógio — um alívio para muitos pacientes que lutaram contra a constipação e a digestão irregular ao longo de anos. Continue a aumentar a proporção de vegetais crus até chegar a uma equivalência entre crus e cozidos, nos limites do que lhe parece confortável e faz você se sentir em forma. Garanto que, quando seu ambiente interno se equilibrar, seu bem-estar — e sua aparência — serão melhores do que nunca.

O que você deve evitar

De vários pontos de vista, a mudança dos hábitos alimentares pelo Método do Dr. Rau é mais fácil do que você imagina. Mas você terá de aprender a viver sem alguns de seus alimentos favoritos. Quais são eles? É o que veremos a seguir.

Açúcar refinado

O açúcar branco faz a taxa de glicose no sangue disparar e depois cair de repente. Além disso, ele é refinado por um processo que usa arsênico, e mesmo resíduos mínimos dessa substância aumentam a carga tóxica do organismo.

Farinha branca de trigo

A farinha refinada não tem nenhuma das propriedades nutricionais do germe interno, nem a fibra da película externa do grão. De vários pontos de vista, é um alimento praticamente inútil. Depois de passar para a dieta de manutenção, você poderá comer pães de trigo integral ou outros grãos integrais, se seu organismo os tolerar bem.

Derivados do leite de vaca

Os únicos laticínios de vaca permitidos são pequenas quantidades de manteiga ou creme de leite orgânico de vez em quando, pois minha restrição são as proteínas, não a gordura. Mesmo que você não seja alérgico ao leite de vaca, o melhor é evitá-lo. Nos países industrializados, o leite de vaca é colhido, processado e distribuído sem levar em conta vários tipos de contaminação, inclusive o estrogênio artificial DES, usado para aumentar a produção do leite de vaca nas grandes fazendas. Essa droga causa infertilidade inexplicável nos seres humanos, além de câncer, e resíduos estão presentes no leite de muitas vacas. Para afastar qualquer preocupação sobre o cálcio, leia tudo sobre a osteoporose à página 134.

Em vez dos laticínios de vaca, recomendo queijos de ovelha e cabra. Esses dois tipos de leite são usados para fabricar iogurtes excelentes, de culturas ativas, assim como uma grande variedade de queijos para todos os fins.

Carne vermelha

Mesmo sem levar em conta os aspectos humanitários, é melhor evitar a carne de qualquer animal quadrúpede. A carne vermelha é rica em proteínas, e por isso tem alto teor de acidez. Ela contém a chamada "proteína completa", mas sua qualidade é menor por causa do teor relativamente baixo de aminoácidos essenciais. A carne vermelha também contém muita gordura saturada, que aumenta a taxa de colesterol no sangue. E existe ampla evidência de que a encefalopatia espongiforme bovina (BSE), vulgarmente conhecida como "doença da vaca louca", é muito mais comum do que a indústria da carne gostaria que pensássemos. O governo norte-americano parece ter uma atitude de apatia com relação à carne bovina: não fiscalizar nem interferir. É um risco e tanto.

Se, em raras ocasiões, você comer uma pequena porção de carne de vaca ou carneiro, prefira animais de fazendas orgânicas, alimentados sem antibióticos ou hormônios. Se puder, escolha um corte magro, como filé *mignon* ou lombo de carneiro, e trate de comer só um pouco — uma porção de 80 a 120 gramas, e não uma fatia de carne de 200 gramas.

Carne de porco, como *bacon*, salsicha e linguiça, deve ser evitada totalmente. Sei que isso é difícil para muita gente, mas os motivos são vários. Alguns produtos de porco têm alto teor de gordura saturada; outros são magros demais, e por isso muito ricos em aminoácidos. Além disso, a carne de porco tem muita histamina, que agrava o sistema imunológico, e enxofre, elemento que atrai radicais livres que podem formar carcinógenos dentro do organismo.

Se você tiver de comer salsicha ou linguiça, prefira salsicha de frango de boa qualidade, e não se esqueça de ler as informações nutricionais contidas na embalagem. Mais uma vez, escolha produtos naturais: sem açúcar, conservantes ou aditivos químicos.

Evite também animais de caça, como veado e coelho. A carne desses animais é rica em histaminas e contém proteínas em excesso.

Frutos do mar

Todos os frutos do mar (camarão, lagosta, caranguejo, ostras, conchas e mariscos) contêm variantes ocultas de toxinas perigosas, como os PCBs (policlorobifenilos), além da contaminação por metais pesados. Lembre-se — essas criaturas vivem no fundo do oceano, onde ficam todos os sedimentos, e filtram a água do mar por meio de seu corpo. Por isso, devem ser evitadas ao máximo.

O mesmo vale para grandes peixes de água salgada, como atum e peixe-espada, e os chamados "peixes de fundo", como o tamboril, sobretudo do Oceano Atlântico, que infelizmente está poluído. Evite também os peixes criados em ambientes segregados, sobretudo o salmão, que comprovadamente contém grande quantidade de PCBs. Peixe selvagem do Pacífico ou peixes de água doce, criados em ambientes limpos e sustentáveis, são as opções mais seguras. Nos Estados Unidos, grupos ecológicos como o Oceans Alive divulgam periodicamente listas atualizadas de peixes que podem ser consumidos sem restrições.

Alimentos industrializados

Na prática, são verdadeiros venenos. As mesmas substâncias químicas que impedem os alimentos de estragarem por meses, e às vezes anos, ficam alojadas no organismo, resistindo à eliminação, formando radicais livres e aumentando bastante a carga tóxica. Muitos aditivos são carcinogênicos. Aprender a comer alimentos frescos e naturais é parte essencial do Método do Dr. Rau.

Cebolas

Por mais que isso seja difícil de aceitar, as cebolas têm efeito irritante para muitas pessoas e podem causar espessamento dos fluidos linfáticos. No lugar delas, use pequenas quantidades de alho-poró, alho comum e cebolinha.

Sal de cozinha

O sal de cozinha comum, como já dissemos, contém conservantes e aditivos que não fazem bem à saúde. Sal marinho e sal do Himalaia podem ser usados com moderação.

De vários pontos de vista, a mudança de hábitos alimentares pelo Método do Dr. Rau é muito mais fácil do que você imagina. No começo, toda mudança é um desafio; pesquisas mostram que mesmo mudanças "boas" exigem esforço. Mas, depois que você se acostumar, vai se surpreender com o prazer da alimentação nova e saudável. Não só você vai se sentir melhor do que antes, como poderá descobrir um novo paladar nos alimentos puros e naturais. Caso você goste de boa comida e de jantar em restaurantes, não terá de fazer muitos sacrifícios. Na verdade, a comida lhe dará ainda mais prazer quando se tornar parte rotineira de seu programa de saúde.

Comer fora durante a dieta de manutenção

Seguir a dieta em casa realmente vira uma coisa simples depois que você adapta sua despensa e seus cardápios. Caso você almoce no escritório, é bastante fácil levar comida de casa. Saladas podem ser facilmente transportadas em potes de plástico, com o tempero (ou molho) num recipiente à parte. Potes de iogurte de cabra ou ovelha substituem o de leite de vaca. Vegetais cozidos no vapor e muitos pratos principais vegetarianos podem ser acondicionados em marmitas, e demoram mais para estragar do que os pratos à base de carne. Geralmente, podem ser comidos quentes ou à temperatura ambiente. Você pode guardar no escritório garrafinhas de azeite extravirgem e vinagre balsâmico, e limões podem ser transportados facilmente. Comer fora já é um pouco mais complicado.

No entanto, dê uma olhada no menu de qualquer restaurante hoje em dia. Quase todos têm opções vegetarianas. Oferecem quase sempre dois ou três pratos principais sem carne, sem falar nas sopas, saladas e massas. Em caso de apuro, você pode criar seu próprio prato vegetariano pedindo vários acompanhamentos. Peça ao garçom para servi-los juntos na mesma travessa.

E ainda existe o fato de que você pode comer peixe e frango várias vezes por semana. O único problema nos restaurantes é o tamanho da porção — provavelmente o dobro ou o triplo das porções que recomendo. Por isso, trate de se restringir, por mais que goste da comida, e coma só metade do que veio à mesa; peça ao garçom que embale o resto para viagem.

Algumas vezes, é claro, o prato do dia será alguma coisa muito saborosa e especial. Ou você está de férias e quer se entregar completamente ao hedonismo. Ou foi convidado para um jantar e não quer causar transtorno ou magoar o cozinheiro. Como já dissemos antes, no Método do Dr. Rau é impossível "trapacear". Se você passou pela desintoxicação e manteve uma dieta saudável por pelo menos um mês ou dois, comer o que quiser de vez em quando não vai fazer diferença para sua saúde. Afinal de contas, ninguém é perfeito.

Por outro lado, seu corpo vai avisá-lo quando você chegar ao limite. Se a viagem de negócios incluir três refeições por dia ou se você estiver em férias prolongadas e simplesmente quiser comer tudo o que vê pela frente, seu corpo dará o sinal quando você chegar longe demais. Você vai sentir isso em seu intestino, sua bexiga, seu nível de energia e seu estado de espírito. Um deles pode ser seu ponto fraco. Ou talvez tenha só uma sensação de mal-estar e uma depressão leve.

Se você sentir que foi longe demais, não desista. Simplesmente faça minha Cura Intensiva de Uma Semana, de preferência acompanhada pela excelente Limpeza do Fígado, para recuperar a sensação de bem-estar. Depois dos sete dias de Limpeza, você pode voltar direto para a Dieta de Manutenção, embora seja melhor comer só coisas leves nos primeiros dias depois da cura.

CAPÍTULO 9

A DESPENSA HOLÍSTICA

MUDANÇA DE HÁBITOS ALIMENTARES

Depois de alguns meses seguindo minha Dieta de Manutenção Permanente, o hábito de comer de maneira saudável se torna automático. Você vai apreciar a comida tanto quanto a sensação de bem-estar, perguntando-se por que levou tanto tempo para encontrar um novo caminho. Mas começar uma coisa nova, sobretudo uma dieta, às vezes não é fácil.

O que muitos de meus pacientes descobriram, especialmente os que apreciam boa comida e gostam de jantar fora, é que o plano nutricional fica muito mais fácil quando você encara cada refeição como uma aventura culinária. Pense nessa mudança para uma dieta saudável da mesma forma como se estivesse reformando a cozinha. Só que, em vez de mudar a forma e a cor dos aparelhos e armários, você vai renovar os ingredientes de sua despensa e sua geladeira.

Existe um aparelho que eu recomendo que você jogue fora desde já: o forno de micro-ondas. A radiação é tóxica e pode causar catarata e outros problemas, caso haja vazamento ao redor dos lacres. De qualquer forma, a maioria dos bons cozinheiros descobriu que o micro-ondas serve praticamente só para requentar a comida, e isso pode ser feito com rapidez e eficiência no próprio fogão. E, já que você tomou essa decisão, livre-se também das panelas não aderentes, de material tipo Teflon. A fumaça que elas soltam quando quentes causa morte súbita em papagaios. O que você acha que ela pode causar em seus pulmões?

Compre, em vez disso, uma panela grande de aço inoxidável, com tampa e compartimento (ou frasco) para cozinhar no vapor, ou uma panela de pressão comum. Isso facilita o preparo das refeições e simplifica bastante a vida.

Seguir um plano nutricional saudável não significa abrir mão dos prazeres da boa mesa. Depois de passar pela desintoxicação, é importante ter condições de fazer escolhas quanto ao cardápio, satisfazer um capricho ou matar o desejo de uma comida específica. O mais importante é escolher os alimentos certos.

Tanto na Dieta Suíça de Desintoxicação quanto em minha Dieta de Manutenção Permanente, você vai comer muitos vegetais — cozidos no vapor, refogados ou assados no forno. Por isso, é uma boa ideia fazer um estoque desses produtos, sobretudo cenoura, batata, beterraba, brócolis e verduras em geral. É sempre bom variar as cores e texturas dos pratos, sem sacrificar os nutrientes valiosos de que você precisa. Procure variedades nativas ("caipiras") de legumes e frutas, que muitas vezes têm diferenças deliciosas de cor e aroma. Ter em casa um bom estoque de ingredientes torna muito mais fácil montar uma salada ou inventar um prato de vegetais cozidos no vapor. Como no caso de sua saúde, você sente mais motivação para qualquer coisa que fizer quando percebe que tem várias opções.

Por alguma razão, as pessoas pensam que uma alimentação à base de vegetais acaba sendo monótona. Mas as muitas receitas que você vai encontrar neste livro provam justamente o contrário. Uma grande variedade não só de frutas e vegetais, como também de grãos integrais, frango "caipira" e peixes saudáveis complementa as refeições da melhor maneira.

Depois de passar para a dieta de manutenção e acostumar-se a uma alimentação saudável, encontrar os melhores alimentos para seu paladar e suas necessidades torna-se um fator muito importante. É por isso que recomendo comprar comida num supermercado muito bom e/ou numa mercearia com bom estoque de produtos orgânicos, aquilo que costuma ser chamado de "empório natural". No verão, procure um horticultor orgânico em sua cidade ou agricultores e fazendeiros locais que criem seus animais naturalmente e possam oferecer alimentos integrais.

Caso você goste de cozinhar, ter à mão uma boa variedade de ingredientes lhe permite exercer toda a sua criatividade. Caso você não goste de cozinhar, ainda assim pode ter o prazer de planejar refeições variadas. A julgar pela quantidade de livros de receitas vegetarianas publicados todo ano, muitos dos quais *best sellers*, o Método do Dr. Rau dificilmente propõe algo exótico ou restritivo demais. Mas você precisa tomar cuidado, pois nem todas as dietas são iguais, e a minha tem características próprias.

Como em todo tipo de alimentação, as compras são metade do trabalho. Depois de reunir todos os ingredientes em casa, você está pronto para começar. E bem depressa vai descobrir que, quando desistir de alguns itens altamente perecíveis, como leite de vaca, carne fresca e frutos do mar, as compras darão muito menos trabalho.

Muitas matérias-primas do Método do Dr. Rau, como cereais e grãos integrais, podem ser conservadas num armário. Tubérculos como beterraba, cenoura, batata e chirívia (ou mandioquinha) duram pelo menos duas semanas num ambiente fresco. E os vegetais e frutas orgânicos e frescos que compõem a base da dieta podem ser facilmente comprados uma ou duas vezes por semana na mercearia local.

Crie espaço para a boa alimentação

Em primeiro lugar, faça uma limpeza na despensa. Livre-se de tudo o que for totalmente proibido, tanto para criar espaço para os alimentos saudáveis que você vai comprar quanto para evitar as "tentações".

Retire dos armários

- Farinha branca (refinada)
- Açúcar branco
- *Crackers* de farinha branca, sobretudo os que contenham gorduras trans (que os deixam crocantes)
- *Cookies* e bolos de café
- Salgadinhos e *chips*
- Sucos e refrigerantes em latas ou garrafas
- Alimentos industrializados, cheios de conservantes, sódio, açúcar, ovos, leite em pó e gorduras trans (na dúvida, leia as informações nutricionais contidas na embalagem)
  - Mistura para bolos
  - Comidas desidratadas, como sopas ou recheios instantâneos
  - Produtos que contenham alimentos geneticamente modificados, como várias marcas de derivados de soja

- Doces em geral, especialmente chocolate ao leite
- Manteiga de amendoim comercial
- Leite de vaca em pó ou condensado
- Farinha de rosca ou torradas que contenham conservantes e gorduras trans
- Molhos comerciais
- Temperos que contenham glutamato monossódico (MSG), também chamado de proteína vegetal hidrolisada
- Frutas e legumes enlatados

Retire do refrigerador e do freezer

- Qualquer carne de frango, de peru, de carneiro ou bovina que não tenha origem orgânica
- Qualquer carne de porco e produtos suínos, sem exceção, inclusive *bacon*
- Camarão
- Maionese
- Geleias, gelatinas e picles
- Carne ou peixe defumado
- *Ketchup* comercial, saturado de açúcar
- Todos os laticínios de vaca, orgânicos ou não: leite, leite desnatado, iogurte, queijo *cottage*, requeijão ou *cream cheese*, sorvete, queijo Cheddar e qualquer outro queijo feito de leite de vaca, mesmo os fabricados de maneira artesanal. E, sim, infelizmente isso inclui o queijo parmesão, embora muitas pessoas possam tolerar de vez em quando um pouquinho de Parmigiano Reggiano importado. Contanto que você não tenha colesterol alto, um pouco de manteiga e creme de leite são permitidos, especialmente porque há tão pouca gordura saturada no resto da dieta.

Renove seus vegetais

A não ser que você viva numa região onde seja absolutamente impossível conseguir frutas e vegetais orgânicos, livre-se de todos os produtos inorgânicos. Uma de minhas pacientes, que vive numa área bem rural, planta seus próprios vegetais na estação quente e compra o resto de uma fazenda orgânica local; no inverno, ela recebe os produtos orgânicos pelo correio. Chegam uma vez por semana, entregues em domicílio.

Jogue fora as cebolas de qualquer tipo. Sei que elas dão sabor à comida, mas também espessam os fluidos linfáticos. O alho-poró é um tempero mais leve, com excelente qualidade aromática, e é permitido em pequena quantidade. Use a parte branca para cozinhar, a parte verde-escura para caldos e sopas e a parte verde-clara crua, nas saladas, como na Salada de batata suíça (ver p. 233). O alho também pode ser usado em quantidades moderadas, assim como o cheiro-verde picado.

Faça um estoque de alimentos certos

A esta altura, você deve ter criado muito espaço em sua cozinha. É tempo de começar a encher as prateleiras vazias com alimentos saudáveis que mantenham seu ambiente interno em perfeito equilíbrio.

Provavelmente, você não precisará ir muito longe. Se morar no centro da cidade, talvez tenha de parar em vários lugares — na quitanda, no açougue, no empório natural. Na maioria dos subúrbios (e agora também nos centros urbanos) existem supermercados com grandes seções de produtos naturais e inúmeros outros alimentos saudáveis.

Leve seus óculos de leitura, porém, pois você realmente vai precisar examinar com cuidado as informações nutricionais contidas na embalagem. Um pacote de *crisps* de centeio, por exemplo, que são uma opção excelente para servir com patês ou queijos, contém apenas farinha de centeio e água. Mas uma versão condimentada da mesma marca pode conter vários aditivos, conservantes e até gorduras trans, que não fazem bem à saúde.

É uma ironia o fato de que a população dos EUA engorda cada vez mais (clinicamente, quase dois terços dos norte-americanos têm excesso de peso e mais de um terço sofre de obesidade mórbida) e de que o diabetes tipo 2 cresce em proporções epidêmicas, enquanto os supermercados mais chiques atraem seus clientes com lindas seções de hortifrutigranjeiros. Quando você entra na loja, a primeira coisa que vê são frutas e hortaliças maravilhosas. Isso é ótimo — justamente o que você precisa. Mas dê uma boa olhada e verifique se os alimentos expostos são orgânicos e de boa qualidade.

Antigamente, a palavra "orgânico" não queria dizer muita coisa. Mas, há algum tempo, o termo passou a ser regulado por lei nos Estados Unidos, de modo que o selo de certificação orgânica — quer seja num filé de frango ou num legume — realmente pode ser levado a sério. É um símbolo de qualidade em matérias de saúde nutricional. E, como mencionei no capítulo anterior, ele indica que a fruta ou o vegetal — ou o frango — terão um sabor bem melhor.

Depois que você passar para a Dieta de Manutenção Permanente, pode comer porções pequenas de frango ou peixe duas ou três vezes por semana, e até carne bovina ou de carneiro se sentir falta delas. Mas todas essas carnes têm de ser orgânicas, de animais criados com ração vegetal sem antibióticos ou hormônios. Portanto, livre-se de qualquer carne em seu *freezer* que não atenda a esses padrões. Comida orgânica é mais cara, eu sei, mas sua saúde não vale o sacrifício? Hoje em dia, mesmo os supermercados comuns vendem mais de uma marca de frango orgânico. E outras carnes naturais podem ser encontradas em supermercados finos ou podem ser facilmente encomendadas pelo correio. Procure também os produtores locais, que provavelmente criam seus animais de maneira muito mais humana do que os grandes estabelecimentos comerciais e as fazendas industrializadas.

O QUE SIGNIFICA REALMENTE "CERTIFICAÇÃO ORGÂNICA"?

A "certificação orgânica" é um termo legal fiscalizado pelo USDA. É um selo que comprova que frutas, vegetais e outros produtos agrícolas foram cultivados e processados pelos padrões orgânicos nacionais do USDA. A certificação é um controle rígido que requer a inspeção anual de fazendas, funcionários e maquinário por parte de organizações estatais ou autorizadas pelo governo, que verificam como a terra foi usada no passado e como está sendo usada no presente. A ideia é evitar o uso de todos os pesticidas artificiais e substâncias tóxicas no cultivo dos vegetais e garantir que os animais não sejam confinados (isto é, que tenham acesso ao ar livre). Além disso, os agentes verificam se a ração dos animais criados organicamente é 100% vegetal, livre de antibióticos e hormônios.

Armazene os alimentos, se necessário, para tê-los sempre à mão quando precisar deles. Mas, ao guardar no *freezer* carne de vaca, frango, peru ou peixe, pense bem no tamanho das porções. Quando digo que você pode comer um pouco de frango ou peixe várias vezes por semana, a não ser que esteja muito doente, quero dizer literalmente *um pouco*: uma porção de 80 a 120 gramas é mais do que suficiente. Assim, lembre-se disso quando estiver embalando cortes para congelar, ou mesmo quando for planejar as refeições. Se você realmente deseja comer um frango assado no domingo à noite, tudo bem, mas contanto que seja acompanhado por vários outros vegetais. E verifique se as pessoas ao redor da mesa dão conta de comer todo o frango, pois as sobras podem ser tentadoras e dois dias de frango facilmente se estendem para três.

COMO CULTIVAR BROTOS DE LENTILHAS

Do ponto de vista nutricional, os brotos são as formas mais ativas e vitais das plantas. Em estado de broto, as lentilhas — assim como muitas outras leguminosas e sementes — são digeríveis, mesmo tecnicamente cruas, de modo que nenhum elemento nutricional se perde no calor do cozimento. Brotos de lentilha são fáceis de cultivar e muito saborosos; o feijão-fradinho também dá ótimos brotos, assim como algumas sementes, por exemplo, a de alfafa. Uma colher de sopa ou duas servem como um acréscimo gostoso e saudável em qualquer salada.

Você pode usar um pote de plástico coberto frouxamente por uma toalha de papel úmida, mas nos empórios naturais e na internet é fácil encontrar recipientes específicos para esse fim (*sprouters*). Geralmente, eles têm sulcos para que a umidade escorra e as lentilhas não embolorem.

Simplesmente lave bem as lentilhas e, sem secá-las, espalhe-as no recipiente, numa camada única. Cubra e ponha de lado num lugar quente e iluminado. A germinação pode levar de 12 a 48 horas, dependendo da temperatura. Assim que germinarem, passe as lentilhas para um pote coberto e guarde na geladeira. Use em até 3 dias. Quase todas as sementes podem ser germinadas de maneira semelhante.

Se você ler meia dúzia de livros sobre dieta ácida/alcalina, vai se sentir inteiramente confuso. Vai encontrar ao menos seis listas diferentes de vegetais que você pode ou não pode comer. Alguns livros macrobióticos complicam mais a questão, fornecendo listas enormes do que você pode ou não pode comer, baseadas numa ciência desconhecida. Um livro afirma que os abacates são ácidos, outro garante que a abobrinha é tabu. Para dizer a verdade, isso é ridículo. Com exceção de alguns poucos vegetais e frutas como as laranjas, cujo alto teor de açúcar os torna ácidos, o corpo humano metaboliza a maioria das frutas e vegetais como alcalinos, e todos são excelentes para a saúde.

O que pode confundir um pouco é que algumas frutas que consideramos ácidas, como os limões e toranjas, na verdade são metabolizadas como alcalinas. Portanto, relaxe e aproveite toda a variedade de vegetais em seu jardim, em sua mercearia ou no setor de alimentos integrais de seu supermercado. Só para tranquilizá-lo, aqui vai uma lista de todos os produtos que você pode comer, além de outros alimentos que vale a pena armazenar.

FRUTAS

abacaxi	groselhas	morangos
ameixa	limões	peras
ameixa-seca	maçãs	pêssegos
amoras	mamão-papaia	tâmaras
bananas	manga	toranjas
cerejas	melancia	uva-passa
damascos	melão	uvas
framboesas	melão-cantalupo	

VEGETAIS

Quando se trata de vegetais, a lista de todos os bons ingredientes que você pode comer é ainda maior. Muitos vegetais fibrosos devem ser comidos de preferência picados e crus. Caso contrário, o corpo humano não consegue decompô-los. Ao mesmo tempo, a digestão lenta de vegetais crus mantém a taxa de açúcar no sangue confortavelmente elevada e muito estável. Você pode picar a maioria dos vegetais no ralo grosso de um ralador ou — muito mais fácil — no disco para picar do processador de alimentos. No caso de vegetais mais macios, como a abobrinha, use um disco capaz de cortar em fatias finas sem esmagar.

Muitos bons cozinheiros cozinham os legumes numa panela grande de água fervente, mas cozinhá-los no vapor preserva mais a cor, o sabor e os nutrientes — e, além disso, é um processo mais rápido. Levar os legumes ao forno é outra maneira de realçar seu sabor.

abacate
abóbora
abóbora-moranga
abobrinha
acelga-suíça
agrião
alcachofra
alface
alga marinha
alho-poró (de vez em quando)
aspargos
batatas
berinjela
beterraba
broccoletti (brócolis pequenos, cozidos com as folhas)
brócolis
cenouras
chirívia (tipo de mandioquinha)
cogumelos (em pequenas quantidades)
couve
couve-brócolis (*broccoflower*)
couve-chinesa (*bok choy*)
couve-de-bruxelas
couve-flor
couve-galega
couve-rábano
daikon (tipo de rabanete)
endívia

erva-doce
ervilha-de-vagem
ervilhas
escarola
espinafre
folhas de mostarda
gengibre
jicama (tubérculo parecido com batata-doce)
leguminosas em geral (uma vez por semana como prato principal, e em pequenas quantidades sempre que você quiser)
lentilhas
milho
nabo
pepino
pimentão (em pequenas quantidades)
rabanetes
repolho
repolho-azedo (sobretudo feito em casa)
rúcula
salsão
soja (em pequenas quantidades)
tofu (em pequenas quantidades)
tomate (só cultivado em casa ou orgânico, na época da safra)
vagem

SEMENTES E FRUTOS OLEAGINOSOS

Muitas pessoas são alérgicas a alguns frutos oleaginosos, como avelãs, nozes e amendoins. É por isso que não os incluí nesta lista. Porém, muitas dessas alergias parecem genéticas. Se você achar que *não* é alérgico aos amendoins ou outras nozes, faça o teste da dieta de manutenção: coma um pouco numa refeição e preste bem atenção por vários dias para ver se descobre algum sintoma. Caso contrário, repita o teste. Quando tiver certeza de que nada acontece, adicione aquela semente à sua lista de alimentos permitidos. Lembre-se, grande parte desta dieta é individual. As sementes também são fonte importante de nutrientes numa dieta em grande parte vegetariana.

amêndoas (em pequenas quantidades, só se você não for alérgico)
castanha-de-caju
castanha-portuguesa
coco seco
nozes-macadâmia

nozes-pecã
pinhão
sementes de abóbora
sementes de gergelim
sementes de girassol
sementes de linhaça

ADOÇANTES

Açúcar branco, processado com arsênico, é totalmente proibido. Todos os adoçantes devem ser usados em quantidades mínimas, pois são ácidos. Há outros tipos de adoçantes, como a estévia e o agave, usados por alguns vegetarianos, mas todas as receitas deste livro pedem ingredientes que você já conhece:

Açúcar mascavo

Xarope de bordo — o tipo âmbar é o mais saboroso

Mel — Existem meles orgânicos excelentes. Escolha um mais suave, como o de flores-do-campo ou de tília, e um de sabor mais intenso, como o de castanheiro.

OUTROS ITENS DA DESPENSA

Sal marinho natural ou sal do Himalaia

Ervas e temperos. A não ser que você seja alérgico, todos são permitidos, exceto coentro — muitas pessoas têm alergia a essa erva. Se você achar que não é seu caso, faça o teste antes de comer regularmente.

Caldo instantâneo de legumes orgânicos (facilita o preparo de vários pratos vegetarianos, com menos ingredientes; escolha uma marca sem glutamato monossódico)

Outros vegetais orgânicos e carne de frango orgânica

Arroz arbóreo
Arroz *basmati*
Azeite de oliva extravirgem
Biscoitos de arroz
Crisps de centeio
Leite de arroz
Leite de soja
Macarrão de arroz

Macarrão de espelta
Macarrão de sêmola importado
Macarrão de trigo-sarraceno
Óleo asiático de gergelim
Óleo de girassol
Óleo de sementes de abóbora
Vinagre balsâmico
Vinagre de arroz

CAPÍTULO 10

A CURA INTENSIVA DE UMA SEMANA DO DR. RAU

RECUPERE A FORMA EM SETE DIAS

Como costumo dizer, é impossível "trapacear" no Método do Dr. Rau. Isso significa que, se você decidir comer um filé de vez em quando e seguir minha dieta no resto do tempo, a "tentação" não fará a menor diferença (no entanto, quando meus pacientes apelam para a proteína, eu sempre espero que ao menos comam uma porção pequena). Se você já passou pela desintoxicação de três semanas e seguiu minha Dieta de Manutenção Permanente por pelo menos dois meses, seu ambiente interno mudou para melhor: você refez sua flora intestinal, aliviou suas alergias primárias, alcalinizou seu sistema e fortaleceu seu sistema imunológico. Seu corpo está mais resistente, e um filé ou uma fatia de bolo de chocolate não farão diferença para seu bem-estar.

No entanto, quando a má alimentação vira um hábito, ela acaba cobrando seu preço. Digamos que você esteve viajando a trabalho ou de férias, comendo em restaurantes todas as noites, qualquer coisa que lhe desse vontade. Ou você teve aborrecimentos e se consolou com hambúrgueres e batatas fritas ou torta com sorvete. Talvez você tenha uma dependência química e tenha sofrido uma recaída. Em algum momento, você foi longe demais. Sua "margem de manobra" termina no momento em que seu sistema se desequilibra.

Ninguém precisa avisá-lo quando você passa dos limites: seu próprio corpo dá o alarme. Talvez você se sinta um pouco deprimido. Talvez tenha dores de cabeça. Sua digestão pode começar a causar problemas. Talvez você não consiga dormir bem. Talvez engorde vários quilos de repente. Ou talvez apenas se sinta péssimo.

É claro que, para resolver o problema, você pode voltar para a Dieta Suíça de Desintoxicação, mas ela dura três semanas. Aos que já passaram por essa dieta e pelo menos conservaram seu corpo em equilíbrio por algum tempo, proponho uma solução rápida: a Cura Intensiva de Uma Semana do Dr. Rau. É uma dieta de purificação de sete dias que tem tudo para deixar você em forma. E é especialmente eficaz combinada com nossa excelente Limpeza do Fígado, sobre a qual falaremos no próximo capítulo. Ela abre os dutos biliares e elimina gorduras congestionadas no fígado e na vesícula. Muitos de nossos pacientes de longa data visitam uma vez por ano a Clínica Paracelsus ou nossa clínica-irmã de Al Ronc, nos Alpes, para uma purificação de uma semana que combina essa dieta com a Limpeza do Fígado.

Em vez de um jejum, que pode ser ao mesmo tempo prejudicial e contraprodutivo, desenvolvi essa dieta purificadora, que dura sete dias. Ela inclui só alimento suficiente para manter um equilíbrio hidroeletrolítico saudável e para estimular os sucos digestivos, o que leva à queima e eliminação das proteínas tóxicas antigas. Ela também acelera o metabolismo celular, provocando desintoxicação mais rápida e perda de peso.

Essa semana quase pode ser encarada como uma purgação. O programa nutricional consiste numa dieta vegetariana muito restrita — no que diz respeito aos alimentos e às quantidades — que purifica o fígado, os rins e outros órgãos, expelindo as toxinas do organismo de maneira eficaz e em pouco tempo. Na verdade, para usar uma expressão um pouco grosseira, quando você para de empurrar comida de um lado, as toxinas começam a sair do outro. Em nossas clínicas na Suíça, essa dieta é acompanhada por colonterapia e outros tratamentos. Enemas feitos em casa podem trazer quase os mesmos benefícios, embora, é claro, não tenham efeito tão profundo.

Beber grandes quantidades de água — pelo menos de 2 a 3 litros por dia — é indispensável para desobstruir o sistema e conservar o equilíbrio. Nós também sugerimos chás de ervas, como chá de tília e de alecrim, que estimulam o metabolismo. Seja qual for o estado de sua saúde, essa dieta é rejuvenescedora e muito boa para perder peso. Muitas pessoas se surpreendem com a sensação de vigor depois de apenas sete dias. Isso porque o programa tem todos os benefícios purificadores e estimulantes do jejum líquido, sem o efeito reativo prejudicial que a maioria das pessoas sofre depois. Deixe-me explicar.

Observei essa síndrome no começo de minha carreira, quando comandava o setor de reabilitação de um grande hospital. O jejum é um método de cura comum na Europa, e muitos pacientes que chegavam para um tratamento de longo prazo começavam por um jejum de uma semana, evitando todos os alimentos sólidos e bebendo só água e um pouco de suco de fruta. Depois do jejum, a maioria dos pacientes se sentia bem melhor — independentemente da doença ou dos sintomas que tinham ao chegar.

Isso tinha sentido, pois, sem perceber o que estavam fazendo, eles evitavam alimentos aos quais eram alérgicos, deixando de ingerir novas toxinas ou poluentes e abstendo-se de proteínas. Isso permitia a eliminação de algumas toxinas antigas em seu organismo e preparava uma cura mais profunda. Porém, na semana seguinte, percebi que os mesmos pacientes estavam em estado pior do que no começo — os sintomas tinham se agravado ao extremo.

Por fim, juntei os fatos e descobri qual era o problema. Num jejum completo, as células começam a se purificar, soltando toxinas antigas, proteínas degradadas e até alguns metais pesados. Mas, já que o corpo quase não se alimenta, ele "pensa" que está doente ou vai morrer de fome e assume uma atitude de defesa. É um aspecto da incrível resistência dos seres humanos. Quando você não tem comida ou está doente demais para se alimentar, seu corpo "entra em marcha lenta", por assim dizer, para funcionar num nível metabólico mais baixo e conservar toda a sua energia e suas reservas no intuito de sobreviver. É uma atitude de retenção (também é por isso que uma dieta muito drástica faz a pessoa emagrecer depressa no começo, recuperando depois todos os quilos perdidos e às vezes ganhando alguns a mais).

Infelizmente, naqueles pacientes que faziam jejum, as toxinas que bloqueavam seus sistemas se soltavam até certo ponto, mas o corpo tinha entrado em choque com o jejum completo e passava a reter tudo — inclusive as toxinas bloqueadas lá dentro. Ele não conseguia se livrar das toxinas prejudiciais, e elas se voltavam contra os pacientes com mais força ainda. Além disso, quando o corpo passa fome, começa a reduzir todas as funções metabólicas não essenciais. O organismo se retrai e "poupa" tudo o que puder. Até o funcionamento da hipófise e da glândula suprarrenal fica prejudicado, o que é contraprodutivo.

É por isso que minha Cura Intensiva de Uma Semana tem os mesmos benefícios de um jejum completo, ao mesmo tempo em que força o organismo à eliminação ou purgação das toxinas. É uma maneira de iludir o organismo — dando-lhe só o necessário para estimular o metabolismo celular e permitindo uma desintoxicação rápida e profunda.

Como já expliquei, pense nessa semana como uma solução de emergência. Normalmente, ela não é necessária, mas você pode recorrer a ela a qualquer momento. Eu digo que no Método do Dr. Rau é impossível "trapacear", mas, se você abusar da comida muitas vezes, mais cedo ou mais tarde vai comprometer o equilíbrio de seu organismo. Se isso acontecer, não se preocupe — mas trate de tomar uma providência. Depois de uma semana, você pode voltar à dieta de manutenção.

Além das "trapaças", outros acontecimentos cotidianos podem comprometer o equilíbrio do organismo. Mesmo que você esteja essencialmente bem e seguindo a Dieta de Manutenção há algum tempo, você pode passar por algumas tribulações. Doenças podem ocorrer, o stress familiar pode surgir, e a pressão do trabalho pode debilitar o organismo para realização de bons hábitos. De tempos em tempos, todos nós precisamos de um estímulo de coragem. E é exatamente isso que essa semana pode lhe proporcionar.

Caso você sofra de sintomas específicos, pode se surpreender com a rapidez da melhora. Não importa se você sente indisposição ou apatia, se tem um conjunto de sintomas vagos, se sofre de um problema incurável como dor de cabeça crônica, indigestão ou dores indefinidas, ou se já tem o diagnóstico de uma doença grave. A base da saúde é sempre a mesma: um corpo que funciona da melhor maneira é um corpo em equilíbrio em termos de metabolismo.

Reduzir drasticamente o consumo de calorias e nutrientes, desobstruir o sistema e ao mesmo tempo purificá-lo com grande quantidade de fluidos abrem um "buraco" no barril, para que você se livre de muitas toxinas. Vamos agora explicar passo a passo as instruções para a cura de sete dias.

Sete dias para uma saúde melhor

Caso você precise de minha Cura Intensiva de Uma Semana, vou explicar como ela funciona. Por uma semana, você vai seguir uma dieta estritamente vegetariana, com pequenas porções de comida e muitos líquidos apropriados: caldo de legumes, sucos de vegetais espremidos na hora, chás de ervas e água mineral pura. Sei que algumas pessoas que se preocupam com a saúde gostam de jejuar completamente de tempos em tempos, mas um jejum estrito sem nenhum alimento sólido é muito desgastante para o organismo. Pior ainda: como expliquei antes, é contraprodutivo. Sem qualquer nutrição, o corpo se paralisa. O metabolismo fica mais lento e o corpo se apega ao máximo ao material armazenado. Na verdade, a purificação fica mais difícil. Não é isso o que queremos.

Nosso objetivo é fazer o contrário: iludir o corpo para que ele libere as proteínas tóxicas degradadas e os depósitos de gordura. Com a Cura Intensiva de Uma Semana, o metabolismo na verdade se acelera, causando uma liberação de grandes quantidades de toxinas e resíduos, em vez da retenção provocada pelo jejum total. Ironicamente, por causa disso você acaba perdendo mais peso do que no jejum total.

Durante a cura intensiva, devem-se comer pequenas porções de alimentos leves em momentos críticos, o suficiente para evitar a queda da taxa de açúcar no sangue. Você tem de mastigar cada bocado de 20 a 30 vezes. Isso lhe dá a sensação de comer mais, ao mesmo tempo em que incentiva a digestão e a eliminação de todas as proteínas antigas que bloquearam seu corpo ao longo de anos. O efeito de purgação faz com que elas passem dos tecidos para a linfa e o sangue, onde podem ser processadas pelo fígado. Sobretudo se você estiver doente, é importante desintoxicar com cuidado, para que o corpo continue forte e possa começar imediatamente a melhorar o ambiente interno.

Ao mesmo tempo, estimula-se uma purgação interna para eliminar substâncias tóxicas e limpar os intestinos. Só despejando todas as bactérias "ruins" e detritos antigos, criando assim, por assim dizer, um solo limpo e saudável, pode-se estimular o crescimento de bactérias "boas", das quais depende a saúde de todo o sistema imunológico.

A limpeza interior é muito importante. Na Clínica Paracelsus, damos aos pacientes enemas (hidroterapia do cólon) de um tipo muito especial. Eles são acompanhados por uma massagem suave do abdome que estimula o sistema nervoso parassimpático, levando a um funcionamento melhor dos intestinos. Isso ajuda o corpo a soltar as impurezas, criando uma limpeza profunda sem o risco de intrusão excessiva. Os enemas livram o corpo de toxinas que se acumulam no intestino, matéria putrefata antiga e bactérias intestinais "ruins". Na clínica, a limpeza é seguida imediatamente por uma "replantação", por assim dizer, de uma flora intestinal específica que é essencial para a digestão e absorção de todos os nutrientes. O resultado é que ao menos um dos sistemas é totalmente esvaziado e reativado num nível profundo, ficando "novo em folha", por assim dizer.

Em casa, você pode conseguir parte do mesmo efeito fazendo um enema suave de água morna ou café orgânico no segundo dia da Cura Intensiva e um segundo na noite do sexto dia. Opcionalmente, no segundo e sexto dias, você pode tomar logo pela manhã 1 colher (sopa) de Sal de Epsom (sulfato de magnésio) dissolvida numa xícara de água morna para estimular a eliminação.

Como já observei, a Cura Intensiva de Uma Semana é mais eficaz em combinação com nossa Limpeza do Fígado, explicada no próximo capítulo. As duas se complementam da melhor maneira para criar os melhores resultados no menor tempo possível. Se você estiver fazendo a Limpeza do Fígado (e espero que realmente faça), tem de beber também ao menos 1 litro de suco de maçã todos os dias para abrir os dutos biliares.

Líquidos são extremamente importantes

Quando tantos detritos e resíduos são eliminados do organismo, é absolutamente imprescindível beber líquidos suficientes para desobstruir os rins, evitar a desidratação e manter o equilíbrio hidroeletrolítico. Recomendo ao menos 2½ a 3 litros de líquidos por dia. Isso inclui as seguintes bebidas:

Sucos vegetais

Recomendo 120 ml (½ xícara) de suco vegetal fresco. Suco de beterraba e de cenoura são os mais indicados, mas quase todos os vegetais servem para esse fim. Pessoas de estômago delicado se dão bem com 1 a 2 colheres (sopa) de suco de batata crua, que é excelente para a "síndrome do intestino irritável". Para evitar a carga tóxica adicional dos pesticidas e fertilizantes, todos os vegetais têm de ser orgânicos. Caso você tenha um espremedor, tome sucos vegetais espremidos na hora. Ou talvez haja uma casa de sucos perto de sua casa. Caso contrário, procure um empório natural onde você possa encontrar uma boa marca orgânica. É melhor tomar o suco vegetal como coquetel no jantar.

Sucos de frutas

Um copo pequeno (120 ml) de suco de toranja, de preferência rosada, deve ser tomado de manhã. Suco de maçã não adoçado, se possível do tipo europeu, é essencial caso você esteja fazendo a Limpeza do Fígado. Beba ao menos 1 litro por dia, sorvendo-o devagar entre as refeições.

Chás de ervas

Você pode tomar 4 xícaras (ou mais) de chá de ervas. Alguns chás herbais tendem a estimular a purgação. Recomendamos em especial os chás de erva--doce, urtiga, tília e hortelã, além de chá de losna (ou absinto), se você conseguir encontrá-lo. Essas variedades específicas estimulam o metabolismo. Não use adoçante.

Caldo de legumes

A Sopa Alcalina do Dr. Rau (ver p. 168) é fácil de fazer. Uma porção dura 2 dias. Tome de 2½ a 3 xícaras todo dia, mas sem sal — nem mesmo sal marinho. Cuidado para não incluir nenhum dos vegetais contidos na sopa, a não ser quando estipulado pela dieta, conforme a descrição mais adiante neste capítulo. O caldo do Dr. Rau pode ser sorvido aos poucos durante o dia, se você preferir.

Água

Ao menos 1 litro desses líquidos deve ser de água mineral não clorada e não gaseificada, de preferência purificada (por filtragem ou desionização), com o mínimo possível de minerais. Beba toda a água à temperatura ambiente ou morna. Bebidas geladas não são permitidas.

Além disso, duas vezes por dia, às 10 e às 16 horas, beba ½ colher (chá) de pó alcalinizante, como bicarbonato de sódio, dissolvido em meio copo de água morna. Isso também estimula a purgação.

Apesar de todos os fluidos que você está tomando, ao longo de apenas uma semana a maioria das pessoas perde de 2 a 2½ quilos de peso. E outra vantagem é que, no final, sua sensação de bem-estar e sua aparência melhoram muito.

O que pode acontecer durante a purgação

Uma semana de purgação intensiva deve ser acompanhada do menor stress possível. É por isso que as pessoas geralmente visitam uma clínica ou um *spa* para se desintoxicar. Se possível, preserve o máximo de tranquilidade durante essa semana. Muitos pacientes vêm à nossa clínica, com vista para os prados ondulados e as montanhas distantes do Appenzell, ou à clínica-irmã de Al Ronc, empoleirada na parte dos Alpes perto da fronteira italiana, para uma semana relaxante de desintoxicação combinada com nossa poderosa Limpeza do Fígado. Descansar numa espreguiçadeira num terraço ensolarado, diante dos Alpes cobertos de neve, com certeza ajuda a reduzir o stress. Também oferecemos todos os tipos de tratamentos terapêuticos e relaxantes.

Durante esse tempo, você pode trabalhar e seguir sua rotina sem problemas, mas tente manter o nível de stress o mais baixo possível. Durma cedo e acorde cedo. Deixe de lado o esporte ou a musculação, se for o caso. É uma boa ideia marcar uma massagem. Tome vários banhos relaxantes e duchas quentes. Caso você pratique ioga ou meditação, use os métodos excelentes de alívio do stress e estímulo do sistema nervoso parassimpático (inconsciente). Uma caminhada de meia hora uma ou duas vezes por dia sempre faz bem, mas evite qualquer tipo de ginástica. Não trabalhe demais. Seja o mais gentil possível com seu corpo durante esse período, para que ele faça seu trabalho importante de regeneração. Cancele os compromissos menos importantes. Tente gozar uma semana de paz. Sua mente tem de mudar para que o corpo mude também.

Se possível, tire férias ou licença de uma semana. Caso você tenha uma casa de campo (ou de praia), aproveite para viajar. Se ficar em casa, desligue o telefone e a televisão. Não leia jornais. Cerque-se de objetos bonitos, flores, plantas e sons que lhe agradem. Crie um ambiente de serenidade.

A Cura Intensiva pode ser uma experiência muito íntima para se partilhar com o parceiro. Já que você está longe de suas distrações costumeiras e voltado para dentro, muitos casais descobrem uma ligação mais forte durante essa semana.

É um momento apropriado para que sua vida espiritual se manifeste. Deixe o computador no escritório. Aproveite o tempo livre para pensar sobre si mesmo e sobre sua vida. O que é mais importante para você? Com certeza, sua saúde e as pessoas queridas. Caso você tenha uma doença grave ou crônica, esse é um bom momento para examinar sua vida. Suas prioridades estão em ordem? Você está fazendo as escolhas certas na vida? Poderia se livrar de alguns desgastes sem fazer nenhuma grande mudança? Certamente existem muitos assuntos sobre os quais precisamos refletir, mas raramente temos uma semana livre para fazer isso.

Preparo para a Cura

No plano prático, resolva todas as providências necessárias antes de começar a Cura. Planeje o cardápio da semana e faça compras com antecedência. Nada de restaurantes ou comidas especiais. O que você precisa é de uma seleção apetitosa de vegetais orgânicos e alguns grãos integrais que não contenham glúten: quinoa, amaranto, painço, trigo-sarraceno e milho. Você vai precisar de sucos frescos de vegetais, galões de água mineral purificada, algumas maçãs e muito suco de maçã não adoçado e alguns chás de ervas. Decida se você vai fazer sua própria comida, por menos que seja, ou se alguém vai ajudá-lo. Prepare uma porção de Sopa Alcalina do Dr. Rau a cada dois dias. Tente não pensar em "luxos" como comidas finas e vinho. Nesse período, pense apenas em seu fígado, atulhado de gordura e contaminado de toxinas.

A única receita que você realmente terá de preparar é minha Sopa Alcalina do Dr. Rau. O preparo é extremamente simples e só envolve quatro ingredientes principais, mas ela sustenta bem. O caldo deve ser tomado logo pela manhã e no jantar. No almoço você pode tomar uma xícara a mais, se quiser. No jantar, sirva uma porção maior junto com um pouco de vegetais da sopa, amassados para formar um purê.

Sopa Alcalina do Dr. Rau

- **RENDE CERCA DE 7 XÍCARAS DE CALDO E 3½ XÍCARAS DE VEGETAIS**

1½ xícara de abobrinha cortada em cubos
1 xícara (cerca de 120 g) de vagem cortada bem fina
¾ de xícara ou 2 talos de salsão em pedacinhos pequenos
¾ de xícara de cenoura sem casca, cortada em cubos
sal marinho (opcional)

1. Ponha todos os vegetais numa panela grande com 2 litros de água mineral pura (não clorada). Leve à fervura e retire toda a espuma que se formar em cima.
2. Reduza para o fogo brando, cubra a panela parcialmente e cozinhe os vegetais por 10 a 12 minutos, ou até que fiquem macios.

3. Retire a panela do fogo e reserve, coberta, por 10 minutos. Sirva conforme as instruções. Depois que você passar para a Dieta de Manutenção Permanente, pode temperar o caldo com sal a gosto.

OBSERVAÇÃO: Se você quiser dobrar ou mesmo triplicar a receita, para ter um bom "estoque" de caldo alcalinizante à mão, faça isso guardando na geladeira só o suficiente para dois dias e congelando o resto em recipientes com medidor. Mas cuidado: os vegetais não podem ser congelados e devem ser comidos nos primeiros dois dias; todo o resto deve ser descartado.

Agora que você já tomou todas as providências e preparou minha sopa alcalina, pode começar a Cura Intensiva. Estas são as instruções básicas:

- não coma carne
- não coma açúcar
- não consuma nenhum tipo de glúten
- não consuma nenhum derivado do leite
- não coma frutos oleaginosos (exceto castanhas-portuguesas)
- não inclua nada de sal ou pimenta
- consuma ao menos 3 litros de fluidos por dia, como água mineral pura, o caldo da Sopa Alcalina do Dr. Rau, sucos vegetais, chás de ervas e suco de maçã orgânico e não adoçado, caso você esteja fazendo também a Limpeza do Fígado

Embora o plano inclua três refeições por dia, além de dois pequenos lanches para manter o nível de açúcar do sangue, a comida é bem leve em termos de quantidade e substância, com predomínio de vegetais. Assim, para digerir adequadamente e para que você se sinta o mais satisfeito possível, mastigue cada bocado de 20 a 30 vezes. É *absolutamente* necessário que você beba todos os fluidos — ao menos 3 litros por dia —, tanto para se hidratar quanto para eliminar todas as toxinas que vão se desprender de seu corpo. Mantenha uma agenda tranquila e vá para a cama cedo. Se possível, não jante depois das 18h30. Caso você esteja fazendo também a Limpeza do Fígado, beba ao menos 1 litro de suco de maçã não adoçado, além dos demais líquidos.

DIA 1

Café da manhã

- 120 ml (½ xícara) de suco fresco de toranja, de preferência Ruby Red ou rosada
- 1 xícara de caldo (sem os vegetais) da Sopa Alcalina do Dr. Rau (ver p. 168)
- ½ xícara de mingau de quinoa, servido com 2 metades de Ameixas cozidas (ver p. 296) e ⅓ de xícara da calda das ameixas
- 1 colher (sopa) de óleo puro de linhaça
- ½ maçã
- 1 xícara de chá de ervas

Lanche da manhã

- ½ maçã

Almoço

- *Prato de salada*: ½ xícara de folhas de espinafre *baby*, levemente prensadas, ¼ de xícara de abobrinha picada e ¼ de xícara de cenoura picada, temperadas com 1½ colher (chá) de azeite de oliva extravirgem e 1½ colher (chá) de vinagre balsâmico. Não use sal *nem* pimenta
- *Prato de vegetais cozidos no vapor*: ½ xícara de raminhos de brócolis, ½ xícara de folhas de acelga-suíça picadas grosseiramente e ⅓ de xícara de vagem picada, temperadas com 1½ colher (chá) de azeite extravirgem e 1½ colher (chá) de suco fresco de limão
- 1 xícara de chá de ervas

Lanche da tarde

- ½ abacate com suco de limão

Jantar

- 120 ml (½ xícara) de suco fresco de beterraba
- 1½ xícara da Sopa Alcalina do Dr. Rau com ⅓ de xícara de vegetais da sopa

- *Prato de vegetais cozidos no vapor*: ½ bulbo pequeno de erva-doce, cortado em tiras grossas, 4 brotos de aspargo e ½ xícara de raminhos de couve-flor, temperados com 1½ colher (chá) de azeite extravirgem e 1½ colher (chá) de suco fresco de limão
- 3 biscoitos pequenos de arroz
- 1 xícara de chá de ervas

DIA 2

Café da manhã

- 120 ml (½ xícara) de suco fresco de toranja
- 1 xícara de caldo (sem os vegetais) da Sopa Alcalina do Dr. Rau
- ½ xícara de mingau de painço, preparado com 2 colheres (chá) de uvas-passas e servido com ½ xícara de leite de arroz
- 1 colher (sopa) de óleo puro de linhaça
- ½ maçã
- 1 xícara de chá de ervas

Lanche da manhã

- ½ abacate pequeno com suco de limão

Almoço

- *Prato de salada*: 1 xícara de verduras jovens tipo *field greens*, levemente prensadas, ¼ de xícara de cenoura picada, ¼ de xícara de beterraba picada e 2 rabanetes em fatias finas, temperados com 1½ colher (chá) de azeite de oliva extravirgem e 1½ colher (chá) de vinagre balsâmico
- *Prato de vegetais cozidos no vapor*: ⅓ de xícara de ervilhas tipo *snap peas*, ½ xícara de raminhos de brócolis e 1 xícara de folhas de espinafre *baby* levemente prensadas (antes do cozimento), temperadas com 1½ colher (chá) de azeite extravirgem e 1½ colher (chá) de suco fresco de limão
- 1 xícara de chá de ervas

Lanche da tarde

- ½ maçã

Jantar

- 120 ml (½ xícara) de suco fresco de cenoura
- 1½ xícara de Caldo de milho verde e batata (ver p. 213), preparado sem manteiga e sem sal **e** pimenta
- *Prato de vegetais cozidos no vapor*: ⅓ de xícara de vagens, 2 fatias grossas de couve-rábano **ou** salsão e 1 xícara de talo e folhas de acelga-suíça (levemente prensados antes do cozimento), temperados com 1½ colher (chá) de azeite extravirgem e 1½ colher (chá) de suco fresco de limão
- 1 xícara de chá de ervas

DIA 3

Café da manhã

- 120 ml (½ xícara) de suco fresco de toranja
- 1 xícara de caldo (sem os vegetais) da Sopa Alcalina do Dr. Rau
- ⅔ de xícara de cereal de amaranto não adoçado, servido com ½ banana pequena em fatias e ½ xícara de leite de arroz
- 1 colher (sopa) de óleo puro de linhaça
- ½ maçã
- 1 xícara de chá de ervas

Lanche da manhã

- 1 cenoura pequena

Almoço

- *Prato de salada*: ⅓ de xícara de Salada de milho, arroz e ervilhas (ver p. 229), 1 xícara de folhas de espinafre *baby*, levemente prensadas, e ⅓ de xícara de abobrinha picada, temperadas com 1½ colher (chá) de azeite de oliva extravirgem e 1½ colher (chá) de suco fresco de limão
- *Prato de vegetais cozidos no vapor*: ½ xícara de abóbora amarela tipo *summer squash* e 1 xícara de couve-galega picada (levemente prensada antes do cozimento), temperadas com 1½ colher (chá) de azeite extravirgem e

1½ colher (chá) de vinagre balsâmico e servidas com ⅓ de xícara de Beterrabas marinadas ao forno (ver p. 228)
- 1 xícara de chá de ervas

Lanche da tarde

- 4 castanhas-portuguesas cozidas

Jantar

- 120 ml (½ xícara) de suco de abobrinha e salsão
- 1½ xícara da Sopa Alcalina do Dr. Rau, incluindo ½ xícara de vegetais da sopa em cubos
- *Gratin* de erva-doce (sem o queijo) (ver p. 252)
- 1 xícara de chá de ervas

DIA 4

Café da manhã

- Igual ao do Dia 1

Lanche da manhã

- ½ abacate com suco de limão

Almoço

- *Prato de salada:* ⅔ de xícara de rúcula *baby* levemente prensada, ⅓ de xícara de pepino em fatias finas, ⅓ de xícara de salsão em fatias e 2 rabanetes em fatias finas, temperados com 1½ colher (chá) de azeite de oliva extravirgem e 1½ colher (chá) de vinagre balsâmico
- *Prato de vegetais cozidos no vapor:* ⅓ de xícara de ervilhas jovens, ⅔ de xícara de raminhos de brócolis e 1 bulbo pequeno de erva-doce cortada em 4 pedaços, temperados com 1½ colher (chá) de azeite extravirgem e 1½ colher (chá) de suco fresco de limão

Lanche da tarde

- 1 cenoura pequena

Jantar

- 120 ml (½ xícara) de suco fresco de beterraba
- 1½ xícara da Sopa Alcalina do Dr. Rau, incluindo ½ xícara de vegetais da sopa em cubos
- Aspargos fritos com acelga-suíça e cenouras (ver p. 248), sem as castanhas-de-caju. Sirva com ¼ de xícara de arroz *basmati*.
- 1 xícara de chá de ervas

DIA 5

Café da manhã

- Igual ao do Dia 2

Lanche da manhã

- 1 pepino pequeno

Almoço

- *Prato de salada*: 1 xícara de verduras jovens tipo *field greens* e ⅓ de xícara de abobrinha picada, temperadas com 1½ colher (chá) de azeite de oliva extravirgem e 1½ colher (chá) de vinagre balsâmico e servidas com ⅓ de xícara de Salada de beterraba e cenoura picadas (ver p. 228) e ⅓ de xícara de Salada suíça de batatas (ver p. 233), preparada sem alho-poró e sem sal e pimenta
- ½ porção de Salada de milho, arroz e ervilhas (ver p. 229)
- 1 xícara de chá de ervas

Lanche da tarde

- 5 biscoitos pequenos de arroz

Jantar

- 120 ml (½ xícara) de suco fresco de cenoura
- 1½ xícara da Sopa rápida de brócolis (ver p. 209), sem o creme de leite e o sal
- *Prato de vegetais cozidos no vapor*: 6 brotos de aspargo, ½ batata-doce pequena em fatias e 1 xícara de *broccoletti* picados grosseiramente (antes do cozimento), temperados com 1½ colher (chá) de azeite extravirgem e 1½ colher (chá) de suco fresco de limão
- 1 xícara de chá de ervas

DIA 6

Café da manhã

- 120 ml (½ xícara) de suco fresco de toranja
- 1 xícara de caldo (sem os vegetais) da Sopa Alcalina do Dr. Rau
- ⅓ de xícara de trigo-sarraceno pilado (isto é, descascado e torrado), cozido em 1 xícara de água sem sal até amaciar e formar um mingau (cerca de 15 minutos)
- 1 colher (sopa) de óleo puro de linhaça
- ½ maçã
- 1 xícara de chá de ervas

Lanche da manhã

- ½ abacate com suco fresco de limão

Almoço

- *Prato de salada*: 1 xícara de alface-romana picada, ⅓ de xícara de cenouras picadas, ½ xícara de pepino em fatias finas e ⅓ de xícara de brotos de feijão, temperados com 1½ colher (chá) de azeite de oliva extravirgem e 1½ colher (chá) de suco fresco de limão
- *Prato de vegetais cozidos no vapor*: 6 castanhas-portuguesas cozidas, ½ xícara de Beterrabas marinadas ao forno (ver p. 228), ½ xícara de ervi-

lhas picadas e ½ abobrinha pequena, temperadas com 1½ colher (chá) de azeite extravirgem e 1½ colher (chá) de suco fresco de limão
- 1 xícara de chá de ervas

Lanche da tarde

- ½ batata-doce pequena, cozida no vapor

Jantar

- 120 ml (½ xícara) de suco fresco de beterraba e cenoura com um pouco de gengibre fresco
- 1½ xícara da Sopa Alcalina do Dr. Rau, incluindo ½ xícara de vegetais da sopa em cubos
- ½ porção de Quinoa com couve-chinesa, cogumelos *shitake* e gergelim (ver p. 250), preparada sem os cogumelos
- 1 xícara de chá de ervas

DIA 7

Observação: é neste dia que você deverá fazer a Limpeza do Fígado.

Café da manhã

- Igual ao do Dia 3

Lanche da manhã

- 1 maçã pequena

Almoço

- Igual ao do Dia 3

Jantar

- Se você estiver fazendo a Limpeza do Fígado, alimente-se só de líquidos depois das 14 horas. Caso contrário, tome uma tigelinha da Sopa Alcalina do Dr. Rau com ½ xícara dos vegetais cozidos da sopa e sua combinação preferida de vegetais cozidos no vapor. Depois do jantar, beba 1 xícara de chá de ervas.

Agora com certeza seu corpo estará "novo em folha", mas talvez você sinta um pouco de fome. Caso queira perder peso, terá uma surpresa agradável ao pisar na balança. A eliminação das toxinas lhe dará uma aparência mais jovem. Mesmo numa única semana, seu tecido conjuntivo se fortalecerá, sua pele brilhará e parecerá mais firme, e seus olhos terão aspecto mais claro. E o mais importante é que você vai reparar todos os danos anteriores e poderá voltar à Dieta de Manutenção Permanente como se nada houvesse acontecido.

CAPÍTULO 11

A LIMPEZA DO FÍGADO

UMA OPORTUNIDADE PARA COMEÇAR DO ZERO

Recomendo calorosamente nossa poderosa Limpeza do Fígado, que purifica tanto o fígado quanto a vesícula. Ela abre os dutos biliares, permitindo que o excesso de gorduras e toxinas seja eliminado em pedras biliares macias. Como já expliquei, essa purgação fácil mas extremamente eficaz limpa não só o fígado, como também a vesícula e os dutos biliares. E você pode experimentá-la na privacidade de sua casa, sem grandes transtornos. As únicas provisões de que você precisa são limões orgânicos frescos, 1 ou 2 toranjas orgânicas (de preferência do tipo Ruby Red ou rosadas), Sal de Epsom (sulfato de magnésio), azeite de oliva extravirgem e alguns litros de suco de maçã não adoçado (as únicas pessoas que não devem fazer a Limpeza são mulheres grávidas ou lactantes e qualquer pessoa com intolerância à frutose).

A Limpeza do Fígado pode ser feita a qualquer momento, mas funciona bem melhor junto com nossa Cura Intensiva de Uma Semana, explicada no capítulo anterior. Isso acontece porque você tem de preparar seu corpo de maneira muito específica, do ponto de vista nutricional, por cerca de uma semana. Ao menos sete dias antes da Limpeza, você tem de se abster de cafeína, álcool, carne, queijo e outros laticínios, ovos, trigo, alimentos industrializados e qualquer outra fonte de gordura saturada. Durante esse período, coma muitos vegetais picados, crus ou ligeiramente cozidos no vapor, temperados somente com suco de limão ou vinagre balsâmico e azeite de oliva extravirgem. Sua dieta pode incluir sal marinho natural ou sal do Himalaia, mas não sal de cozinha (isto é, cloreto de sódio). E o detalhe mais importante da Limpeza é que você tem de beber de 1 a 2 litros de suco de maçã todo dia entre as refeições, durante ao menos seis dias. O ácido malolático do suco de maçã abre e relaxa os dutos biliares e dilui a bile, para que o tratamento seja agradável e totalmente indolor.

Recomendo a Limpeza do Fígado a todos os que "abusaram da comida" e querem se desintoxicar depressa para voltar à Dieta de Manutenção Permanente. Em fases difíceis da vida, a Limpeza também fornece um ótimo começo no caminho para a saúde de acordo com a medicina biológica suíça. Para você entender melhor por que deve experimentar a Limpeza do Fígado, vale a pena explicar as relações entre esse órgão poderoso e o estado geral de saúde.

Sobre o fígado

O fígado é o terceiro maior órgão do corpo humano, depois da pele e do intestino. Situado no lado direito do abdome superior, ele fica coberto pelo diafragma, bem perto do estômago. Com peso de 1 a 1,5 kg, esse órgão é absolutamente essencial para uma série de funções bioquímicas. Quando o fígado para de funcionar, a pessoa morre num prazo de 24 horas. Um dos problemas da quimioterapia — e até de vários medicamentos farmacêuticos comuns, como anti-inflamatórios, estatinas (lipoproteínas) e antibióticos — são os danos que causa para o fígado. O lado bom é que, quando tem uma chance, esse órgão se regenera de maneira extremamente eficaz. E quase tudo o que fazemos na medicina biológica suíça — sobretudo o plano nutricional incluído no Método do Dr. Rau — serve para melhorar as funções hepáticas.

Um ponto extremamente interessante a respeito do fígado é sua natureza dupla: o órgão tem ao mesmo tempo uma função construtiva — isto é, a construção de substâncias necessárias ao organismo — e destrutiva — a eliminação de toxinas e células mortas. É ao mesmo tempo uma "indústria química" complexa e uma máquina de filtragem poderosa.

As várias substâncias químicas fabricadas pelo fígado incluem a bile e o colesterol. A bile é um ácido digestivo armazenado no interior da vesícula, que libera o líquido no intestino delgado sempre que necessário depois de uma refeição. Ela é essencial para a digestão de gorduras e a absorção de vitaminas lipossolúveis. É impossível digerir gordura sem a bile. Por isso, pessoas com problemas de vesícula precisam tomar cuidado com o que comem. Ao mesmo tempo, é importante lembrar que muitos supostos problemas de vesícula na verdade têm origem no fígado.

O fígado também fabrica colesterol. Apesar da "má reputação" do colesterol em termos gerais, a lipoproteína de alta densidade (*high density lipoprotein* ou HDL) é uma substância extremamente importante para formar paredes celulares, fabricar muitos hormônios e eliminar da corrente sanguínea a lipoproteína de baixa densidade (*low density lipoprotein* ou LDL). Cerca de 60% do cérebro consiste em gordura que contém colesterol. Num ambiente interno devidamente alcalino e na presença de ácidos graxos "bons" (não saturados) e vitaminas B, o colesterol no sangue não necessariamente causa problemas arteriais ou coronários.

Em seu trabalho de processamento, o fígado converte o açúcar simples — isto é, a glicose — em glicogênio, que é então armazenado e liberado quando a pessoa precisa de energia entre as refeições. O fígado decompõe proteínas — tanto as recém-ingeridas quanto as antigas e danificadas de todas as partes do organismo. Depois disso, ele usa os aminoácidos resultantes para fabricar novas proteínas (enviadas aonde são necessárias para o crescimento e a regeneração do organismo) ou elimina esses aminoácidos em forma de toxinas.

O processo de metabolizar proteínas leva à produção de amônia, que é um veneno para seres humanos. Normalmente, o fígado converte a amônia em ureia e a manda para os rins, onde é eliminada em forma de urina. Porém, quando há uma sobrecarga de proteína, o fígado não consegue digeri-la por inteiro nem eliminar toda a amônia, que é então desviada para o sangue, onde causa toxicidade nos tecidos.

Além de todas essas funções, o fígado filtra uma série de outras toxinas, como álcool, drogas, substâncias químicas e proteínas antigas e congestionadas. A artéria hepática leva o sangue diretamente do coração para o fígado. Portanto, em certo sentido, o fígado é a primeira "barreira de defesa" do organismo depois dos intestinos. Quando ele fica sobrecarregado processando o excesso de proteínas degradadas, não consegue realizar um bom trabalho de filtragem dessas outras toxinas presentes no sangue.

Quem deve fazer a Limpeza do Fígado?

Quase todas as pessoas podem se beneficiar com a Limpeza do Fígado. Um em cada quatro norte-americanos adultos tem o que se pode diagnosticar clinicamente como "fígado gordo". Isso pode ser causado por diversos fatores, como obesidade, drogas, álcool e doenças. Depósitos de gordura tornam o fígado "preguiçoso", emperram o metabolismo e impedem um funcionamento normal. Normalmente, um "fígado gordo" pode precisar de um ano para se regenerar. Combinando a Cura Intensiva de Uma Semana com a Limpeza do Fígado e voltando depois para a Dieta de Manutenção Permanente, você pode regenerar seu fígado em apenas três meses. Esse programa também é excelente para pessoas com doenças inflamatórias crônicas e com transtornos psiquiátricos como desordem bipolar, depressão e fadiga crônica.

De certa maneira, o funcionamento do fígado é cíclico, o que quer dizer que todos os detritos que ele elimina, como toxinas e excesso de colesterol, são despejados no intestino delgado pela bile que ele fabrica. No final do ciclo digestivo, na parte mais baixa do intestino delgado, boa parte do ácido biliar é reabsorvido no sangue e transportado de volta para o fígado.

Se você comer alimentos gordurosos em excesso e poucas fibras de vegetais, frutas e grãos integrais, haverá um acúmulo de bile e colesterol antigo no fígado e na vesícula, onde se formam pedras esponjosas. Algumas são minúsculas, mas outras podem ser bastante grandes. Fibras insolúveis de vegetais e grãos integrais, que não são digeridas e permanecem no intestino, se combinam com a bile gordurosa e ajudam a expelir esta última, para que ela não entre de novo no ciclo. É por isso que uma dieta rica em fibras diminui a quantidade de toxinas e colesterol e deacidifica o organismo.

A Limpeza do Fígado trata primeiro de aliviar a sobrecarga do fígado. A dieta extremamente pobre em gorduras da Cura Intensiva de Uma Semana — sem nenhum traço de gordura ou proteína animal — e a grande quantidade de fibras dos vegetais crus e ligeiramente cozidos no vapor se combinam com os ácidos biliares para eliminá-los do organismo. Com isso, a maior parte deles não volta para o fígado. O ácido malolático do suco de maçã dilui a bile e ajuda a abrir os dutos. Então, o processo é estimulado com um coquetel especial que força a expulsão das pedras macias de proteínas antigas, colesterol e toxinas que se acumularam ao longo de anos. Você vai se espantar com tudo o que será eliminado de seu organismo.

A Limpeza do Fígado: instruções passo a passo

Passo 1

Simplesmente siga a Cura Intensiva de Uma Semana detalhada no capítulo anterior. No entanto, começando logo no primeiro dia, além dos 2 litros de água e chás de ervas você também precisa beber todos os dias de 1 a 1,5 litro de suco de maçã não adoçado.

O suco de maçã importado da Europa, se você conseguir achá-lo, contém muito menos açúcar natural do que a variedade fabricada em outros locais e é absorvido mais facilmente. Além disso, muitos adultos preferem o sabor mais sutil do suco europeu. Seja qual for sua escolha, é importante beber o mesmo tipo até o fim. O suco de maçã fermenta no organismo, e o ácido malolático que ele produz amolece as pedras biliares e mantém os dutos biliares abertos, para que as pedras possam passar. Se você achar o suco doce demais, dilua com uma porção igual de água. Beba o suco devagar em pequenos goles ao longo do dia, entre as refeições.

Passo 2

Nos dias 5, 6 e 7, quando você acordar, beba um ou dois copos de água morna pura. Quinze minutos depois, tome duas colheres (sopa) de azeite de oliva extravirgem misturado com 2 colheres (sopa) de suco de limão orgânico e fresco. Espere meia hora para tomar o café da manhã.

Passo 3

No dia final (sétimo dia) da Cura Intensiva de Uma Semana, você pode tomar café da manhã e almoçar, mas não jantar. Depois das 14 horas, não coma nem beba nada além de água pura.

18 horas. Dissolva 4 colheres (sopa) ou ¼ de xícara de Sal de Epsom (sulfato de magnésio) em 3 xícaras de água. Divida em 4 porções de ¾ de xícara cada uma. Beba imediatamente a primeira porção. O sal é amargo, e você vai sentir o amargor na parte posterior da língua. Por isso, muitas pessoas preferem usar um canudo comprido, tapando o nariz. Você também pode tomar alguns goles de água ou lamber uma fatia de limão para se livrar do gosto desagradável.

20 horas. Beba a segunda porção de ¾ de xícara de Sal de Epsom.

21h30. Caso você ainda não tenha evacuado, faça um enema de água morna para estimular a ação dos intestinos.

21h45. Esprema uma quantidade suficiente de toranja para obter ¾ de xícara de suco filtrado — sem a polpa. Ponha o suco num recipiente com ½ xícara de azeite de oliva extravirgem. Cubra e sacuda bastante até formar uma emulsão. Seu objetivo é beber essa mistura às 22 horas, mas se você precisar ir ao banheiro mais algumas vezes, pode adiar a mistura por 10 a 15 minutos. Prepare também uma bolsa de água quente, por via das dúvidas, e em seguida vá direto para a cama.

22 horas. Fique ao lado da cama — mas sem se sentar nela. Sacuda mais uma vez o coquetel de azeite e suco de toranja e beba-o depressa, de preferência em um só gole. Se não conseguir, use um canudo comprido tal como descrito acima. Você também pode comer um pouco de açúcar mascavo natural entre cada gole da mistura; no entanto, a porção inteira deve ser consumida dentro de 5 minutos.

Imediatamente, deite-se na cama e não se levante pelos próximos 20 minutos; caso contrário, seu corpo pode não conseguir liberar as "pedras". Apague a luz e fique deitado de costas, com a cabeça em posição elevada. Para isso, use um ou dois travesseiros a mais; você terá de dormir praticamente em posição sentada. Se sentir náusea, vire-se para a direita, mantendo a cabeça elevada, e contraia os joelhos ligeiramente em direção ao peito; isso deve causar alívio. Caso contrário, pressione a bolsa de água morna suavemente contra o fígado, que fica na parte superior direita do abdome. Muitas pessoas se sentem aliviadas com isso.

Agora, tente relaxar. Concentre-se em seu fígado; se puder, visualize a mistura que você acabou de beber "empurrando" as pedras para fora do fígado e da vesícula. *Fique absolutamente imóvel por 20 minutos no mínimo!* Isso dá tempo para que as pedras maiores se mexam ao longo dos dutos biliares e se preparem para passar às fezes. Você não sentirá dores. Todas as preparações que você fez e o Sal de Epsom que tomou vão manter as válvulas dos dutos bem abertas e diluir o fluido biliar. Tente dormir, se conseguir.

Se a qualquer momento durante a noite você sentir necessidade de evacuar, vá ao banheiro. Quando terminar, veja se pequenos cálculos, que podem ter cor esverdeada ou castanho-amarelada, já estão flutuando na privada. Talvez você sinta leves náuseas durante a noite ou no começo da manhã, mas nesse caso elas não vão durar muito.

Passo 4

6-6h30. Ao acordar — mas não antes das 6 da manhã —, beba sua terceira porção de Sal de Epsom diluído. Se sentir muita sede ao acordar, beba primeiro um copo de água morna antes de tomar o Sal. Descanse e relaxe. Talvez você sinta uma certa fraqueza, mas ela vai passar no final da manhã. Esse é um ótimo momento para meditar. Se sentir sono, volte para a cama.

8-8h30. Beba sua quarta e última porção da mistura de Sal de Epsom, e depois simplesmente descanse. Desde o despertar até cerca de 9 da manhã, talvez você vá ao banheiro várias vezes. A maior parte do que evacuar será líquido, mas cheio de pequenas pedras. Você vai se surpreender com a quantidade de pedras que seu corpo eliminou. Muitas terão o tamanho de pequenas ervilhas, mas algumas podem ser surpreendentemente grandes.

10-10h30. Beba devagar um copo pequeno de suco de fruta de sua preferência, espremido na hora. Meia hora depois, coma um pouco de fruta. Depois, ao meio-dia, faça um almoço leve, de preferência com pouca proteína e gordura. O menu descrito no primeiro dia da Dieta Suíça de Desintoxicação é ideal.

Agora, você deve se sentir limpo e renovado. Tente seguir a Dieta de Manutenção Permanente de forma bastante rigorosa por no mínimo 1 mês.

Isso vai continuar o processo de depuração do excesso de proteínas e toxinas e facilitar a transição do ambiente interno de ácido para alcalino. É um programa que regula o metabolismo, ao mesmo tempo em que continua o processo de purificação que foi iniciado. Ele também alivia a carga tóxica e fortalece consideravelmente o sistema imunológico, pois vários alérgenos alimentares são eliminados de sua dieta. Com o tempo, os resultados desse tipo de purificação são realmente espantosos.

CAPÍTULO 12

PERGUNTAS E RESPOSTAS PARA O CORPO E A ALMA

ALGUMAS SOLUÇÕES DO ENIGMA

Como já mencionei várias vezes anteriormente, a medicina biológica suíça não faz distinção entre os planos psicológico e físico. Trata-se simplesmente de duas manifestações do mesmo sistema. É impossível fazer algo com a psique que não afete o organismo, e vice-versa. Os médicos tradicionais já admitiram isso há muitos anos. Mas muitos deles se esqueceram desse princípio. Deixe-me dar um exemplo simples.

Mesmo quando a psicanálise clássica era muito mais popular do que atualmente, e a terapia conversacional era considerada muito eficaz para ajudar as pessoas de várias maneiras, ela nunca funcionou muito bem no tratamento de fobias: medo de aranhas, medo de cobras, medo de altura etc. Os psiquiatras e psicólogos não conseguiam determinar a raiz física do *motivo* pelo qual uma pessoa entrava em pânico histérico quando estimulada por uma situação específica. O tratamento simplesmente não funcionava.

Então, um pesquisador inteligente teve uma ideia. Ele analisou o que acontecia quando alguém tinha um ataque fóbico e descobriu que, se era verdade que o "gatilho" inicial e o medo e o pânico engendrados por ele tinham caráter altamente emocional, a reação física do organismo — injeção de adrenalina, músculos retesados, pulso em disparada — reforçava os sintomas psicológicos. Essencialmente, a reação física à perturbação psicológica só fazia intensificar o estado emocional, amplificando o terror, que por sua vez agravava ainda mais os sintomas físicos. O pesquisador concluiu que os efeitos físicos e mentais de um ataque fóbico consistiam num único ciclo unificado, ou seja, eram coisas inseparáveis.

Já que os médicos tinham procurado por muito tempo (em vão) um tratamento psicológico das fobias, ele se perguntou o que aconteceria se alguém rompesse o ciclo em suas manifestações físicas. O que aconteceria se um paciente fosse ensinado a controlar seus ataques aliviando o corpo, em vez da mente — relaxando os músculos, aprendendo a respirar fundo e de maneira regular, concentrando-se para se acalmar?

O pesquisador constatou que o controle adequado dos efeitos físicos de um ataque fóbico reduzia dramaticamente a ansiedade causada pela fobia. Essa teoria levou ao desenvolvimento do Relaxamento Progressivo, uma técnica física que provou ser muito eficaz no tratamento e cura de fobias psicológicas de todos os tipos.

De maneira parecida, a alimentação recomendada pelo Método do Dr. Rau tem efeito dramático, com o passar do tempo, não só para o organismo, mas também para a psique — isto é, a personalidade e as emoções. Afinal de contas, sabemos que as duas coisas pertencem a um sistema unificado. É fácil perceber que existe uma interação intensa entre a saúde de um dos órgãos mais importantes (os intestinos) e o sistema neuronal (o sistema nervoso inconsciente parassimpático). Quando você come um alimento estragado, sente-se mal de um jeito que afeta profundamente suas emoções e até seus pensamentos. Quando você sente náuseas de repente, todo o seu estado de espírito muda rapidamente. É uma experiência pela qual você certamente já passou várias vezes — seja por causa de intoxicação alimentar, sensação de enjoo ou durante uma ressaca. Quando você bebe demais, pode passar depressa de uma sensação de felicidade, despreocupação e bom humor para um estado de "fossa", agressividade ou "baixo astral".

Conforme vai mudando o ambiente interno de seus intestinos, em pouco tempo seu estado psicológico e até sua personalidade podem mudar também. Já que isso acontece num nível elementar durante uma bebedeira, por que não aconteceria num nível mais sutil? Mudanças mínimas mas permanentes do ambiente interno, como aquelas provocadas por uma alteração da dieta, também causam mudanças de personalidade. É uma das razões pelas quais as pessoas que seguem o Método do Dr. Rau, num prazo de apenas seis semanas, se sentem mais calmas, mais serenas e relaxadas, menos ansiosas e certamente menos deprimidas (é também por essa razão que o método ajuda pessoas que sofrem de problemas mentais intratáveis, tais como depressão, distúrbio de déficit de atenção [DDA], hiperatividade e até autismo).

Praticada a longo prazo, a nutrição gera efeitos no corpo físico que por sua vez afetam o estado emocional tanto quanto o organismo, mudando nossa maneira de interagir com o mundo ao redor. Além da paz de espírito, ela também melhora a percepção do mundo e permite uma compreensão mais profunda de si mesmo.

A visão de mundo ocidental, mecânica e limitada, faz uma distinção entre corpo e mente. Na verdade, os dois são uma entidade única. Tradições terapêuticas antigas, como a chinesa e a indiana xamanística, não fazem esse tipo de separação. A medicina biológica suíça utiliza os recursos de diagnóstico e terapia mais modernos dos dias de hoje, mas defende essa visão tradicional da unidade entre corpo e mente. Esse é um dos motivos pelos quais faço tantas perguntas a meus pacientes.

As perguntas do dr. Rau

Como todos os médicos, faço perguntas a meus pacientes para saber por qual razão eles me procuraram e quais são seus sintomas ou doenças. Mas descobri que as perguntas listadas a seguir, feitas em visitas sucessivas ao longo de um tratamento, me fornecem uma visão mais profunda de seus problemas, do ponto de vista da medicina biológica suíça. Quando alguém aprende a fazer as perguntas certas e depois aprende também a achar as respostas certas, descobre muita coisa sobre a causa de seus males ou distúrbios, sejam eles crônicos e sistêmicos ou uma doença grave. Decifrar o enigma dos sintomas traz benefícios tanto físicos quanto psicológicos. Esse é um dos motivos da eficácia de nosso tratamento contra uma variedade muito grande de distúrbios.

Espero sinceramente que, se você fizer essas perguntas a si mesmo e pensar com calma nas respostas, talvez descubra algumas peças do "quebra-cabeça" de sua saúde e bem-estar. Nós só nos curamos de verdade quando entendemos a nós mesmos — nosso corpo e nossa alma — como seres únicos.

Perguntas sobre a vida como um todo

1. Qual é seu sintoma principal e por que ele o incomoda?

    Perceber a importância que você atribui a um sintoma e a maneira como ele afeta sua vida revela muito sobre as circunstâncias psíquicas que o dominam, sobre seus hábitos mentais e a relação entre seu problema e a vida cotidiana. Como médico, esta pergunta é valiosa para mim, mas também é importante para ajudá-lo a pensar e enxergar sua saúde num contexto mais amplo.

2. Você sente alguma dor e, em caso afirmativo, em que lugar do corpo e com que intensidade, numa escala de um a dez?

    Sua relação com um sintoma e com o desconforto que ele causa também revela seus temores mais profundos. O autoconhecimento é sempre uma boa maneira de começar um tratamento. Ele ajuda a separar o problema real dos distúrbios periféricos.

3. Que benefícios você espera de nossos tratamentos ou da medicina biológica, sobretudo com relação à alimentação que você pratica em casa?

    A resposta a essa pergunta revela muito sobre sua disposição para assumir a responsabilidade por sua própria saúde. A medicina biológica suíça e sobretudo o Método do Dr. Rau funcionam melhor quando o paciente assume um compromisso de longo prazo. A resposta também mostra o contexto da doença em sua vida.

Perguntas sobre alergias alimentares

4. Você foi amamentado quando era bebê e, em caso afirmativo, por quanto tempo?

    Em caso negativo, a probabilidade de que você tenha uma alergia alimentar grave é muito maior. Seguindo o Método do Dr. Rau até o estágio da Dieta de Manutenção Permanente, você vai aprender a identificar suas alergias alimentares primárias para poder evitá-las — uma condição essencial da boa saúde.

5. Você é suscetível a infecções, ou teve infecções frequentes na infância?

    Uma tendência a contrair infecções indica bloqueio ou sobrecarga do sistema imunológico, quase sempre causados por uma alergia alimentar primária. É de extrema importância identificar essas alergias e aprender a evitá-las, para prevenir doenças graves relacionadas ao sistema imunológico.

6. Você sofre de alergias ou asma, ou sofreu na infância?

    Sintomas de alergia ou asma indicam grande probabilidade de que você tenha uma alergia alimentar ou distúrbio da flora intestinal.

7. Você já operou as amígdalas ou o apêndice?

    As amígdalas e o apêndice são órgãos linfáticos. O inchaço desses órgãos ou infecções frequentes nesses locais são sinais de que até mesmo seu sistema linfático auxiliar está tentando fortalecer suas reações imunológicas. O fortalecimento do sistema imunológico no intestino pode curar amigdalite ou apendicite incipientes.

Perguntas sobre a sobrecarga tóxica

8. Você tem obturações de amálgama (liga metálica que contém mercúrio) ou já fez tratamentos de canal nos dentes?

    As duas coisas são as causas mais frequentes de carga tóxica e motivo quase sempre ignorado de doenças crônicas.

9. Você tomou antibióticos com frequência ao longo da vida?

    Em caso positivo, isso indica que você pode ser suscetível a infecções — ou simplesmente escolheu médicos errados.

10. Que vacinas você já tomou?

    Muitas doenças crônicas do tipo neurológico e autoimunológico são na verdade "efeitos colaterais" das vacinas. São causadas pelo mercúrio usado na vacina como conservante (o timerosal) e pelos vírus contidos na própria vacina, que podem gerar outras doenças — por exemplo, a vacina contra o sarampo pode causar autismo, a vacina contra a hepatite B pode causar esclerose múltipla (EM) e a vacina contra pólio e coqueluche pode levar à neurodermite (eczema infantil).

Perguntas sobre alimentação

11. Você costuma sentir cansaço ou sonolência depois das refeições?

    É um sinal de regulação deficiente do nível de açúcar do sangue. Uma reação hiperinsulínica leva o nível de açúcar a cair de repente, o que causa fadiga e torpor por até duas horas depois da refeição. Essa reação hiperinsulínica costuma causar obesidade e depressão, e também pode indicar um distúrbio da função tireoidiana.

12. Você sente "acessos de fome" tão intensos que às vezes o impedem de se concentrar ou pensar normalmente?

    Isso indica hipoglicemia, que tem relação estreita com a queda do nível de açúcar e a falta de regulação explicada na resposta anterior.

13. Você tem hábitos intestinais regulares?

    A constipação crônica é sempre causada pela deficiência das bactérias intestinais ou do sistema nervoso parassimpático. Diarreia crônica quase sempre tem relação com uma alergia alimentar.

14. Que alimentos você não tolera bem?

    A maioria das pessoas não tem noção de suas alergias alimentares primárias. Alimentos que você sabe que não tolera bem são quase sempre alergias secundárias ou sinal de deficiência da função enzimática. Por exemplo, caso você tenha dificuldade para digerir frutas frescas, é porque seu corpo não tem as enzimas necessárias para processar a frutose (isto é, o açúcar da fruta).

15. Que líquidos você bebe diariamente, e em que quantidade?

    O hábito de beber líquidos impróprios, sobretudo bebidas geladas ou artificialmente adoçadas e leite de vaca, é uma causa frequente de doenças. Beber grandes quantidades de líquidos apropriados é essencial para a boa saúde.

Algumas perguntas mais abrangentes

16. O que você mais teme... e por quê?

    O medo enfraquece nosso sistema imunológico, ao passo que a esperança aumenta nossa capacidade de cura. Esta pergunta me dá uma ideia do quanto os pacientes sabem ou não sabem sobre suas doenças. Às vezes, informações erradas transmitidas pela internet ou por médicos insensíveis, negativos e até medrosos bloqueiam a capacidade de cura. A pergunta também me dá uma oportunidade de transmitir esperança ao paciente. Encarar o medo do ponto de vista racional da medicina biológica pode dar ao paciente a esperança de que ele precisa.

17. Na sua opinião, qual é a causa de sua doença?

    Esta pergunta visa ao saber intuitivo, quase sempre inconsciente, que todas as pessoas têm em seu interior. É incrível o número de pacientes que sabem a resposta certa ou que demonstram um nível inexplicável de autoconhecimento. Você pode se conhecer melhor do que está disposto a admitir, e essa percepção pode ajudá-lo a resolver o enigma de sua doença.

Perguntas para pessoas que sofrem de doenças graves

18. Imagine que um mágico tenha lhe oferecido a satisfação de um desejo. Excluindo o desejo de se curar ou de adquirir poderes mágicos para mudar as coisas, que pedido você faria?

    Esta pergunta pode levar a uma compreensão profunda do que é mais importante em sua vida e que mudanças podem ajudá-lo a se curar de uma doença. Mesmo em situações gravíssimas, a realização e o preenchimento pessoal no dia a dia podem gerar grande alívio e paz de espírito, aumentando a qualidade e a expectativa de vida. Às vezes, fazer essa pergunta no momento certo pode até salvar sua vida.

Posso explicar melhor meu ponto de vista contando uma história. Tenho um amigo que conheço há mais de 30 anos, mas nós nos vemos raramente. Apesar de sermos bem diferentes, somos muito unidos. Certa vez, nós nos encontramos e ele me disse que precisava conversar comigo. Eu estava ocupado, mas ele continuou insistindo até que finalmente concordei em ouvi-lo. Então, ele disse: "Sabe, Thomas, sou seu amigo e estive observando-o. Tenho de lhe dizer — mesmo que você não queira ouvir — que você está fazendo várias coisas erradas e, se não mudar de atitude, vai ficar doente."

Ele tinha razão: eu não queria ouvir o que ele tinha a dizer porque era algo desagradável, embora bem no fundo eu soubesse que ele estava certo. Era uma sorte ter um amigo assim, pois, sem sua ajuda, eu não teria mudado. Eu era teimoso e preferia me apegar aos padrões antigos de comportamento.

Às vezes, uma doença que pode ser mortal torna-se um "bom amigo", pois mostra que você tem de mudar alguma coisa em sua vida — melhorar sua dieta, reduzir um pouco o stress, praticar exercícios regularmente, passar mais tempo com a família. Seja qual for a mudança, provavelmente você já sabia que ela era necessária. Mas, sem a pressão da doença, você não teria mudado.

Fazer essas mudanças o mais cedo possível, quando você ainda não adoeceu, pode salvar sua vida. Você pode ser seu próprio "melhor amigo", prestando atenção, fazendo as perguntas certas e praticando as mudanças que seu corpo já sabia serem necessárias. Seguindo esse caminho e incorporando o Método do Dr. Rau em sua vida, você vai resolver vários enigmas e talvez se surpreenda com seu potencial interior de cura, de purificação e até de evolução espiritual.

A mudança do estilo de vida, e sobretudo da alimentação, vai modificar suas atitudes e seus valores. Você pode se surpreender com o fato de que, a longo prazo, até seus interesses mudam, e você conquista um nível mais apurado de compreensão do mundo natural ao seu redor. Em outras palavras, mudar a dieta significa incorporar em sua vida — do ponto de vista físico e ético — a ideia de um planeta mais saudável.

As escolhas que você faz para melhorar sua saúde — por exemplo, comer frutas e vegetais orgânicos, animais criados em liberdade e comida preparada com amor — se incorporam ao seu organismo. Como já vimos, cada célula se refaz periodicamente, e a alimentação fornece o material necessário para essa reconstrução. Portanto, quanto melhores forem os materiais, melhor será a qualidade dos novos tecidos. Além disso, toda a energia da alimentação é incorporada na energia das células. Isso nos conecta intimamente com o planeta ao nosso redor, transformando-nos, a longo prazo, em habitantes melhores de um planeta melhor.

RECEITAS

LANCHES

Os lanches ou refeições leves são uma parte importante do programa nutricional do dr. Rau. Eles ajudam a conservar um nível saudável de açúcar no sangue e evitam a fome excessiva no horário das refeições. Muitas destas receitas também podem servir como parte de uma travessa de verduras e legumes ou, acompanhadas por outro prato, como um jantar leve.

Torradas com creme de abacate e queijo
Baba ganoush
Patê de berinjela com gergelim e gengibre
Patê de batata-doce e pinhão
Guacamole com lascas de tortilha assada
Homus com suco de limão e cominho torrado
Queijo de iogurte com ervas finas
Minipizzas de pão sírio com manjericão, queijo de cabra e *tapenade* (pasta provençal) de azeitonas pretas
Grão-de-bico cozido no vapor e temperado
Patê de feijão-branco com suco de limão e alecrim
Patê de feijão-branco e rúcula com azeitonas e tomates secos

Torradas com creme de abacate e queijo

Você pode apreciar estas torradas como um lanche gostoso no meio da tarde, ou pode dobrar as porções, acrescentar alguns brotos no creme e montar um ótimo sanduíche no almoço.

- **RENDE 1 PORÇÃO**

1 fatia fina de pão de espelta ou trigo integral
½ colher (chá) de azeite extravirgem
¼ de abacate maduro
1 fatia de limão
uma pitada de sal marinho
2 ou 3 fatias bem finas de queijo Manchego

1. Toste o pão ligeiramente. Espalhe o azeite sobre a torrada.
2. Corte o abacate em fatias tão finas quanto possível, espalhando-as sobre a torrada. Se o abacate estiver mole demais, corte fatias mais grossas e amasse ligeiramente para cobrir a torrada. Tempere levemente com suco fresco de limão e uma pitada de sal. Arrume o queijo sobre o abacate.
3. Ponha numa grelha aquecida ou leve ao forno por alguns minutos, até que o queijo comece a derreter. Com uma faca serrilhada, corte em metades ou quartos.

Baba ganoush

Triângulos de pão de trigo integral ou pão sírio de espelta, além de azeitonas Kalamata ou bastões de cenoura e abobrinha, são ótimos acompanhamentos para esse patê de berinjela do Oriente Médio.

- **RENDE CERCA DE 2 XÍCARAS**

2 berinjelas grandes (cerca de ½ kg cada uma)
¼ de xícara de *tahine* (pasta de sementes de gergelim do Oriente Médio)
¼ de xícara de azeite extravirgem
2 ou 3 colheres (sopa) de suco fresco de limão
1 dente de alho pequeno, em fatias
1 colher (sopa) de salsinha picada
sal marinho e pimenta-do-reino moída na hora

1. Preaqueça o forno a 220°C. Com a ponta de uma faca pequena, fure toda a superfície das berinjelas. Coloque numa assadeira e asse por 50 a 60 minutos, virando uma vez, até que as berinjelas murchem ligeiramente e fiquem bem macias. Retire do forno e deixe esfriar à temperatura ambiente.
2. Corte as berinjelas pela metade, no sentido do comprimento. Retire toda a polpa com uma colher e escorra numa peneira por cerca de 10 minutos, para eliminar o excesso de líquido.
3. Coloque a berinjela num processador de alimentos. Acrescente o *tahine*, o azeite, o suco de limão, o alho e metade da salsinha. Bata até formar um purê. Tempere com sal e pimenta a gosto. Sirva com um pouco da salsinha picada restante espalhada por cima.

Patê de berinjela com gergelim e gengibre

Fácil de fazer e muito saboroso, esse patê vai bem sobre biscoitos de arroz ou como acompanhamento de verduras cruas.

■ **RENDE CERCA DE 1¾ XÍCARA**

½ kg de berinjela asiática (também chamadas "japonesa") pequena, com a casca
4½ colheres (sopa) de azeite extravirgem
1 colher (sopa) de molho de soja orgânico, sem adição de trigo
1 colher (sopa) de açúcar mascavo
1 colher (sopa) de vinagre de arroz
1 colher (sopa) de gengibre fresco em fatias finas
1 dente de alho picado
2 colheres (chá) de óleo asiático de gergelim
2 colheres (sopa) de sementes de gergelim torradas

1. Lave e escorra as berinjelas. Apare as extremidades e corte em fatias transversais, na diagonal, com espessura de cerca de 6 mm.
2. Numa panela ou caçarola grande, aqueça 1½ colher (sopa) do azeite em fogo médio. Acrescente parte da berinjela e refogue, virando, até que ela fique macia e um pouco dourada, de 3 a 5 minutos. Repita com a mesma quantidade de azeite e as fatias restantes de berinjela. Ponha para secar sobre papel absorvente.

3. Numa tigela pequena, misture o molho de soja, o açúcar mascavo e o vinagre de arroz; mexa para dissolver o açúcar. Numa panela ou caçarola limpa, aqueça o azeite restante em fogo médio. Acrescente o gengibre e o alho e frite rapidamente por cerca de 30 segundos, até que fiquem aromáticos. Junte a mistura de molho de soja e refogue um pouco. Despeje toda a berinjela frita na panela e mexa por algum tempo até que as fatias fiquem embebidas no molho. Tire do fogo e despeje numa tigela. Salpique óleo de gergelim sobre a berinjela e amasse com um garfo até obter uma pasta grossa. Deixe esfriar.
4. Para servir, misture metade das sementes de gergelim ao patê de berinjela. Arrume numa travessa e salpique as sementes restantes.

Patê de batata-doce e pinhão

Aquilo que chamamos de "batata-doce" é na verdade uma espécie de inhame, rico em vitaminas e sais minerais e com baixo teor de gordura. Este é um patê saudável e delicioso, ótimo para espalhar sobre um biscoito seco de centeio num lanche entre as refeições. Conserva-se bem na geladeira por até 5 dias.

■ **RENDE CERCA DE 1 XÍCARA**

1 batata-doce ou inhame grande (de 220 a 300 g)
2 colheres (sopa) de pinhões
1 a 2 colheres (sopa) de xarope de bordo, a gosto
1 colher (sopa) de óleo de girassol
¼ de colher (chá) de canela
uma pitada de sal marinho

1. Preaqueça o forno a 200°C. Fure a batata-doce em vários locais com a ponta de uma faca e asse por cerca de 45 minutos, até que fique bem macia. Retire do forno e deixe esfriar ligeiramente. Retire a casca da batata-doce.
2. Numa panela pequena e seca, frite os pinhões em fogo médio, sacudindo a panela para não grudar, até que fiquem aromáticos e levemente dourados, cerca de 3 minutos.
3. Num processador de alimentos — um mini é suficiente —, misture a batata-doce assada e os pinhões fritos. Bata até formar um purê. Acres-

cente 1 colher (sopa) de xarope de bordo, o óleo de girassol, a canela e o sal marinho. Bata para misturar. Prove e acrescente mais 1 colher (sopa) de xarope, se necessário.

Guacamole com lascas de tortilha assada

O abacate é um dos vegetais mais importantes de nossa dieta. Rico em potássio e gorduras saudáveis, que ajudam a manter constante o nível de açúcar do sangue entre as refeições. "Guacamole" é simplesmente uma palavra mexicana que significa "molho de abacate". Existem muitas variantes desta iguaria. Aqui vai a minha.

■ **RENDE CERCA DE 1¼ XÍCARA**

2 abacates maduros
1 tomate sem pele, em fatias finas
¼ a ½ colher (chá) de casca ralada de limão-galego
1½ colher (chá) de suco de limão espremido na hora
1 dente pequeno de alho picado
1 pimentão vermelho pequeno, fatiado e sem sementes (opcional)
sal marinho
Lascas de tortilha assada (ver receita mais adiante) ou biscoitos de cereal de sua preferência

1. Corte os abacates pela metade, no sentido do comprimento. Gire as metades em direções opostas para separá-las. Retire os caroços. Com uma colher grande, raspe a polpa e coloque-a numa tigela. Amasse ligeiramente com um garfo.
2. Acrescente o tomate, a casca e o suco de limão, o alho e o pimentão. Misture bem. Tempere levemente com sal. Sirva com lascas de tortilha assada.

Lascas de tortilha assada

Calcule 1 tortilha de 15 cm de diâmetro para cada pessoa.

Tortilhas de milho orgânico com 15 cm de diâmetro
Óleo de sementes de uva ou azeite extravirgem

1. Preaqueça o forno a 180°C. Pincele levemente a tortilha com óleo ou azeite dos dois lados. Corte ao meio, e então divida cada metade em 3 lascas para formar 6 triângulos ao todo.
2. Espalhe as lascas de tortilha em camada única numa assadeira grande. Asse por cerca de 10 min até que as lascas fiquem crocantes.

Homus com suco de limão e cominho torrado

O sumo e a casca ralada do limão dão um agradável toque cítrico a este homus. Ele é ótimo num lanche ou como tira-gosto numa festa. Sirva com triângulos de pão sírio de trigo integral ou vegetais crus picados.

Observação: É fácil diminuir a porção pela metade. Se você não quiser torrar o cominho, use 1½ colher (chá) de cominho moído; a quantidade tem de ser um pouco maior porque o sabor é mais suave.

- **RENDE CERCA DE 3 XÍCARAS**

1 colher (chá) de sementes de cominho
2 xícaras de grão-de-bico cozido, lavado e escorrido
⅓ de xícara de *tahine* (pasta de gergelim do Oriente Médio)
½ colher (chá) de casca ralada de limão
2 a 3 colheres (sopa) de suco fresco de limão
3 colheres (sopa) de azeite extravirgem
1 colher (chá) de sal marinho
páprica doce ou picante para temperar

1. Numa panela pequena e seca, torre as sementes de cominho em fogo médio, sacudindo a panela uma ou duas vezes, até que fiquem ligeiramente douradas e aromáticas (cerca de 2 a 3 minutos). Despeje num

pilão e macere levemente, ou moa num moedor de temperos ou mini-processador de alimentos.
2. Misture o grão-de-bico, o *tahine*, a casca de limão, 2 colheres (sopa) do suco de limão, o azeite, o sal e as sementes de cominho torradas num processador ou batedeira. Acrescente ½ xícara de água quente e bata até formar um purê.
3. Tempere com mais suco de limão e mais sal a gosto. Despeje numa tigela e sirva à temperatura ambiente, com uma pitada de páprica por cima.

Queijo de iogurte com ervas finas

Esta receita é ótima para passar no pão, para acompanhar vegetais crus ou como guarnição de uma sopa ou um caldo.

- **RENDE CERCA DE 1 XÍCARA**

   1 xícara de queijo de iogurte (ver p. 295)
   1 colher (sopa) de cebolinha picada
   1 colher (sopa) de salsinha fresca picada
   1 colher (sopa) de endro fresco ou manjericão picados
   pimenta-do-reino moída grosseiramente

Misture bem o queijo de iogurte, a cebolinha, a salsinha e o endro ou manjericão. Tempere com pimenta a gosto. Cubra e leve à geladeira por até 2 dias antes de servir.

Minipizzas de pão sírio com manjericão, queijo de cabra e *tapenade* (pasta provençal) de azeitonas pretas

Se não encontrar manjericão fresco, use orégano, cebolinha, tomilho ou salsinha — ou uma combinação de qualquer um deles — para preparar este lanche atraente, rápido e nutritivo.

- **RENDE 4 PORÇÕES**

   120 g de queijo de cabra, branco e macio, à temperatura ambiente
   1 colher (sopa) de manjericão fresco picado grosseiramente

sal marinho e pimenta-do-reino moída na hora
4 pães sírios redondos e pequenos, feitos de trigo germinado ou trigo integral
4 colheres (chá) de azeite extravirgem
8 colheres (chá) de *tapenade* (pasta provençal) de azeitonas pretas

1. Preaqueça o forno a 190°C e ajuste uma grelha na posição mais alta. Numa tigela pequena, misture o queijo de cabra e o manjericão. Tempere com sal e pimenta a gosto, sem esquecer que a *tapenade* costuma ser bem salgada.
2. Coloque os pães sírios numa assadeira e pincele cada um com cerca de 1 colher (chá) de azeite extravirgem. Asse por cerca de 3 minutos, até ficarem crocantes. Retire do forno e deixe esfriar um pouco.
3. Divida a mistura de queijo de cabra entre os 4 pães, cobrindo-os até cerca de 1 cm da borda. Para cada um dos pães, acrescente ½ colher (chá) de *tapenade* por cima do queijo de cabra. Misture levemente com o verso de uma colher.
4. Devolva ao forno e asse as minipizzas por 5 minutos, até ficarem bem quentes.

Grão-de-bico cozido no vapor e temperado

Paula Wolfert, autora conhecida de livros sobre culinária, ensina a cozinhar grão--de-bico no vapor em seu livro The Slow Mediterranean Kitchen *(A lenta cozinha mediterrânea). Ponha de molho por até 2 dias e cozinhe no vapor diretamente para que o grão-de-bico adquira uma textura deliciosa — macia mas levemente al dente, ideal para lanches. O melhor é servir o grão-de-bico quente ou morno, logo depois do cozimento.*

- **RENDE CERCA DE 1½ XÍCARA**

½ xícara de grão-de-bico escolhido, lavado e posto para secar
1 colher (sopa) de azeite extravirgem
¼ de colher (chá) de cominho moído
¼ de colher (chá) de pimenta Aleppo ou Marash, ou uma pitada de pimenta-caiena
sal marinho, grosso

1. Coloque o grão-de-bico numa tigela média e acrescente água fria suficiente para encher a tigela com folga de pelo menos 4 cm. Deixe de molho, trocando a água várias vezes, por pelo menos 12 horas ou até 2 dias. Se você deixar de molho por mais de 12 horas, não se esqueça de guardar na geladeira e continue trocando a água.
2. Cozinhe o grão-de-bico no vapor sobre água fervente até que fique macio, de 25 a 35 minutos.
3. Numa panela média, aqueça o azeite com o cominho e a pimenta. Quando estiver bem quente, acrescente o grão-de-bico e mexa para embebê-lo no azeite. Tempere com sal a gosto e sirva quente.

Patê de feijão-branco com suco de limão e alecrim

Este patê saboroso pode ser servido logo depois do preparo, mas o sabor fica ainda melhor se você o levar à geladeira por algumas horas. Na verdade, ele dura até uma semana, e por isso é fácil tê-lo sempre à mão.

■ **RENDE CERCA DE 1¼ XÍCARA**

¼ de xícara de azeite extravirgem
1 colher (chá) de alecrim picado, se possível fresco
raspas de casca de limão e suco de 1 limão
¼ de colher (chá) de pimenta-do-reino moída na hora
1½ xícara de feijão *cannellini* ou outro tipo de feijão-branco
sal marinho

1. Numa panela pequena e pesada, misture o azeite, o alecrim, a casca de limão e a pimenta. Deixe sobre fogo moderadamente baixo por cerca de 1 minuto, até que o azeite comece a borbulhar. Tire do fogo e reserve por 10 a 15 minutos.
2. Triture o feijão-branco num processador até formar um purê. Com a máquina ligada, acrescente o azeite com alecrim e casca de limão pelo tubo alimentador. Continue a triturar por mais 1 minuto pelo menos, até que a pasta fique cremosa e leve.
3. Acrescente o suco de limão e tempere com sal a gosto. Despeje num recipiente coberto e leve à geladeira por várias horas antes de servir.

Patê de feijão-branco e rúcula com azeitonas e tomates secos

O feijão tem de estar bem macio para esta receita. Feijão enlatado já é macio o suficiente. Se você cozinhar o feijão em casa, deixe-o no fogo por mais 5 a 10 minutos. Sirva o patê com vegetais crus ou biscoitos secos (crackers).

- **RENDE CERCA DE 2 XÍCARAS**

2 xícaras de feijão-branco cozido ou enlatado
3 a 4 colheres (sopa) de azeite extravirgem
1 colher (sopa) de suco fresco de limão
pimenta-do-reino moída na hora
⅓ de xícara de azeitonas Kalamata picadas grosseiramente
⅓ de xícara de rúcula picada grosseiramente ou 3 colheres (sopa) de salsinha picada
¼ de xícara de tomates secos cortados em cubos (comprados prontos ou preparados em casa)

1. Numa tigela grande, amasse os feijões grosseiramente com um garfo ou triturador.
2. Acrescente o azeite e o suco de limão e misture bem para formar uma pasta úmida e espessa. Tempere generosamente com pimenta-do-reino.
3. Acrescente as azeitonas, a rúcula e os tomates secos. Mexa para distribuir por igual.

Variante: *Bruschetta de feijão-branco*

A *bruschetta* é um antepasto italiano feito à base de pão. Prepare o patê de feijão-branco conforme explicado acima. Esfregue um dente de alho cortado sobre fatias de pão integral torrado ou pão de espelta. Em seguida, espalhe o patê em camadas grossas, regando com azeite por cima.

SOPAS E CALDOS

As sopas são parte importante do programa nutricional do dr. Rau. São pratos fáceis e muito saborosos que permitem ingerir mais vegetais — variados, alcalinizantes e ricos em vitaminas e sais minerais. Alguns deles também são fonte de aminoácidos essenciais. Além disso, as sopas e os caldos nos ajudam a ingerir mais líquidos.

No final desta seção, você encontrará uma receita de caldo de legumes orgânicos (usado em várias receitas), se quiser prepará-lo em casa. E, acima de tudo, não se esqueça da Sopa Alcalina do Dr. Rau (ver p. 168), que deve ser tomada de manhã e à noite e em qualquer outro horário, como um aperitivo durante o programa de desintoxicação.

Sopa fria de abacate e pepino
Sopa de beterraba
Sopa rápida de brócolis
Sopa de cenoura e gengibre
Sopa creme de couve-flor e salsão
Creme de castanhas-portuguesas e chirívia com erva-doce
Caldo de milho verde e batata
Sopa de lentilhas
Sopa de painço (milho miúdo) e legumes

Minestrone
Sopa de ervilha-de-cheiro com hortelã fresca
Sopa de batata assada e erva-doce
Sopa de abóbora-cheirosa assada
Sopa de abóbora, pera e alecrim
Sopa de feijão-branco e segurelha
Caldo de legumes orgânicos

Sopa fria de abacate e pepino

Esta sopa de verão, refrescante e cremosa, dispensa o cozimento. A guarnição perfeita seriam algumas colheradas de iogurte de cabra com endro ou cebolinha fresca, picados bem miúdo.

- **RENDE 4 PORÇÕES**

   1 pepino grande sem sementes ou 2 pepinos comuns, grandes
   2 abacates maduros
   1½ xícara de leite de arroz puro (natural)
   1½ colher (sopa) de suco fresco de limão
   1 colher (sopa) de endro picado na hora
   sal marinho e pimenta-caiena

   1. Descasque o pepino, corte ao meio no sentido do comprimento e retire as sementes com uma colher grande. Corte as duas metades em fatias grossas.
   2. Corte os abacates em metades e remova os caroços. Com uma colher grande ou outro utensílio, retire a polpa.
   3. Ponha o pepino e o abacate num liquidificador ou processador de alimentos. Acrescente o leite de arroz, o suco de limão e o endro. Bata até formar um purê. Tempere com sal e uma pitada de pimenta-caiena. Despeje num recipiente coberto e leve à geladeira antes de servir.

Sopa de beterraba

- **RENDE 6 PORÇÕES**

2 colheres (sopa) de azeite extravirgem
¼ de xícara de alho-poró picado
3 beterrabas médias, descascadas e cortadas em pedaços de 2,5 cm
2 cenouras médias, descascadas e cortadas em fatias grossas
6 xícaras de caldo de legumes ou galinha
casca ralada e suco de ½ laranja
casca ralada e suco de ½ limão
2 colheres (sopa) de endro fresco picado
1½ colher (sopa) de cebolinha fresca picada
sal marinho e pimenta-do-reino moída na hora
6 colheres (sopa) de iogurte de cabra puro (natural)

1. Aqueça o azeite numa panela ou caçarola grande em fogo médio. Acrescente o alho-poró e cozinhe até amolecer, de 2 a 3 minutos.
2. Acrescente as beterrabas, as cenouras e o caldo. Deixe ferver, reduza o fogo para médio-baixo, cubra e cozinhe por 25 a 30 minutos, até que as beterrabas fiquem macias. Afaste a panela do fogo, descubra e deixe esfriar por 15 minutos.
3. Num liquidificador ou processador, bata a sopa por etapas até formar um purê. Não encha demais a jarra para que ela não transborde e suje a cozinha.
4. Devolva a sopa batida à panela. Acrescente as cascas de laranja e limão e metade do endro e da cebolinha. Tempere com sal e pimenta a gosto. Cozinhe em fogo baixo por mais 5 minutos. Misture o suco de laranja e limão e sirva a sopa quente ou fria, com algumas colheradas de iogurte e as ervas restantes arrumadas por cima.

Sopa rápida de brócolis

Caso você tenha guardado a água do cozimento (no vapor) de outros vegetais, pode aproveitá-la agora. Senão, serve qualquer caldo de legumes orgânicos, ou mesmo caldo de galinha. É fácil descascar os talos de brócolis enfiando a ponta de uma faca pequena sob a pele e puxando-a, como você faria com o salsão, por exemplo. A pele sai facilmente.

Observação: Se você estiver evitando glúten, dispense a farinha e cozinhe uma batata pequena, descascada e cortada em cubos, com os brócolis.

- **RENDE 6 PORÇÕES**

1 unidade de brócolis (600 a 750 g)
3 colheres (sopa) de azeite extravirgem ou manteiga sem sal
¼ de xícara de alho-poró em fatias finas
2 colheres (sopa) de farinha de espelta
5 xícaras de água de cozimento de vegetais ou caldo orgânico
¼ de colher (chá) de noz-moscada ralada na hora
3 a 4 colheres (sopa) de creme de leite integral (cerca de 40% de gordura)
sal marinho e pimenta-do-reino moída na hora

1. Remova a base dos ramos de brócolis. Separe os floretes dos talos e divida-os em pedaços pequenos. Descasque os talos e corte-os em fatias de cerca de 1 cm.
2. Numa panela ou caçarola grande, aqueça o azeite ou derreta a manteiga em fogo médio. Acrescente o alho-poró, cubra e cozinhe por 3 minutos. Descubra, acrescente a farinha e cozinhe por mais 1 a 2 minutos, mexendo sempre, sem permitir que mude de cor.
3. Derrame 1 xícara de água de cozimento ou de caldo e leve à fervura, mexendo até que o líquido fique grosso e homogêneo. Derrame o resto do caldo. Acrescente os talos de brócolis e a noz-moscada e deixe ferver. Baixe um pouco o fogo e cozinhe, parcialmente coberto, por 10 minutos.
4. Acrescente os floretes de brócolis e cozinhe por 3 minutos. Junte o creme de leite e tire do fogo. Bata a sopa na própria panela com um misturador de imersão ou, por etapas, num liquidificador ou processador de alimentos. Tempere com sal e pimenta a gosto. Reaqueça, se necessário, antes de servir.

Sopa de cenoura e gengibre

Um sabor sutil de curry realçado pelo gengibre fresco faz dessa sopa, de vistosa cor laranja, uma ótima maneira de começar a refeição. Conserva-se bem na geladeira por até 3 dias.

■ **RENDE DE 4 A 6 PORÇÕES**

2 colheres (sopa) de azeite extravirgem
¼ de xícara do talo branco de alho-poró, em fatias finas
2 colheres (chá) de gengibre fresco em pedacinhos
5 cenouras médias, descascadas e cortadas em fatias
1½ colher (chá) de *curry* (caril) em pó ou 1 colher (chá) de cominho ralado
6 xícaras de caldo de legumes ou galinha
sal marinho

1. Aqueça o azeite numa panela ou caçarola grande em fogo médio-baixo. Acrescente o alho-poró e o gengibre, cubra e cozinhe por 3 minutos. Junte as cenouras e o *curry*, aumente o fogo para médio-alto e cozinhe, mexendo várias vezes, por 2 minutos.
2. Acrescente o caldo e deixe ferver. Reduza para o fogo baixo, cubra e cozinhe por 20 minutos, ou até que as cenouras fiquem bem macias. Tire do fogo, descubra e deixe a sopa esfriar por 15 minutos.
3. Bata a sopa na própria panela com um misturador de imersão ou, por etapas, num liquidificador ou processador de alimentos. Reaqueça a sopa e tempere com sal a gosto antes de servir.

Sopa creme de couve-flor e salsão

O salsão, também chamado aipo ou aipo-rábano (existem várias formas derivadas), é uma raiz de grande poder alcalinizante e muito gostosa, tanto crua (ralada) quanto cozida. Se você tiver dificuldade para encontrá-lo no supermercado, esta sopa também é deliciosa preparada só com a couve-flor. Nesse caso, acrescente ¾ de colher (chá) de páprica, de preferência páprica espanhola defumada, com a couve-flor.

■ **RENDE DE 4 A 6 PORÇÕES**

3 colheres (sopa) de azeite extravirgem
¼ de xícara de alho-poró picado (talo e folhas)
1 salsão grande, descascado e cortado em pedaços de aproximadamente 2 cm
6 xícaras de caldo de legumes ou galinha
1 unidade de couve-flor, separada em floretes
3 colheres (sopa) de creme de leite integral (cerca de 40% de gordura)
sal marinho e noz-moscada moída na hora
uma pitada de pimenta-caiena

1. Numa panela ou caçarola grande, aqueça o azeite em fogo médio. Acrescente o alho-poró e cozinhe, mexendo, até que fique macio, de 3 a 5 minutos.
2. Acrescente o salsão e mexa para embebê-lo no azeite. Baixe o fogo e cozinhe, parcialmente coberto, por 10 minutos.
3. Acrescente a couve-flor e continue a cozinhar por mais 10 a 15 minutos, ou até que todos os vegetais estejam macios.
4. Acrescente o creme de leite. Bata a sopa na própria panela com um misturador de imersão ou, por etapas, num liquidificador ou processador de alimentos. Tempere com sal, noz-moscada e pimenta-caiena a gosto.

Creme de castanhas-portuguesas e chirívia com erva-doce

Erva-doce e castanhas-portuguesas se complementam muito bem. Esta é uma sopa deliciosa, que pode ser servida em grandes ocasiões.

■ **RENDE DE 4 A 6 PORÇÕES**

2 colheres (sopa) de azeite extravirgem
3 colheres (sopa) de alho-poró em fatias finas (talo e folhas)
1 colher (chá) de sementes de erva-doce, levemente maceradas
1 bulbo pequeno de erva-doce, talhado grosseiramente
2 chirívias de tamanho médio, descascadas e cortadas em cubos
1 xícara de castanhas-portuguesas cozidas e descascadas
6 xícaras de caldo de legumes ou galinha
3 colheres (sopa) de creme de leite integral (cerca de 40% de gordura)
sal marinho grosso e pimenta-do-reino moída na hora

1. Aqueça o azeite numa panela ou caçarola grande, em fogo médio. Acrescente o alho-poró, as sementes de erva-doce e a erva-doce fresca e retalhada. Cozinhe, mexendo de vez em quando, até que o alho-poró e a erva-doce fiquem ligeiramente macios, cerca de 3 minutos.
2. Acrescente as chirívias e as castanhas-portuguesas. Despeje o caldo e leve à fervura. Baixe o fogo e cozinhe, parcialmente coberto, até que as chirívias fiquem macias, cerca de 20 minutos.
3. Acrescente o creme de leite. Bata o creme na própria panela com um misturador de imersão ou, por etapas, num liquidificador ou processador de alimentos. Antes de servir, reaqueça o creme em fogo médio-baixo e tempere com sal e pimenta a gosto.

Caldo de milho verde e batata

O milho verde não é mais tão sazonal quanto costumava ser, mas o melhor ainda é o milho fresco, cultivado na região. Sirva esse caldo espesso e nutritivo com uma pitada de cebolinha ou salsinha picada, para dar cor ao prato.

Observação: Se, por alguma razão, o caldo não ficar tão espesso quanto você gostaria, dissolva 1 a 2 colheres (chá) de amido de milho em ¼ de xícara de água fria e despeje no caldo fervente. Ele ficará mais grosso dentro de 1 a 2 minutos.

■ **RENDE 6 PORÇÕES**

 3 espigas de milho verde
 3 colheres (sopa) de manteiga sem sal
 3 colheres (sopa) de talo branco de alho-poró, picado
 2 batatas médias-grandes (400 a 500 g) do tipo Yukon Gold, descascadas e cortadas em cubos de aproximadamente 1 cm
 1 colher (chá) de folhas de segurelha ou tomilho (ervas aromáticas)
 2 xícaras de caldo de legumes ou galinha
 sal marinho e pimenta-do-reino moída na hora

1. Numa panela grande, ferva 6 xícaras de água não clorada. Acrescente o milho e cozinhe até amolecer, cerca de 3 minutos. Retire o milho e reserve a água na panela.

2. Assim que o milho esfriar um pouco, use uma faca grande e afiada para cortar os grãos do sabugo. Passe o verso da faca de cima para baixo, pressionando firmemente para aproveitar o resto do "creme de milho". Despeje os grãos úmidos na água e ferva por 10 a 15 minutos. Coe com uma peneira e reserve separadamente os grãos cremosos e o caldo de milho.
3. Numa panela ou caçarola grande e limpa, derreta a manteiga em fogo médio. Acrescente o alho-poró e cozinhe até que fique macio, cerca de 3 minutos.
4. Acrescente as batatas e a segurelha e despeje o caldo de legumes ou galinha e o caldo de milho. Leve à fervura, baixe o fogo e cozinhe até que as batatas fiquem macias, 10 a 15 minutos. Acrescente os grãos cremosos e cozinhe por mais 2 a 3 minutos.
5. Retire 1½ xícara de sopa com uma concha e bata num liquidificador ou processador de alimentos. Devolva à panela. Cozinhe em fogo baixo por mais 5 minutos. Tempere com sal e pimenta a gosto. Sirva quente.

Sopa de lentilhas

A sopa de lentilhas acaba "rendendo" bastante. Se você guardá-la na geladeira e reaquecê-la, ela ficará mais grossa e terá de ser diluída com um pouco mais de água ou caldo. Assim, você terá mais quantidade de sopa com o mesmo sabor, embora talvez precise de um pouco mais de tempero. É uma sopa altamente nutritiva, ideal para servir no jantar, sobretudo nos meses mais frios.

■ **RENDE DE 6 A 8 PORÇÕES**

    3 colheres (sopa) de azeite extravirgem
    2 talos de salsão cortados em cubos pequenos
    2 cenouras médias, descascadas e cortadas em cubos pequenos
    2 nabos brancos médios, descascados e cortados em cubos pequenos
    1 xícara de lentilhas
    6 xícaras de caldo de legumes ou galinha
    1 pimenta seca *chile chipotle*
    1 colher (chá) de folhas de tomilho, de preferência fresco
    1 cravo-da-índia macerado
    2 a 3 colheres (chá) de vinagre de maçã
    sal marinho e pimenta-do-reino moída na hora

1. Aqueça o azeite numa panela ou caçarola grande em fogo médio. Acrescente o salsão, as cenouras e os nabos e mexa para embebê-los no azeite. Cubra e cozinhe por 3 a 5 minutos para amolecer levemente.
2. Acrescente as lentilhas e mexa para misturá-las com o azeite e os vegetais. Junte o caldo, a pimenta, o tomilho, o cravo-da-índia e 2 xícaras de água. Leve à fervura, baixe o fogo e cozinhe, parcialmente coberto, por 10 minutos. Agora, retire a pimenta (ou, se você preferir a sopa mais picante, deixe-a por mais 5 a 10 minutos).
3. Continue a cozinhar a sopa até que as lentilhas fiquem macias, mais 25 a 35 minutos. Despeje o vinagre e tempere com sal e pimenta a gosto.

Sopa de painço (milho miúdo) e legumes

Esta é uma receita de Irene Guler, do Hotel Säntis, na Suíça, que hospeda muitos dos pacientes da Clínica Paracelsus. Irene cuida para que todos sigam exatamente a dieta receitada pelo médico. Esta sopa simples é indicada para quase todos eles. Para poupar tempo, ela corta as cenouras e o salsão em pedaços grandes e só os corta em cubos pequenos depois que estão cozidos.

■ **RENDE 4 PORÇÕES**

1 xícara de painço
2 colheres (sopa) de azeite extravirgem
2 cenouras médias, descascadas e cortadas ao meio
1 salsão pequeno, descascado e cortado em pedaços grandes
2 colheres (chá) de caldo de legumes em pó
1 colher (sopa) de cerefólio, ligústica ou salsinha

1. Numa panela grande, refogue o painço no azeite em fogo médio, mexendo várias vezes até que o painço fique aromático mas não dourado, cerca de 3 minutos.
2. Despeje 6 xícaras de água não clorada. Acrescente as cenouras, o salsão e o caldo de legumes. Leve à fervura, baixe o fogo para médio-baixo e cozinhe até que os legumes e o painço fiquem macios, 20 a 25 minutos.
3. Com uma colher entalhada grande, retire os pedaços de legumes e coloque-os numa tábua. Deixe esfriar, corte em cubos pequenos e devolva à panela. Reaqueça antes de servir e enfeite com cerefólio picado grosseiramente.

Minestrone

Esta é uma deliciosa versão light *da clássica sopa de legumes italiana. O ideal é servi-la no fim do verão ou começo do outono, quando todos os legumes cultivados na região estão à venda. Para deixá-la mais reforçada, acrescente 1 xícara de feijões* cannellini *cozidos e/ou 1 xícara de macarrão tipo* tortilhone *ou cotovelo cozido al dente.*

- **RENDE 6 PORÇÕES**

>3 colheres (sopa) de azeite extravirgem, além do azeite para servir
>1 alho-poró pequeno (talo e folhas), picado
>1 cenoura grande, descascada e picada em cubos
>1 talo grande de salsão, cortado em cubos
>1 colher (sopa) de extrato de tomate
>1 colher (chá) de orégano em pó
>sal marinho e pimenta-do-reino moída na hora
>2 batatas vermelhas orgânicas, médias, lavadas e cortadas em cubos
>120 g de vagem, sem as pontas e cortada em pedaços de aproximadamente 2 cm (cerca de 1 xícara)
>1 abobrinha média, sem as pontas e cortada em cubos
>3 colheres (sopa) de manjericão fresco picado
>queijo Pecorino Romano ralado

1. Aqueça o azeite numa panela de sopa ou caçarola grande em fogo médio. Acrescente o alho-poró, a cenoura e o salsão. Cubra e cozinhe até que o alho-poró fique macio, cerca de 3 minutos. Acrescente o extrato de tomate e o orégano e cozinhe por mais 2 minutos.
2. Despeje 8 xícaras de água não clorada e leve à fervura, mexendo para dissolver o extrato de tomate. Tempere com 1 colher (chá) de sal e ¼ de colher (chá) de pimenta. Acrescente as batatas, baixe o fogo para médio-baixo e cozinhe, parcialmente coberto, por 10 minutos.
3. Acrescente a vagem e cozinhe por 5 minutos. Junte a abobrinha e metade do manjericão e cozinhe por mais 5 minutos ou até que a abobrinha fique macia. Tempere com um pouco mais de sal e pimenta a gosto.

4. Com uma concha, ponha o *minestrone* em tigelas e salpique por cima o resto do manjericão. Sirva com uma tigelinha de queijo Romano ralado e uma garrafinha de azeite.

Sopa de ervilha-de-cheiro com hortelã fresca

É claro que esta sopa é ainda mais saborosa com ervilhas frescas colhidas em sua própria horta ou na quitanda de um produtor local. Mas você precisaria ter muito tempo para descascá-las. Ervilhas são um legume que se conserva bem no freezer. *O congelamento, além de poupar boa dose de esforço, permite que você aprecie esta sopa leve e deliciosa o ano inteiro.*

■ **RENDE 6 PORÇÕES**

2 colheres (sopa) de azeite extravirgem
2 colheres (sopa) de alho-poró picado (só a parte branca)
2 talos de salsão, picados
6 xícaras de caldo de legumes ou galinha
1 kg de ervilhas *baby* congeladas, depois do descongelamento
¼ de xícara de creme de leite integral (cerca de 40% de gordura, opcional)
⅓ de xícara de folhas de hortelã fresca levemente prensadas
sal marinho e pimenta-do-reino moída na hora

1. Aqueça o azeite numa panela ou caçarola grande em fogo médio. Acrescente o alho-poró e o salsão e cozinhe até que fiquem macios, cerca de 3 minutos.
2. Acrescente o caldo e as ervilhas e leve à fervura. Tire imediatamente do fogo para que as ervilhas não cozinhem demais. Adicione o creme de leite e as folhas de hortelã. Deixe a sopa esfriar um pouco.
3. Bata a sopa na própria panela com um misturador de imersão ou, por etapas, num liquidificador ou processador de alimentos. Tempere com sal e pimenta a gosto. Reaqueça levemente e passe por uma peneira, se desejar, para obter uma textura absolutamente homogênea antes de servir.

Sopa de batata assada e erva-doce

Levar os legumes ao forno, em vez de refogá-los antes de preparar a sopa, intensifica seu sabor e também ressalta seu aroma natural.

- **RENDE 6 PORÇÕES**

    2 batatas médias-grandes do tipo Yukon Gold, descascadas e cortadas em quartos
2 bulbos de erva-doce médios-grandes, com as pontas aparadas e cortados em fatias finas
1 alho-poró pequeno (partes branca e verde-clara), em fatias finas
2 colheres (sopa) de azeite extravirgem
sal marinho grosso e pimenta-do-reino moída na hora
6 xícaras de caldo de legumes ou galinha

1. Preaqueça o forno a 190ºC. Numa assadeira grande, misture as batatas, a erva-doce e o alho-poró com 2 colheres (sopa) de azeite. Tempere levemente com sal e pimenta. Asse os legumes por 30 minutos, ou até que fiquem macios e a erva-doce doure ligeiramente.
2. Por etapas, num liquidificador ou processador de alimentos, bata os legumes assados com o caldo até obter uma mistura homogênea. Ao terminar cada etapa, transfira a sopa para uma panela grande.
3. Leve à fervura, baixe o fogo e cozinhe por mais 5 minutos. Tempere com sal adicional e pimenta a gosto. Sirva em tigelas com uma concha, salpicando ½ colher (chá) de azeite sobre cada tigela.

Sopa de abóbora-cheirosa assada

Todas as abóboras de inverno são nutritivas. Ricas em fibras e vitamina A, elas também contêm vitamina C, magnésio e potássio. Mas poucas possuem um sabor tão intenso quanto a abóbora-cheirosa. Caso você tenha um misturador de imersão, poderá bater a sopa em pouco tempo na própria panela. Sementes de abóbora torradas e uma pitada de óleo de sementes de abóbora são o acompanhamento ideal para esta sopa, que também se conserva muito bem no freezer.

■ **RENDE 6 PORÇÕES**

1 abóbora-cheirosa (750 g a 1 kg)
3 colheres (sopa) de azeite extravirgem
1 colher (sopa) de gengibre fresco picado
¼ de colher (chá) de pimenta-da-jamaica moída
6 xícaras de caldo de legumes ou galinha
1 folha de louro
sal marinho e pimenta-do-reino moída na hora

1. Preaqueça o forno a 180°C. Corte a abóbora ao meio no sentido do comprimento e retire as sementes. Ponha as metades numa assadeira untada com o lado do corte voltado para baixo.
2. Asse a abóbora por 45 minutos, ou até que fique macia. Assim que esfriar o suficiente, retire toda a polpa e reserve.
3. Aqueça o azeite numa panela grande em fogo médio-baixo. Acrescente o gengibre e a pimenta-da-jamaica e cozinhe por 2 minutos. Acrescente a polpa de abóbora, o caldo, a folha de louro e 1 xícara de água não clorada. Leve à fervura, baixe o fogo e cozinhe, parcialmente coberto, por mais 20 minutos.
4. Retire e descarte a folha de louro. Bata a sopa na própria panela com um misturador de imersão ou, por etapas, num liquidificador ou processador de alimentos, até que fique homogênea. Reaqueça se necessário. Tempere com sal e pimenta a gosto antes de servir.

Sopa de abóbora, pera e alecrim

Ninguém vai poder identificar a pera, que dá a esta sopa um sabor exótico e naturalmente doce. Enriqueça, se quiser, com 1 ou 2 colheradas de iogurte de cabra integral.

■ **RENDE 6 PORÇÕES**

½ a 1 abóbora-japonesa (1 kg)
3 colheres (sopa) de azeite extravirgem
1 alho-poró médio (partes branca e verde-clara), picado
2 peras Anjou ou Bosc, descascadas, sem caroço e cortadas em pedaços
2 colheres (chá) de alecrim fresco picado, além de alguns raminhos para enfeitar

½ colher (chá) de noz-moscada ralada na hora
½ colher (chá) de sal marinho grosso
uma pitada de pimenta-caiena
4 xícaras de caldo de galinha
¼ de xícara de creme de leite integral (cerca de 40% de gordura) ou nata de leite de soja
2 colheres (chá) de mel

1. Preaqueça o forno a 190ºC. Asse a abóbora com o lado do corte voltado para baixo até que fique macia, 35 a 40 minutos. Assim que esfriar, remova todas as sementes e membranas. Descasque e corte a abóbora em pedaços grandes.
2. Numa caçarola ou panela de sopa grande, aqueça o azeite em fogo médio. Acrescente o alho-poró e cozinhe até que fique macio, cerca de 3 minutos. Junte as peras e tempere com o alecrim picado, a noz--moscada, o sal marinho e uma pitada de pimenta-caiena. Acrescente a abóbora e despeje caldo suficiente para cobrir. Se necessário, junte mais caldo ou água.
3. Leve à fervura, baixe o fogo e cozinhe, parcialmente coberto, até que as peras fiquem macias, cerca de 20 minutos. Acrescente o creme de leite e o mel. Bata a sopa na própria panela com um misturador de imersão ou, por etapas, num liquidificador ou processador de alimentos, até que fique homogênea.
4. Reaqueça e tempere com mais sal e pimenta-caiena a gosto. Sirva a sopa enfeitada com um raminho de alecrim.

Sopa de feijão-branco e segurelha

Num dia frio de inverno, não há nada melhor do que uma sopa de feijão bem quente. Comece a refeição com uma salada pequena e acompanhe a sopa com um pão crocante e queijo de cabra ou ovelha.

■ **RENDE 6 PORÇÕES**

3 colheres (sopa) de azeite extravirgem, além do azeite para servir
2 cenouras médias, descascadas e cortadas em cubos pequenos
2 talos de salsão médios, descascados e cortados em cubos pequenos

1 dente de alho picado
2 colheres (chá) de folhas de segurelha ou tomilho frescas e bem picadas
2 xícaras de feijão-branco cozido ou enlatado
6 xícaras de caldo de legumes
1 colher (sopa) de vinagre de vinho ou arroz
sal marinho e pimenta-do-reino moída na hora

1. Aqueça o azeite numa panela ou caçarola grande em fogo médio. Acrescente as cenouras, o salsão, o alho e a segurelha e cozinhe, mexendo ocasionalmente, até que o salsão fique macio, de 3 a 5 minutos.
2. Junte o feijão-franco e mexa para misturá-lo aos legumes. Despeje o caldo de legumes e leve à fervura. Baixe o fogo ao máximo, cubra parcialmente e cozinhe por mais 20 minutos.
3. Com uma concha, retire 2 a 3 xícaras de sopa com os feijões e bata num liquidificador ou processador de alimentos. Devolva à panela e cozinhe por mais 5 minutos.
4. Acrescente o vinagre e tempere a sopa com sal e pimenta a gosto. Sirva quente, acompanhada por uma garrafinha de azeite.

Caldo de legumes orgânicos

Há várias maneiras de conseguir o caldo de legumes necessário para muitas receitas deste livro. Você pode encontrá-lo facilmente não só nas lojas alternativas, como também no setor de alimentos integrais de muitos supermercados. Você pode separar e guardar toda a água de vegetais cozidos no vapor ao longo da semana. Uma solução rápida é dissolver em água fervente uma boa marca de caldo de legumes em pó, mas verifique primeiro o teor de sódio desse tipo de caldo. Por fim, se quiser "pôr a mão na massa", prepare uma porção de caldo com legumes frescos e orgânicos, conforme a receita abaixo.

■ **RENDE 8 XÍCARAS**

2 talos de salsão grandes, picados
1 abobrinha grande, cortada em fatias
1 cenoura grande, descascada e picada
1 alho-poró com 2,5 cm de parte verde, com as pontas aparadas, bem lavado e picado

1 salsão descascado e picado
1 folha de louro
6 ramos grandes de salsinha italiana
6 ramos de tomilho fresco
1 colher (chá) de grãos inteiros de pimenta-do-reino
sal marinho grosso

1. Misture todos os ingredientes, exceto o sal, numa panela grande ou caldeirão pequeno. Acrescente 8 xícaras de água não clorada. Leve à fervura, baixe o fogo e cozinhe por 1 hora. Se o líquido evaporar demais, acrescente mais água.
2. Coe numa tigela e, com uma concha, passe para recipientes de plástico. Leve à geladeira ou ao *freezer* pelo tempo necessário. Esta receita de caldo se conserva bem na geladeira por até 4 dias e no *freezer* por até 2 meses.

O BUFÊ DE SALADAS

Quando você começar a experimentar as possibilidades deliciosas de mistura e combinação de vegetais em saladas simples e vistosas, tenho certeza de que esta será uma de suas partes favoritas do Método do Dr. Rau. Já que o objetivo é chegar ao consumo de metade das calorias ingeridas em forma de vegetais crus, frutos oleaginosos, grãos e sementes, é uma boa ideia preparar uma salada grande como prato principal no almoço. Algumas de minhas saladas prediletas estão incluídas aqui, junto com algumas saladas de acompanhamento e até uma salada picante.

Salada de rúcula com figos cristalizados e queijo de cabra
Salada de abacate com molho de morangos
Salada picante de abacate, milho e feijão-preto
Celeri Rémoulade (salada fria de salsão)
Salada crocante com brotos e sementes de girassol
Vinagrete de gergelim e gengibre
Salada de tiras de beterraba e cenoura
Beterrabas marinadas ao forno
Salada asiática de repolho cru e gergelim
Salada de milho, arroz e ervilhas
Vagem ao molho tailandês de gergelim

Salada de favas e alcachofras
Salada grega de couve-flor, azeitonas e queijo *feta* picados
Salada de batatas suíça
Salada de quinoa
Molho de salada agridoce
Salada de espinafre *baby* com cenoura, beterraba e queijo Roquefort

Salada de rúcula com figos cristalizados e queijo de cabra

Quando chega a estação dos figos frescos e da rúcula, esta salada saborosa pode servir como entrada ou prato principal leve. Muitas pessoas gostam do sabor picante da rúcula fresca. Se você achar o sabor muito forte, misture com uma quantidade igual de verduras tipo field greens. Sirva com torradas de pão integral pinceladas com azeite extravirgem.

- **RENDE 4 PORÇÕES**

    4 xícaras de rúcula levemente prensada, sem os caules mais duros
    1½ xícara de azeite extravirgem
    1 colher (sopa) de vinagre balsâmico
    4 figos cristalizados com mel e castanhas-de-caju (ver p. 291)
    120 g de queijo suave de cabra, cortado em 4 bolinhas ou esferas, à temperatura ambiente
    1 limão-galego
    pimenta-do-reino moída grosseiramente

1. Misture a rúcula com o azeite e o vinagre. Divida em 4 pratos.
2. Disponha um figo cristalizado em cada prato, junto com uma bolinha de queijo.
3. Esprema o limão-galego sobre os figos e guarneça cada salada com uma pitada da pimenta-do-reino moída grosseiramente.

Salada de abacate com molho de morangos

Verde e cor-de-rosa, esta salada decorativa pode ser servida num jantar especial ou surpreender sua família em qualquer dia da semana. Verifique se os abacates estão bem maduros e cremosos.

■ **RENDE 4 PORÇÕES**

1 maço pequeno de rúcula
12 morangos
2 colheres (sopa) de óleo de girassol
1 colher (sopa) de vinagre balsâmico
2 colheres (chá) de suco fresco de limão
2 abacates

1. Lave e escorra a rúcula. Apare os ramos mais duros na base. Monte 4 buquês de rúcula e disponha-os na lateral de cada um dos 4 pratos.
2. Num liquidificador ou miniprocessador, combine 8 morangos com o óleo de girassol, o vinagre balsâmico e o suco de limão. Bata até que o molho de morangos fique homogêneo.
3. Corte cada abacate em duas metades e remova os caroços. Com uma colher grande, retire a polpa de cada metade num único pedaço. Corte as metades de abacate em fatias, no sentido do comprimento, e arranje-as em leque sobre os pratos. Salpique cerca de 1 colher (sopa) do molho de morangos sobre cada metade de abacate e decore cada prato com 1 dos morangos restantes, cortado em metades ou fatias. Espalhe o resto do molho por cima.

Salada picante de abacate, milho e feijão-preto

Esta salada picante pode ser um acréscimo vistoso numa travessa de saladas combinadas, ou pode ser servida com frango grelhado, peixe grelhado ou sanduíches vegetarianos.

■ **RENDE CERCA DE 1½ XÍCARA**

1 colher (chá) de sementes de cominho
1 abacate grande, mas firme
suco de 1 limão-galego
½ xícara de feijão-preto cozido ou enlatado
½ xícara de grãos de milho verde, frescos, enlatados ou descongelados
⅓ de xícara de pimentão vermelho
1 colher (sopa) de óleo de girassol

2 colheres (chá) de orégano ou salsinha frescos, picados
1 pimenta *jalapeño* em conserva, picada (opcional)

1. Numa caçarola ou frigideira pequena, torre as sementes de cominho em fogo médio até que fiquem aromáticas e ligeiramente douradas, 2 a 3 minutos. Deixe esfriar um pouco e esmague grosseiramente.
2. Corte o abacate em duas metades e remova o caroço. Com uma colher grande, retire a polpa e corte-a em cubos pequenos.
3. Numa panela média, misture o abacate ao suco de limão-galego para evitar que mude de cor. Junte as sementes de cominho torradas, o feijão-preto, o milho, o pimentão, o óleo de girassol, o orégano e a pimenta *jalapeño*. Misture levemente antes de servir.

Celeri Rémoulade (salada fria de salsão)

É incrível que uma receita tão simples seja tão saborosa. Na França, este prato costuma ser servido como entrada, mas você também pode usá-lo como um ingrediente de uma salada mista. O salsão escurece depois de algum tempo, por isso tempere-o logo depois de picado. O suco de limão impede que ele mude de cor.

■ **RENDE DE 4 A 6 PORÇÕES**

1 salsão pequeno
¼ de xícara de azeite extravirgem
3 colheres (sopa) de suco fresco de limão
1 colher (chá) de mostarda de Dijon
sal marinho e pimenta-do-reino moída na hora

1. Com uma faca grande e afiada, remova a película externa do salsão. Corte o vegetal em pedaços que caibam no processador de alimentos e pique com o disco ralador.
2. Numa tigela, misture vigorosamente o azeite, o suco de limão e a mostarda. Acrescente o salsão picado e mexa para misturar bem. Tempere com sal e pimenta a gosto; basta uma pitada de cada um.

Salada crocante com brotos e sementes de girassol

A cor e a textura são importantes para que a refeição satisfaça plenamente, sobretudo se você estava acostumado a comer muita carne.

- **RENDE 4 PORÇÕES**

>8 rabanetes grandes, cortados em fatias finas
>2 cenouras médias, descascadas e cortadas em fatias finas
>1 pimentão verde médio ou ½ pimentão verde e ½ vermelho, cortados em fatias bem finas
>2 xícaras de brotos levemente prensados, por exemplo, brotos de rabanete ou alfafa (cerca de 60 g)
>⅓ de xícara de Vinagrete de gergelim e gengibre (ver receita a seguir)
>¼ de xícara de sementes de girassol
>1 colher (sopa) de sementes de gergelim

1. Numa tigela de salada, junte os rabanetes, as cenouras e o pimentão. Espalhe os brotos sobre a salada para distribuí-los por igual. Salpique o tempero e mexa para misturar. Deixe de lado 5 a 10 minutos para que os rabanetes fiquem embebidos de tempero.
2. Acrescente as sementes de girassol e mexa para misturar. Divida a salada em 4 pratos. Polvilhe as sementes de gergelim por cima antes de servir.

Vinagrete de gergelim e gengibre

Prepare uma porção deste molho apetitoso para quando precisar. Guarde na geladeira, num pote de vidro hermeticamente fechado, por até uma semana.

- **RENDE CERCA DE 1 XÍCARA**

>½ xícara de azeite extravirgem
>¼ de xícara de vinagre de arroz
>3 colheres (sopa) de óleo asiático de gergelim
>1 colher (chá) de molho de soja orgânico, sem adição de trigo
>1 colher (chá) de gengibre fresco picado

Coloque todos os ingredientes num pote com tampa, feche-o bem e agite para misturar.

Salada de tiras de beterraba e cenoura

Já que os açúcares naturais desses vegetais estão contidos nas fibras internas mais rijas, sua liberação lenta na corrente sanguínea mantém o nível de energia constante por várias horas. Esta salada vistosa se conserva bem na geladeira por até 4 dias.

- **RENDE DE 4 A 6 PORÇÕES**

    2 beterrabas médias-pequenas
    2 cenouras grandes
    1½ colher (sopa) de vinagre balsâmico
    1½ colher (sopa) de óleo de girassol

    1. Descasque as beterrabas e cenouras cruas. Pique os vegetais com o disco ralador de um processador de alimentos ou no ralo grosso de um ralador de mão.
    2. Misture as beterrabas e cenouras picadas ao vinagre balsâmico e ao óleo de girassol. Sirva imediatamente, ou cubra e leve à geladeira por até 3 dias.

Beterrabas marinadas ao forno

A beterraba é um vegetal que purifica o organismo. Tenha uma porção desta receita sempre à mão para acrescentar cor e sabor às outras saladas.

- **RENDE CERCA DE 1½ XÍCARA**

    ½ kg de beterrabas frescas
    2 colheres (sopa) de vinagre balsâmico ou vinagre de xerez
    2 colheres (chá) de óleo de girassol

    1. Preaqueça o forno a 200°C. Lave bem as beterrabas e embrulhe-as em folhas duplas de papel-alumínio. Asse por 45 a 60 minutos, conforme o tamanho, até que as beterrabas fiquem macias.
    2. Deixe-as esfriar, apare as extremidades e esfregue para tirar a pele. Corte as beterrabas em cubos do tamanho que você desejar, ou em fatias.

3. Misture as beterrabas ao vinagre e ao óleo de girassol. Deixe repousar à temperatura ambiente por 1 hora no mínimo, ou cubra e leve à geladeira por até 5 dias.

Salada asiática de repolho cru e gergelim

Esta deliciosa salada de repolho muda sua textura com o tempo. Logo depois do preparo, ela é clara e crocante. No terceiro dia, fica mais macia e escura, absorvendo melhor o tempero.

- **RENDE DE 4 A 6 PORÇÕES**

¼ de repolho verde médio-grande
2 colheres (sopa) de vinagre de arroz
1 colher (sopa) de suco fresco de limão
1 colher (sopa) de óleo asiático de gergelim
½ colher (chá) de sal marinho grosso
1 colher (sopa) de sementes de gergelim

1. Corte o repolho em fatias finas com uma faca grande, ou pique num processador de alimentos. Isso deve render cerca de 6 xícaras.
2. Numa tigela média, combine o repolho picado, o vinagre de arroz, o suco de limão, o óleo de gergelim, o sal e metade das sementes de gergelim. Mexa para misturar bem.
3. Sirva imediatamente para apreciar a salada ainda crocante, ou cubra e leve à geladeira por até 3 dias. Um pouco antes de servir, enfeite com as sementes de gergelim restantes.

Salada de milho, arroz e ervilhas

Esta é uma salada rica em proteínas e em aminoácidos essenciais. Sirva como acompanhamento ou como parte de uma salada mista.

- **RENDE DE 4 A 6 PORÇÕES**

1 xícara de arroz *basmati* ou arroz de jasmim
2 colheres (sopa) de vinagre de arroz
1 colher (sopa) de suco de limão-galego fresco

2 colheres (sopa) de óleo de girassol
sal marinho e pimenta-do-reino moída na hora
1½ xícara de grãos de milho verde — cozidos frescos, descongelados ou embalados a vácuo
1 xícara de ervilhas *baby* descongeladas
1½ colher (sopa) de cebolinha fresca picada

1. Cozinhe o arroz em 1¾ xícara de água levemente salgada até que fique macio, cerca de 15 minutos. Transfira para uma tigela e deixe esfriar.
2. Misture o arroz morno, o vinagre, o suco de limão-galego e o óleo de girassol. Tempere com sal e pimenta a gosto. Acrescente o milho, as ervilhas e a cebolinha, mexendo levemente para misturar. Sirva à temperatura ambiente.

Vagem ao molho tailandês de gergelim

A combinação de vagem e molho de castanha-de-caju dá um toque especial a esta salada, que sua família com certeza vai adorar. Se você não tiver problemas digestivos, realce o sabor com um pouco de pimenta-malagueta macerada.

■ **RENDE 3 OU 4 PORÇÕES**

250 g de vagens, de preferência pequenas, cortadas em pedaços de 2,5 cm
2 colheres (sopa) de pasta de castanha-de-caju pura (integral)
1 colher (sopa) de óleo asiático de gergelim
1 colher (sopa) de vinagre de arroz
2 colheres (chá) de mel
1½ colher (chá) de molho de soja orgânico, sem adição de trigo
1 colher (chá) de gengibre fresco ralado

1. Cozinhe a vagem no vapor até que fique macia.
2. Numa tigela média, misture a pasta de castanha-de-caju, o óleo de gergelim, o vinagre, o mel, o molho de soja e o gengibre. Acrescente a vagem e mexa para embebê-la no molho. Sirva à temperatura ambiente.

Salada de favas e alcachofras

Esta salada deliciosa é um prato típico da zona rural italiana. Vale como uma ótima entrada ou como acréscimo excelente a uma travessa de saladas combinadas. Serve 4 pessoas como prato principal e 6 pessoas como acompanhamento.

- **RENDE DE 4 A 6 PORÇÕES**

2 alcachofras
3 colheres (sopa) de suco fresco de limão
2 xícaras de favas sem casca, rendimento de cerca de 1 kg de favas frescas (ou use favas descongeladas)
½ xícara de azeite extravirgem
2 colheres (sopa) de hortelã ou salsinha frescas, picadas grosseiramente
1 dente de alho pequeno, picado
½ xícara de tiras de tomate seco (preparado em casa ou conservado em óleo)
sal marinho e pimenta-do-reino moída na hora
60 g de queijo Manchego amadurecido, num único pedaço

1. Desbaste as alcachofras até restarem só os corações. Cozinhe numa panela média com água salgada fervente, com 1 colher (sopa) do suco de limão, até que fiquem macias mas ainda bastante firmes, 10 a 12 minutos. É melhor deixar as alcachofras meio cruas do que cozinhar demais. Escorra e lave sob água fria corrente. Assim que elas esfriarem, remova o fundo peludo das alcachofras. Corte os corações de alcachofra em fatias finas.
2. Cozinhe as favas descascadas em água fervente por 2 a 3 minutos, dependendo do tamanho. Escorra imediatamente e lave em água fria corrente. Escorra de novo e remova uma pequena parte da película das favas, espremendo-as levemente para que saiam da película.
3. Numa panela média, misture o azeite, as 2 colheres (sopa) restantes de suco de limão, a hortelã e o alho. Acrescente as alcachofras fatiadas, as favas limpas e os tomates secos. Mexa levemente para embeber tudo no tempero. Tempere com sal e pimenta a gosto.
4. Para servir, forme montinhos de salada em pratos individuais e, com uma faca de queijo ou um ralador apropriado, corte fatias de queijo bem finas e arrume por cima.

Salada grega de couve-flor, azeitonas e queijo feta picados

Picar todos os vegetais não só faz com que essa salada seja fácil de comer, como também torna as vitaminas e sais minerais mais acessíveis. Mas procure mastigar muito bem todos os vegetais crus. Não economize azeite aqui. Lembre-se, o azeite combinado com as fibras de celulose faz muito bem ao intestino.

- **RENDE 4 PORÇÕES**

1 pé de alface-romana
1 xícara de floretes de couve-flor
1 dente de alho picado
1 colher (chá) de orégano em pó
sal marinho grosso e pimenta-do-reino moída na hora
3 colheres (sopa) de suco fresco de limão
⅓ de xícara de azeite extravirgem
12 tomates-cereja cortados ao meio
2 cenouras descascadas e cortadas em cubos
½ pimentão verde cortado em cubos
12 azeitonas pretas tipo Kalamata, Gaeta ou outras
60 g de queijo *feta* cortado em cubos pequenos

1. Separe as folhas da alface-romana e remova a extremidade das bases. Corte as folhas no sentido do comprimento ao longo da nervura central, e depois corte de través em tiras de cerca de 1 cm de largura.
2. Cozinhe a couve-flor no vapor por 2 minutos, até que amoleça um pouco. Outra opção é usar os floretes crus. Corte em pedaços de aproximadamente 1 cm.
3. Numa tigela de salada, misture o alho, o orégano, o sal grosso e pimenta a gosto. Despeje o suco de limão e o azeite. Junte ao tempero a couve--flor e o tomate cortado em metades, mexendo para embeber. Deixe marinar por 2 minutos.
4. Acrescente as cenouras, o pimentão e a alface. Mexa para misturar. Antes de servir a salada, espalhe por cima as azeitonas e o queijo *feta*.

Salada de batatas suíça

Muita gente não tem o costume de comer alho-poró cru, mas a parte verde-clara, cortada bem miúdo e usada em pequenas quantidades, é um ótimo substituto da cebola, que não é permitida na dieta do dr. Rau.

- **RENDE 4 PORÇÕES**

   3 batatas médias tipo Yukon Gold (cerca de ½ kg)
   2 colheres (sopa) da parte verde-clara do alho-poró, picada bem miúdo
   3 colheres (sopa) de azeite extravirgem
   1½ colher (sopa) de suco fresco de limão
   sal marinho e pimenta-do-reino moída na hora

   1. Coloque as batatas numa panela com cabo, cubra com água levemente salgada e leve à fervura. Cozinhe até que as batatas fiquem macias no centro (fure-as com a ponta de uma faca pequena para verificar se estão macias), 15 a 20 minutos. Escorra e lave em água fria corrente até esfriar um pouco.
   2. Descasque a película e corte as batatas em fatias ou pedaços. Acrescente o alho-poró e misture com o azeite e o suco de limão enquanto as batatas ainda estão mornas. Tempere com sal e pimenta a gosto.

Salada de quinoa

Esta é uma das saladas que Irene Guler costuma oferecer no Culinarium, que é o restaurante anexo à Clínica Paracelsus. Ali sempre se serve uma variedade atraente de verduras, vegetais picados, sementes e uma salada de grãos como esta, para que os hóspedes possam montar sua própria combinação de saladas.

- **RENDE 4 PORÇÕES**

   1 xícara de quinoa
   2 cenouras descascadas e picadas
   ½ xícara de pimentão vermelho cortado em cubos pequenos
   ½ xícara de pimentão amarelo cortado em cubos pequenos
   ½ xícara de groselhas
   2 colheres (sopa) de salsinha fresca picada

1 colher (sopa) de cebolinha fresca picada
Molho de salada agridoce (ver receita a seguir)

1. Lave a quinoa numa tigela de água várias vezes, esfregando-a levemente entre as mãos. Seque bem. Numa panela pequena com cabo, leve à fervura 4 xícaras de água ligeiramente salgada. Junte a quinoa, baixe o fogo, cubra e cozinhe por 10 minutos. Retire do fogo e deixe-a descansar, coberta, por 10 a 15 minutos. Despeje a quinoa numa tigela e mexa para soltar os grãos. Cubra e leve à geladeira até esfriar (a quinoa pode ser cozida um dia antes).
2. Ponha a quinoa numa tigela grande de servir. Acrescente as cenouras, os pimentões vermelho e amarelo, a groselha, a salsinha e a cebolinha; mexa levemente para misturar. Salpique o tempero e mexa para embeber por igual. Sirva a salada à temperatura ambiente ou levemente gelada.

Molho de salada agridoce

- **RENDE CERCA DE ½ XÍCARA**

¼ de xícara de azeite extravirgem
3 colheres (sopa) de vinagre balsâmico
2 colheres (sopa) de néctar (suco) de pera ou 2 colheres (chá) de mel
1 colher (chá) de caldo de legumes em pó
sal marinho e pimenta-do-reino moída na hora

Numa tigela pequena, misture o azeite, o vinagre balsâmico, o néctar de pera e o caldo em pó. Tempere com sal e pimenta a gosto.

Salada de espinafre *baby* com cenoura, beterraba e queijo Roquefort

O espinafre baby é muito fácil de usar porque hoje em dia existem excelentes marcas orgânicas que já vêm prontas para o uso. Esta salada é vistosa e saborosa o suficiente para ser servida como entrada num jantar com visitas.

- **RENDE 4 PORÇÕES**

2 cenouras médias
1 beterraba média ou 2 pequenas
1 pacote (350 g) de espinafre *baby*
3 colheres (sopa) de azeite extravirgem
1½ colher (sopa) de vinagre de xerez ou vinagre de vinho Banyuls
sal marinho e pimenta-do-reino moída na hora
20 tomates-cereja pequenos
60 g de queijo Roquefort, esmagado ou cortado em cubos pequenos
2 colheres (sopa) de sementes de girassol

1. Descasque as cenouras e beterrabas e pique-as separadamente com o disco ralador do processador de alimentos. Se você começar pelas cenouras, não precisará lavar o disco antes das beterrabas.
2. Lave bem o espinafre e escorra. Ponha o espinafre numa tigela grande e misture com o azeite e o xerez. Tempere com sal e pimenta a gosto.
3. Arrume o espinafre em quatro pratos grandes. Cubra com uma camada de cenoura picada e a seguir com uma camada de beterraba picada, dispondo-a de tal maneira que a cenoura continue visível. Espalhe 5 tomates-cereja ao redor de cada prato.
4. Arrume o queijo Roquefort por cima e guarneça com uma pitada de sementes de girassol.

PRATOS PRINCIPAIS

Aprender a planejar um cardápio quando você ainda não se acostumou à comida predominantemente vegetariana pode exigir esforço no começo, mas logo fica mais fácil. Você sempre pode começar por uma sopa ou uma salada. Macarrão pode servir como entrada ou prato principal; nas receitas a seguir, vale o segundo caso. O mesmo vale para os risotos. Pizza poderia ser o prato principal no almoço, ou um jantar leve. E a polenta pode valer como prato principal, mas deve ser acompanhada por vegetais cozidos no vapor, assados ou refogados.

Muitos dos pratos vegetarianos deste capítulo valem como uma refeição completa e só precisam de um pouco de quinoa, painço ou talvez batatas esmagadas ou assadas como acompanhamento. Quando você se habituar a comer mais vegetais e grãos integrais, vai começar a montar seus próprios cardápios misturando ou combinando dois ou três pratos. Incluímos aqui uma seleção de sanduíches vegetarianos realmente saborosos; assim como os sanduíches com carne, eles são mais atraentes e divertidos com alguns "extras" para acompanhar.

Já que a Dieta de Manutenção Permanente do dr. Rau permite o consumo de frango ou peixe várias vezes por semana, incluímos uma seleção de receitas para lhe dar uma ideia de como combinar pequenas quantidades de frango e peixe com vários vegetais para montar uma refeição balanceada do ponto de vista nutricional, evitando o excesso de proteínas.

Consulte também a seção "O bufê de saladas" para explorar uma variedade saborosa de receitas que podem servir como entradas ou como pratos principais no almoço.

Macarrão, pizza, risoto e polenta

Macarrão com *broccoletti* e queijo *feta*
Macarrão primavera
Molho cremoso de tomate
Macarrão *al pesto* com tofu
Lasanha vegetariana
Talharine frio com gergelim
Pizzas instantâneas de queijo de cabra com rúcula e azeitonas
Risoto de aspargos
Risoto de abóbora-cheirosa
Polenta cremosa com queijo Manchego
Polenta assada

Pratos principais à base de vegetais e grãos e alguns acompanhamentos

Aspargos fritos com acelga-suíça e cenouras
Berinjela com recheio de quinoa
Quinoa com gergelim, couve-chinesa (*bok choy*) e cogumelos *shitake*
Filés de berinjela com tomates secos e azeitonas
Gratin de erva-doce
Couve-galega refogada com cenouras e batatas
Lentilhas com queijo de cabra e tomates secos
Rösti com vegetais sortidos
Vegetais sortidos cozidos no vapor
Torta de batatas
Massa folhada
Espinafre no azeite cozido no vapor
Batatas assadas duas vezes com queijo azul e brócolis
Batata-doce e beterraba caramelizadas, com vagem e sementes de abóbora torradas

Abóbora tipo *sweet dumpling*, recheada
Filés de *tofu* com gengibre e limão
Rolinhos primavera vegetarianos com molho de gengibre e gergelim
Chili vegetariano fácil de fazer, com trigo turco (*bulgur*) e feijão-rajado
Ensopado marroquino vegetariano
Ratatouille de 12 minutos
Succotash (espécie de feijoada) com milho, abobrinha e vagem
Lasanha de abobrinha
Abobrinha gigante recheada

Sanduíches e pastéis

Hambúrgueres de amaranto
Bolinhos de cevada e feijão-fradinho
Hambúrgueres de feijão-preto com castanha-de-caju e cenoura
Hambúrgueres de lentilha e quinoa
Pastéis vegetarianos ao *curry*

Frango, peru e peixe

Frango com vegetais ao *curry*
Frango frito com gengibre, cenoura, ervilha e pimentão vermelho
Torta de peito de peru com purê de batatas
Purê cremoso de batatas
Bacalhau fresco à moda asiática, assado com couve-chinesa
Filés de bagre (*catfish*) com crosta de nozes-pecã
Salada de repolho e abacaxi

MACARRÃO, PIZZA, RISOTO E POLENTA

Macarrão com *broccoletti* e queijo feta

Use macarrão de espelta ou macarrão de sêmola importado, de boa marca.

■ **RENDE 4 PORÇÕES**

1 maço grande de *broccoletti*
250 g de macarrão tipo *gemelli* (espirais finas), gravata-borboleta ou *penne*

4 colheres (sopa) de azeite extravirgem
2 dentes de alho cortados em fatias finas
2 ou 3 pitadas de pimenta-malagueta macerada
¼ de xícara de queijo *feta* cortado em cubos pequenos ou esmagado grosseiramente
sal marinho e pimenta-do-reino moída na hora
queijo Pecorino Romano ralado

1. Lave bem os *broccoletti* e escorra. Remova aproximadamente 1 cm da base dos caules mais grossos. Corte os caules restantes em pedaços de aproximadamente 1 cm e as folhas e floretes em pedaços de 2,5 cm.
2. Numa panela grande com cabo, ferva água salgada e cozinhe o macarrão até que fique macio, 10 a 12 minutos. Retire com uma concha e reserve 1 xícara da água do cozimento. Passe o macarrão num escorredor.
3. Ponha 3 colheres (sopa) de azeite na panela. Acrescente o alho e a pimenta-malagueta e cozinhe em fogo médio-baixo até que o alho comece a dourar, cerca de 2 minutos. Despeje ½ xícara da água de cozimento do macarrão e deixe borbulhar.
4. Junte os *broccoletti* e aumente o fogo para médio. Cozinhe, mexendo, até as folhas murcharem, cerca de 2 minutos. Despeje a ½ xícara restante da água de cozimento e cozinhe, mexendo várias vezes, até que os *broccoletti* fiquem macios, mas ainda levemente verde-claros, 5 a 6 minutos.
5. Despeje o macarrão na panela. Acrescente o queijo *feta* e a colher (sopa) restante de azeite. Retire do fogo. Tempere levemente com sal marinho e generosamente com pimenta-do-reino. Sirva em pratos fundos, acompanhados por uma tigelinha de queijo Pecorino Romano.

Macarrão primavera com molho cremoso de tomate

É muito fácil cozinhar os vegetais no vapor para esta receita clássica. O ideal é ter bastante variedade, mas você também pode simplificar a receita o quanto quiser, com a condição de usar 3 xícaras de vegetais ao todo.

■ **RENDE 4 PORÇÕES**

⅔ de xícara de aspargos, com as pontas aparadas
⅔ de xícara de floretes de brócolis ou couve-flor
⅔ de xícara de abobrinha cortada em fatias

350 g de macarrão gravata-borboleta ou espiral pequeno
Molho cremoso de tomate (ver receita a seguir)
1 xícara de ervilhas *baby* descongeladas
queijo Pecorino Romano ou Manchego ralado, ou uma mistura dos dois

1. Cozinhe os aspargos, os brócolis e a abobrinha sobre água fervente até que fiquem macios, 2 a 3 minutos. Reserve a água do cozimento para o molho de tomate.
2. Numa panela grande, ferva água salgada e cozinhe o macarrão até que fique macio, cerca de 10 minutos. Passe num escorredor.
3. Devolva o macarrão à panela e acrescente o Molho cremoso de tomate. Mexa para embeber por igual. Cozinhe por 2 minutos em fogo bem baixo. Acrescente os vegetais cozidos no vapor e as ervilhas. Mexa o macarrão por 1 minuto sobre o fogo para esquentá-lo. Sirva acompanhado do queijo.

Molho cremoso de tomate

Uma das grandes vantagens de minha dieta para melhorar a saúde é que você não precisa abrir mão das coisas boas da vida. Este molho de tomate é ainda mais saboroso por causa do vinho branco e do creme de leite.

■ **RENDE CERCA DE 3 XÍCARAS**

1 lata (400 g) de tomates italianos orgânicos
3 colheres (sopa) de azeite extravirgem
1 dente de alho picado
uma pitada de pimenta-malagueta macerada, ou várias pitadas a gosto
1 colher (sopa) de extrato de tomate
¼ de xícara de vinho branco seco
1 xícara de água do cozimento de vegetais (reservada do Macarrão primavera) ou de caldo de legumes
⅓ de xícara de creme de leite integral (cerca de 40% de gordura) ou creme de leite de soja
sal marinho e pimenta-do-reino moída na hora

1. Bata os tomates com seu suco num liquidificador ou processador de alimentos.

2. Numa panela ou caçarola grande e não reativa*, aqueça o azeite em fogo médio. Junte o alho e a pimenta-malagueta e cozinhe por 2 minutos. Acrescente o extrato de tomate e cozinhe, mexendo, por mais 1 minuto. Despeje o vinho e deixe ferver até o líquido reduzir pela metade. Agregue o caldo do cozimento de vegetais e os tomates batidos e cozinhe em fogo baixo por mais 15 minutos.
3. Despeje o creme de leite e mexa. Tempere com sal e pimenta a gosto.

Macarrão *al pesto* com tofu

O tofu (queijo de soja) é um substituto saudável para as grandes quantidades de óleo e queijo usadas no molho al pesto tradicional.

- **RENDE 4 PORÇÕES**

  1½ xícara de folhas (prensadas) de manjericão fresco
  ⅓ de xícara de *tofu* macio
  3 colheres (sopa) de queijo Pecorino Romano ralado na hora
  3 colheres (sopa) de azeite extravirgem
  1 colher (sopa) de pinhões
  1½ xícara de suco fresco de limão
  1 dente de alho picado
  sal marinho
  250 g de espaguete ou *linguine* (tiras longas e finas) de trigo integral, espelta ou arroz
  1 xícara de *edamame* (grãos verdes de soja) ou ervilhas, frescas ou descongeladas

  1. Prepare o *pesto* combinando, num liquidificador ou processador de alimentos, o manjericão, o *tofu*, o queijo, o azeite, os pinhões, o suco de limão e o alho. Bata, parando uma ou duas vezes para raspar as laterais da jarra, até formar uma pasta grossa. Transfira o *pesto* para uma tigela grande de servir.

---

* Panelas "não reativas" são feitas, por exemplo, de aço inoxidável ou cerâmica, mas não de materiais comuns como cobre ou alumínio, pois estes últimos reagem com alimentos ácidos, liberando pequenas quantidades de metal na comida. (N. do T.)

2. Numa panela grande com cabo, ferva água salgada e cozinhe o macarrão até que fique macio, cerca de 10 minutos ou conforme instruções da embalagem. Se você estiver usando *edamame* ou ervilhas descongeladas, junte-as diretamente à tigela de *pesto*. Caso use ingredientes frescos, acrescente-os ao macarrão no último minuto de cozimento.
3. Retire cerca de ½ xícara da água de cozimento do macarrão e despeje na tigela de *pesto*. Passe o macarrão (e o *edamame*) num escorredor e ponha-o na tigela. Mexa levemente para distribuir o *pesto* por igual.

Lasanha vegetariana

A massa de lasanha pré-cozida facilita muito o preparo desta receita, assim como outros ingredientes práticos, como espinafre congelado e molhos prontos.

- **RENDE 6 PORÇÕES**

1 unidade média de couve-flor, separada em floretes
2 bulbos médios de erva-doce, com as pontas aparadas e cortados ao meio
3 xícaras de molho orgânico de tomate ou *marinara* de sua preferência
1 caixa (450 g) de massa importada de lasanha pré-cozida (p. ex., da marca Barilla)
1 embalagem (350 g) de espinafre orgânico em folhas, descongelado e espremido para remover o excesso de água
1 xícara de queijo Pecorino Romano ralado (cerca de 85 g)
3 colheres (sopa) de azeite extravirgem
sal marinho e pimenta-do-reino moída na hora
1 xícara de queijo de cabra ou *feta*, em migalhas (cerca de 85 g)

1. Preaqueça o forno a 170°C. Unte ligeiramente uma assadeira de 20 x 28 cm.
2. Corte os floretes de couve-flor e os bulbos de erva-doce em fatias de 6 mm de espessura. Cozinhe sobre água fervente até que fiquem macias, 4 a 5 minutos.
3. Para montar a lasanha, espalhe ⅓ de xícara do molho de tomate sobre a assadeira. Coloque 3 folhas de massa sobre o molho, lado a lado, para cobrir totalmente a assadeira. Espalhe metade do espinafre sobre a massa, por igual. Salpique ⅓ de xícara do queijo Romano sobre o espi-

nafre. Então, acrescente uma camada com metade da couve-flor e metade da erva-doce, alternando os vegetais. Salpique 1½ colher (sopa) de azeite sobre os vegetais. Tempere com uma pitada de sal marinho e bastante pimenta-do-reino moída na hora. Junte metade do queijo de cabra sobre os vegetais e termine com ⅔ de xícara de molho de tomate, espalhando-o com a colher para cobrir toda a área.

4. Faça uma segunda camada de maneira semelhante. Junte outras 3 folhas de massa sobre o molho, pressionando-as levemente para cobrir todo o espaço. Espalhe o espinafre restante, ⅓ de xícara de queijo e os vegetais restantes. Salpique o azeite restante e uma pitada de sal e pimenta. Cubra com o queijo de cabra restante e outro ⅓ de xícara de molho. Termine cobrindo com as últimas 3 folhas de massa. Pressione levemente para deixar a lasanha compacta. Espalhe o resto do molho por cima e salpique o resto de queijo Pecorino Romano. Cubra a assadeira com papel-alumínio, esticando-o ao máximo para que o papel não entre em contato com o molho de tomate. Asse imediatamente, ou cubra e leve à geladeira por várias horas.

5. Quando você quiser assar a lasanha, preaqueça o forno a 180°C. Asse a lasanha, coberta, por 25 a 30 minutos, até ela esquentar por inteiro. Descubra e asse por mais 10 minutos. Retire do forno e deixe esfriar por cerca de 10 minutos antes de cortar.

Talharine frio com gergelim

Talharine picante é um fundo perfeito para uma grande variedade de sabores. Por isso, use nesta receita todos os restos de vegetais que tiver à mão, como aspargos levemente cozidos no vapor, vagens ou brócolis.

■ **RENDE 4 PORÇÕES**

⅓ de xícara de pasta de castanha-de-caju
2 colheres (sopa) de molho de soja orgânico, sem adição de trigo
2 colheres (sopa) de óleo de gergelim
1 colher (sopa) de gengibre fresco, picado
2 colheres (chá) de vinagre de arroz sem tempero ou suco fresco de limão-galego
1 dente de alho esmagado num espremedor

2 ou 3 pitadas de pimenta-malagueta esmagada, ou a gosto
1 pepino
250 g de espaguete ou *linguine* (tiras longas e finas) de trigo integral
sal marinho (opcional)
1 cenoura média-grande, descascada e picada
1 colher (sopa) de cebolinha fresca picada
1 colher (sopa) de sementes de gergelim torradas

1. Numa tigela grande, misture a pasta de castanha-de-caju, o molho de soja, o óleo de gergelim, o gengibre, o vinagre de arroz, o alho e a pimenta-malagueta esmagada. Reserve este molho (vamos chamá-lo de "molho de gergelim").
2. Descasque o pepino e corte ao meio no sentido do comprimento. Remova as sementes com uma colher pequena. Corte o pepino em fatias transversais, na diagonal, com espessura de cerca de 6 mm.
3. Numa panela grande com cabo, ferva água salgada, cozinhe o macarrão até que fique macio, cerca de 10 minutos ou conforme instruções da embalagem. Com uma concha, retire ⅓ de xícara da água de cozimento do macarrão e junte ao molho de gergelim, mexendo até que fique bem homogêneo. Prove e acrescente uma pitada de sal, se necessário. Passe o macarrão num escorredor e lave sob água fria corrente até esfriar. Escorra de novo. Junte o macarrão, o pepino, a cenoura e a cebolinha ao molho. Mexa levemente para embeber. Sirva com as sementes de girassol salpicadas por cima.

Pizzas instantâneas de queijo de cabra com rúcula e azeitonas

Você pode comer uma pizza saudável quando quiser, usando tortilhas como base. Experimente coberturas variadas. Tomates frescos, manjericão e queijo Manchego em lascas são ótimas opções.

- **RENDE DE 4 A 6 PORÇÕES**

2 tortilhas grandes (27,5 a 30 cm) de farinha de trigo germinado ou trigo integral
¼ de xícara de azeite extravirgem
120 g de queijo branco de cabra, fresco

1 xícara de azeitonas Kalamata sem caroços e picadas, ou qualquer azeitona sem caroços
2 xícaras levemente prensadas de rúcula *baby* ou folhas de espinafre

1. Preaqueça o forno a 250°C. Pincele as tortilhas levemente com 1½ colher (sopa) de azeite, ponha em assadeiras e asse até que as tortilhas comecem a ficar crocantes, cerca de 2 minutos. Revire-as, pincele-as com mais 1½ colher (sopa) de azeite e salpique o queijo de cabra e metade das azeitonas sobre cada uma. Asse por 3 a 5 minutos.
2. Espalhe a rúcula ou o espinafre por cima e salpique o azeite restante. Devolva ao forno e asse as pizzas por 1 a 2 minutos, até que esquentem por inteiro.

Risoto de aspargos

Os vegetais são mais saborosos cozidos al dente *(quando ainda estão durinhos e firmes), mas no preparo de um risoto têm de ser totalmente cozidos para se misturarem ao molho. Aqui, os brotos de aspargo são cozidos com o arroz o tempo todo, mas as pontas só são acrescentadas no final para não perderem a textura.*

■ **RENDE DE 4 A 6 PORÇÕES**

1 maço grande de aspargos, 500 a 750 g
2 colheres (sopa) de azeite extravirgem
¼ de xícara de alho-poró cortado em fatias finas (partes branca e verde-clara)
1 xícara de arroz arbóreo
1 colher (chá) de folhas de estragão fresco, picadas, ou de estragão em pó
¼ de xícara de vinho branco seco
4 a 5 xícaras de caldo de legumes ou galinha, quente
2 colheres (sopa) de manteiga sem sal
¼ de xícara de queijo Manchego ralado
sal marinho e pimenta-do-reino moída na hora

1. Remova a base esbranquiçada dos brotos de aspargo. Corte os talos verdes restantes em fatias finas, parando a cerca de 2,5 cm de distância das pontas. Corte as pontas ao meio no sentido do comprimento e reserve.
2. Numa panela grande e pesada, com cabo, aqueça o azeite em fogo médio. Acrescente o alho-poró e cozinhe, mexendo uma ou duas vezes,

por 2 minutos. Junte o arroz e o estragão e cozinhe, mexendo várias vezes, por mais 2 minutos.
3. Despeje o vinho e cozinhe, mexendo, até ele evaporar quase totalmente. Acrescente os brotos de aspargo em fatias e ⅓ de xícara do caldo de legumes ou galinha quente e continue a cozinhar, mexendo ocasionalmente, até absorver boa parte do líquido. Junte ½ xícara de caldo e cozinhe, mexendo várias vezes, até absorver boa parte do líquido. Continue a cozinhar, adicionando mais caldo gradualmente, cerca de ½ xícara por vez, por 10 minutos.
4. Acrescente as pontas de aspargo e continue a cozinhar do mesmo modo, juntando mais caldo se necessário, até que o arroz esteja *al dente* e o molho ao redor fique grosso e cremoso, mais 8 a 10 minutos.
5. Adicione a manteiga e o queijo. Tempere levemente com sal e generosamente com pimenta-do-reino. Sirva imediatamente.

Risoto de abóbora-cheirosa

■ **RENDE DE 4 A 6 PORÇÕES**

2 colheres (sopa) de azeite extravirgem
¼ de xícara de alho-poró cortado em fatias finas (partes branca e verde-clara)
1 xícara de arroz arbóreo
2½ xícaras de abóbora-cheirosa orgânica, cortada em cubos (aproximadamente 1 cm)
½ colher (chá) de noz-moscada ralada na hora
4½ xícaras de caldo de legumes quente
2 colheres (sopa) de manteiga sem sal
sal marinho e pimenta-do-reino moída na hora

1. Aqueça o azeite numa panela grande com cabo, em fogo médio. Acrescente o alho-poró e cozinhe até que fique macio, cerca de 2 minutos. Junte o arroz e cozinhe por 2 minutos, mexendo várias vezes.
2. Adicione a abóbora, a noz-moscada e o caldo de legumes. Mexa para misturar. Leve à fervura, baixe o fogo, cubra e cozinhe até que a abóbora amoleça, a maior parte do líquido tenha sido absorvida e o risoto tenha a consistência de uma sopa grossa, 18 a 20 minutos.
3. Junte a manteiga e tempere com sal e pimenta-do-reino.

Polenta cremosa com queijo Manchego

"Polenta" é uma palavra italiana de origem latina. Vem de pollen, *que significa "flor de farinha". Como qualquer outro grão integral, é mais saborosa quando fresca e deve ser guardada na geladeira ou no* freezer. *É uma excelente alternativa ao macarrão e ao arroz. Você pode servi-la como prato principal, com molho fresco de tomate, ou como acompanhamento, com uma seleção de vegetais cozidos no vapor.*

■ **RENDE 6 PORÇÕES**

1 xícara de fubá próprio para polenta
1 colher (chá) de sal marinho
uma pitada de pimenta-caiena
½ xícara de creme de leite integral (cerca de 40% de gordura)
2 colheres (sopa) de manteiga sem sal
⅓ de xícara de queijo Manchego picado

1. Numa tigela média, misture o fubá com 2 xícaras de água. Leve à fervura outras 2 xícaras de água, com o sal e a pimenta-caiena, numa panela pesada com cabo, em fogo médio.
2. Misture gradualmente o mingau de fubá na água fervente. Baixe o fogo para médio-baixo e continue a cozinhar, mexendo várias vezes, por 20 minutos. Acrescente ¼ de xícara do creme de leite e continue a cozinhar, mexendo, até a polenta engrossar e começar a desgrudar das laterais da panela. Se o líquido evaporar depressa demais, despeje mais água.
3. Quando a polenta engrossar e o fubá amolecer, retire do fogo. Misture o resto do creme de leite, a manteiga e o queijo. Sirva imediatamente.

(Variante) Polenta assada: Prepare a polenta conforme instruções acima. Passe para uma assadeira untada, espalhe uniformemente numa camada de aproximadamente 4 cm e deixe esfriar até endurecer (a polenta firme também pode ser levada à geladeira durante a noite). Então, corte em círculos ou quadrados e asse no forno a 220ºC, até dourar levemente por cima e aquecer por inteiro, 10 a 15 minutos.

PRATOS PRINCIPAIS À BASE DE VEGETAIS E GRÃOS E ALGUNS ACOMPANHAMENTOS

Aspargos fritos com acelga-suíça e cenouras

Este é um prato colorido e nutritivo que pode ser preparado em 15 minutos ou menos. Sirva com arroz basmati cozido no vapor.

- **RENDE DE 3 A 4 PORÇÕES**

1 maço pequeno de acelga-suíça
2 colheres (sopa) de azeite extravirgem
350 g de aspargos cortados em pedaços de 2,5 cm
2 cenouras médias, descascadas e cortadas em fatias na diagonal
2 colheres (chá) de gengibre fresco picado
⅔ de xícara de caldo de legumes ou galinha
1 colher (sopa) de molho de soja orgânico, sem adição de trigo
2 colheres (chá) de amido de milho
1 colher (sopa) de óleo asiático de gergelim
¼ de xícara de castanhas-de-caju assadas

1. Lave bem a acelga. Separe as folhas verdes dos talos brancos. Pique as folhas e reserve. Corte os talos ao meio no sentido do comprimento, caso sejam grossos, e depois corte de través em fatias de aproximadamente 4 cm.
2. Aqueça o azeite numa panela ou caçarola grande. Acrescente os aspargos, as cenouras e o gengibre e refogue por 1 a 2 minutos. Junte os talos de acelga e ⅓ de xícara do caldo de legumes ou galinha. Cubra, baixe o fogo para médio e cozinhe por 3 minutos.
3. Enquanto isso, misture o caldo restante ao molho de soja. Acrescente o amido de milho. Despeje tudo na panela e leve à fervura, mexendo até os vegetais ficarem embebidos por igual e o molho engrossar, cerca de 1 minuto.
4. Transfira para uma travessa de louça. Salpique por cima o óleo de gergelim e decore com as castanhas-de-caju.

Berinjela com recheio de quinoa

A quinoa é um grão excelente, rico em aminoácidos essenciais. Tem um sabor especial e uma textura crocante, mas deve ser lavada antes do uso por causa de seu revestimento levemente amargo. Para isso, lave bem numa tigela de água quente e escorra numa peneira duas ou três vezes antes de usar.

■ **RENDE 4 PORÇÕES**

4 berinjelas asiáticas (também chamadas "japonesas", alongadas e mais finas, de cor púrpura clara)
2½ colheres (sopa) de azeite extravirgem
½ xícara de quinoa
2 tomates italianos grandes e maduros, descascados, sem sementes e cortados em cubos pequenos
2 colheres (sopa) de suco fresco de limão
2 colheres (sopa) de pinhões
1 dente de alho picado
1 bulbo pequeno de erva-doce, cortado em cubos pequenos
1 colher (sopa) de manjericão fresco picado ou 1 colher (chá) de orégano em pó
sal marinho e pimenta-do-reino moída na hora
½ xícara de queijo Pecorino Romano picado

1. Preaqueça o forno a 190ºC. Apare as extremidades das berinjelas e corte ao meio, no sentido do comprimento; pincele levemente com ½ colher (sopa) de azeite e ponha numa assadeira com o lado do corte para baixo. Asse por 20 minutos, ou até que fiquem macias.
2. Enquanto isso, lave a quinoa várias vezes. Ponha numa panela pequena com cabo, com 1 xícara de água levemente salgada. Cubra e cozinhe por 12 a 15 minutos, até o líquido ser absorvido e a quinoa ficar macia.
3. Assim que as berinjelas esfriarem um pouco, use uma colher grande para retirar todo o conteúdo, deixando uma casca de aproximadamente 5 mm (cuidado para não romper a casca). Pique a polpa grosseiramente e despeje numa tigela grande. Junte os tomates e o suco de limão e misture bem.
4. Numa caçarola média, misture 2 colheres (sopa) de azeite, os pinhões e o alho. Cozinhe em fogo médio, mexendo, por cerca de 2 minutos.

Acrescente a erva-doce e continue cozinhando, mexendo várias vezes, até ela amolecer, cerca de 3 minutos. Despeje essa mistura de erva-doce na tigela de polpa, junto com a quinoa e o manjericão. Mexa para misturar por igual. Tempere com sal e pimenta a gosto.

5. Recheie as cascas de berinjela com a mistura de vegetais. Espalhe o queijo picado por cima e arrume numa assadeira. A receita pode ser preparada com antecedência até este momento. Deixe de lado por até 2 horas à temperatura ambiente, ou na geladeira por até 6 horas (nesse caso, espere voltar à temperatura ambiente antes de assar).
6. Quando quiser servir, ponha as berinjelas recheadas no forno a 190ºC e asse por 7 a 10 minutos, até que os vegetais fiquem bem quentes e o queijo derreta.

Quinoa com gergelim, couve-chinesa (*bok choy*) e cogumelos shitake

A quinoa é um grão ao mesmo tempo nutritivo e delicioso. Esta receita com ingredientes asiáticos vale como um prato principal de sabor e textura especiais. Sirva com cenouras cozidas no vapor.

■ **RENDE 4 PORÇÕES**

1 xícara de quinoa
2 colheres (sopa) de azeite extravirgem
1 colher (chá) de gengibre fresco picado
170 g de cogumelos *shitake* frescos, sem os talos, cortados em fatias finas
500 g de couve-chinesa (*bok choy*) com a base aparada, cortada em fatias de aproximadamente 1 cm (talos brancos e folhas verdes)
1 colher (sopa) de óleo asiático de gergelim
uma pitada de sal marinho
1 colher (sopa) de sementes de gergelim torradas

1. Ponha a quinoa numa tigela média e encha com água quente. Esfregue os grãos de quinoa com os dedos e escorra numa peneira. Repita a lavagem por mais duas vezes.
2. Numa panela média, ferva 2 xícaras de água levemente salgada. Despeje a quinoa, mexa e baixe o fogo. Cubra e cozinhe por 12 a 15 minutos, até a quinoa amolecer e abrir-se, mostrando seus pequenos "anéis".

3. Aqueça o azeite numa caçarola grande em fogo médio-alto. Acrescente o gengibre, os cogumelos e a couve. Refogue, mexendo várias vezes, por cerca de 3 minutos, até a couve amolecer.
4. Retire do fogo, junte a quinoa e mexa para combinar os grãos aos vegetais. Salpique o óleo de gergelim e misture bem. Tempere com sal e pimenta. Espalhe por cima as sementes de gergelim.

Filés de berinjela com tomates secos e azeitonas

Sirva com macarrão, polenta ou arroz. Guarneça com brócolis cozidos no vapor ou escarola ou couve-galega refogadas.

■ **RENDE 4 PORÇÕES**

2 berinjelas médias-grandes (cerca de 500 g cada uma)
sal marinho grosso
6 colheres (sopa) de azeite extravirgem
⅓ de xícara de queijo de cabra ou queijo *feta* de ovelha, picados
8 metades de tomates secos embalados em azeite, escorridos e picados grosseiramente
12 azeitonas Kalamata sem caroço, picadas grosseiramente
¼ de xícara de queijo Pecorino Romano ralado
2 a 3 colheres (sopa) de folhas de manjericão fresco, picadas, para enfeitar

1. Apare as extremidades das berinjelas e retire a casca. Corte cada berinjela, no sentido do comprimento, em quatro ou mais fatias de aproximadamente 1 cm de espessura (algumas fatias serão mais curtas do que as outras, mas todas devem ter a mesma espessura). Se necessário, apare mais um pouco as extremidades para que todas as fatias caibam de través numa assadeira. Salpique as fatias com sal grosso e coloque num escorredor por 30 minutos no mínimo ou até 2 horas. Lave as fatias de berinjela sob água fria corrente e seque bem com toalhas de papel, pressionando para retirar o máximo de umidade possível.
2. Preaqueça o forno e ajuste uma grelha cerca de 10 cm acima do fogo. Forre uma assadeira grande e pesada com papel-alumínio. Disponha as fatias de berinjela na assadeira em camada única, pincelando os dois lados com azeite. Asse por 7 a 9 minutos, virando uma vez, até que a

berinjela amoleça e fique levemente dourada nos dois lados. Deixe o forno ligado.
3. Enquanto isso, junte o queijo de cabra, os tomates secos e as azeitonas numa tigela pequena. Mexa levemente para misturar. Espalhe essa mistura por igual sobre as fatias de berinjela grelhadas. Salpique o queijo Pecorino Romano por igual sobre cada fatia e devolva ao forno. Asse por 1 minuto ou até que o queijo de cabra amoleça e o queijo ralado comece a dourar nas pontas. Tome cuidado para não deixar queimar. Espalhe o manjericão por cima de cada fatia e sirva imediatamente.

Gratin de erva-doce

O detalhe de assar primeiro a erva-doce dá a esse prato uma textura crocante e um sabor de nozes. Sirva como elemento principal de uma travessa vegetariana ou como guarnição de frango ou peixe.

- **RENDE 4 PORÇÕES**

  2 bulbos de erva-doce, com as extremidades aparadas e cortados no sentido do comprimento em fatias de 1 cm de espessura
  3 colheres (sopa) de azeite extravirgem
  sal marinho e pimenta-do-reino moída na hora
  1 xícara de caldo de legumes ou galinha
  1 xícara de migalhas de pão fresco de espelta, grãos integrais ou trigo integral
  ¼ de xícara de queijo Pecorino Romano ralado na hora
  1 colher (chá) de sementes de erva-doce esmagadas

1. Preaqueça o forno. Com 2 colheres (sopa) de azeite, pincele os dois lados das fatias de erva-doce. Arrume numa assadeira em camada única e tempere levemente com sal e pimenta.
2. Asse as fatias de erva-doce a cerca de 10 cm do fogo, virando uma vez, até ficarem ligeiramente douradas, cerca de 3 minutos cada lado. Passe a erva-doce para uma travessa refratária, sobrepondo as fatias, se necessário, para que caibam na travessa. Baixe a temperatura do forno para 200°C.
3. Despeje o caldo de legumes ou galinha sobre a erva-doce, cubra com papel-alumínio e asse por 10 a 15 minutos, até que a erva-doce amoleça sem perder a firmeza e quase todo o líquido tenha sido absorvido.

4. Misture as migalhas de pão, o queijo e as sementes de erva-doce. Vire as fatias de erva-doce e espalhe as migalhas temperadas por cima. Salpique a colher (sopa) restante de azeite. Devolva ao forno e asse, sem o papel-alumínio, por mais 5 a 7 minutos, ou até a erva-doce amolecer e o gratinado ficar ligeiramente dourado.

Couve-galega refogada com cenouras e batatas

Este ensopado simples é surpreendentemente saboroso e nutritivo. Sirva com quinoa, painço ou arroz cozidos no vapor.

■ **RENDE DE 3 A 4 PORÇÕES**

1 maço grande de couve-galega, de preferência do tipo *lacinato* (folhas crespas)
3 colheres (sopa) de azeite extravirgem
1 alho-poró pequeno (partes branca e verde-clara), cortado em fatias finas
¾ a 1 xícara de caldo de legumes ou galinha
2 cenouras médias, descascadas e picadas em triângulos de aproximadamente 1 cm ou em fatias finas
2 batatas médias tipo Yukon Gold, descascadas e cortadas em cubos de aproximadamente 1 a 2 cm
sal marinho e pimenta-do-reino moída na hora

1. Remova os talos grossos das folhas de couve-galega. Corte de través em tiras de aproximadamente 5 mm.
2. Numa panela ou caçarola grande, aqueça o azeite em fogo médio. Acrescente o alho-poró e cozinhe até que fique macio, cerca de 3 minutos.
3. Junte a couve-galega em duas ou três porções, mexendo até murchar. Adicione o caldo de legumes ou galinha e leve à fervura. Baixe o fogo, cubra e cozinhe por mais 10 minutos.
4. Junte as cenouras e batatas, cubra e cozinhe em fogo baixo até que as batatas amoleçam, cerca de 10 minutos. Tempere com sal e pimenta antes de servir.

Lentilhas com queijo de cabra e tomates secos

Você pode preparar esta receita com lentilhas comuns, de cor castanho-esverdeada, ou com as pequenas lentilhas escuras tipo de Puy, que conservam a forma e cozinham um pouco mais rápido. Nos dois casos, sirva quente como prato principal vegetariano ou, à temperatura ambiente, como salada.

- **RENDE DE 4 A 6 PORÇÕES**

    2 cenouras médias, descascadas e picadas
    2 talos de salsão picados
    2 dentes de alho picados
    3 colheres (sopa) de azeite extravirgem
    1 xícara de lentilhas
    1 folha de louro
    1 cravo-da-índia inteiro
    ¼ de xícara de salsinha fresca picada
    ¼ de xícara de tomates secos embalados em azeite, cortados em cubos
    1 colher (sopa) de vinagre de vinho
    sal marinho e pimenta-do-reino moída na hora
    60 g de queijo de cabra branco, fresco

1. Numa panela ou caçarola grande, refogue as cenouras, o salsão e o alho em 2 colheres (sopa) de azeite, em fogo médio, mexendo às vezes até que os vegetais fiquem ligeiramente macios, 2 a 3 minutos.
2. Acrescente as lentilhas, a folha de louro, o cravo-da-índia e 2 colheres (sopa) de salsinha. Despeje água suficiente para cobrir. Leve à fervura, baixe o fogo e cozinhe, parcialmente coberto, até que quase todo o líquido evapore e as lentilhas amoleçam, mas sem perder a forma, 25 a 35 minutos. Se o líquido secar, adicione um pouco de água, ⅓ de xícara por vez.
3. Junte os tomates secos e o vinagre. Tempere com sal marinho e pimenta a gosto.
4. Retire a folha de louro e o cravo-da-índia. Transfira as lentilhas para uma tigela de servir e misture com o queijo de cabra cortado em pedaços pequenos, além de 1 colher (sopa) do azeite restante. Sirva quente ou à temperatura ambiente.

Rösti com vegetais sortidos

O rösti (espécie de panqueca de batatas) é uma deliciosa receita suíça. Batatas tipo Russet (com muito amido) são cozidas com a casca, resfriadas até endurecerem e raladas no dia seguinte. Depois, são fritas em forma de panqueca aberta até ficarem douradas. É um prato maravilhoso no almoço ou no jantar, com guarnição de vegetais ou outra de sua preferência, por exemplo uma salada verde.

- **RENDE 4 PORÇÕES**

> 4 batatas grandes próprias para cozinhar, cerca de 280 g cada
> 1 colher (chá) de sal marinho grosso
> ¼ colher (chá) de pimenta-do-reino moída na hora
> ½ xícara de azeite extravirgem, mais 2 colheres (sopa)
> 4 colheres (chá) de manteiga sem sal
> Vegetais sortidos cozidos no vapor (ver receita a seguir)

1. Cozinhe as batatas inteiras, com a casca, até que fiquem macias inclusive por dentro (faça o teste com a ponta de uma faca pequena), 30 a 40 minutos. Vigie a água do aparelho de cozimento a vapor e ponha mais água se necessário. Deixe as batatas esfriarem e leve à geladeira durante a noite.
2. No dia seguinte, descasque as batatas. A pele deve sair facilmente. Rale as batatas no disco ralador grosso do processador de alimentos ou no ralo grosso de um ralador manual. Tempere com sal e pimenta.
3. Aqueça 1½ colher (sopa) de azeite numa caçarola pesada (16,5 a 18 cm de diâmetro), em fogo médio-alto. Pegue com a mão ¼ das batatas raladas e ponha no centro da caçarola. Espalhe uniformemente com uma espátula larga para formar um bolo de cerca de 1 cm de altura. Baixe o fogo ligeiramente e frite o *rösti* até a base ficar dourada, 5 a 7 minutos. Com cuidado, ponha um prato sobre a caçarola e revire para passar o *rösti* para o prato. Aqueça outra colher (sopa) de azeite na caçarola e deslize o *rösti* para dourar o outro lado. Quando estiver quase pronto, salpique 1 colher (chá) de manteiga nas laterais da caçarola e sacuda para distribuir por igual. Passe o *rösti* para um prato grande de louça e mantenha quente em forno baixo. Repita o procedimento três vezes com os ingredientes restantes.

4. Arrume 1 *rösti* quente em cada um dos pratos aquecidos. Enfeite com os vegetais em volta.

Vegetais sortidos cozidos no vapor

Você pode usar qualquer combinação de vegetais nesta receita, dependendo das safras e da estação do ano. A receita deve render cerca de 4 xícaras.

- **RENDE 4 PORÇÕES**

    120 g de vagens finas, com as pontas aparadas
    2 cenouras médias, descascadas e cortadas em fatias grossas na diagonal
    8 brotos de aspargos cortados em pedaços de 2,5 cm
    1 abobrinha média, com as extremidades aparadas e fatiada na diagonal
    1½ colher (sopa) de suco fresco de limão
    1½ colher (sopa) de azeite extravirgem
    sal marinho grosso e pimenta-do-reino moída na hora

    1. Ferva bastante água salgada e arrume as vagens e cenouras no aparelho para cozinhar no vapor, em pilhas separadas. Cubra e cozinhe até amolecerem, 4 a 5 minutos. Passe para uma travessa.
    2. Coloque os aspargos e a abobrinha no aparelho e cozinhe-os no vapor até ficarem macios, 2 a 3 minutos. Passe para a travessa.
    3. Salpique o suco de limão e o azeite sobre os vegetais e mexa suavemente. Tempere com sal e pimenta a gosto.

Torta de batatas

Esqueça tudo o que você já ouviu falar sobre os carboidratos. Muitos deles são bons para a saúde, sobretudo as batatas. Esta torta irresistível, que na verdade é uma torta de massa folhada, faz um belo efeito como atração principal no almoço ou no jantar. Comece com uma saborosa salada do dr. Rau e, para acompanhar, sirva Espinafre no azeite cozido no vapor (ver p. 259) ou uma combinação colorida de vegetais cozidos ou assados.

- **RENDE 8 PORÇÕES**

    Massa folhada (ver receita a seguir)

1 colher (chá) de mostarda de Dijon
1 kg de batatas tipo Yukon Gold ou *waxy heirloom*
¼ de xícara de alho-poró cortado em fatias finas (partes branca e verde-clara)
2 colheres (sopa) de salsinha fresca picada
4 colheres (sopa) de manteiga sem sal, derretida
½ xícara de queijo Manchego picado
sal marinho grosso e pimenta-do-reino moída na hora
¼ de colher (chá) de noz-moscada ralada na hora
1 colher (sopa) de ovo dissolvido em água (ver receita de Massa folhada)
6 colheres (sopa) de creme de leite integral (cerca de 40% de gordura)

1. Prepare a Massa folhada e leve à geladeira, conforme receita à página 258. Retire e, com um rolo de massa, abra (isto é, "estenda") o disco maior numa folha redonda de cerca de 3 mm de espessura. Arrume (sem esticar) numa fôrma de torta de 23 cm de diâmetro, com fundo removível. Fure toda a superfície da massa com um garfo e pincele levemente com a mostarda. Leve à geladeira enquanto você prepara o recheio.
2. Preaqueça o forno a 200°C. Descasque as batatas e, com uma faca grande ou um ralador apropriado, corte em fatias bem finas. Ponha as fatias numa tigela e misture com o alho-poró, a salsinha e 2 colheres (sopa) da manteiga derretida.
3. Espalhe cerca de 2 colheres (sopa) do queijo sobre o disco maior de massa. Arrume metade das fatias de batata por cima, começando pela margem do disco e sobrepondo as fatias em círculos concêntricos. Tempere com metade da noz-moscada e sal e pimenta a gosto. Espalhe 3 colheres (sopa) do queijo sobre as batatas. Repita com uma segunda camada, usando o resto das batatas, do queijo e da noz-moscada. Tempere de novo com sal e pimenta. Salpique por cima o resto de manteiga derretida.
4. Abra o disco menor de massa e arrume por cima da torta. Apare cerca de 1 cm das bordas dos dois discos. Revire para dentro e faça aderir sobre a massa. Use um cortador de massa para aparar as bordas por igual. Com a ponta de uma faca pequena ou um bico simples de 1 cm de diâmetro, corte um círculo pequeno no centro da torta para deixar escapar o vapor. Pincele o topo da torta com o ovo diluído em água.

5. Asse por 50 minutos, ou até a torta dourar e as batatas ficarem macias. Retire do forno e deixe esfriar por 10 minutos. Então, despeje com um funil metade do creme de leite no buraco aberto no centro da torta. Usando uma luva de cozinha, levante a fôrma quente e incline lentamente em todas as direções para espalhar o creme de leite. Repita com o resto de creme. Deixe a torta esfriar por mais 10 a 15 minutos antes de servir.

Massa folhada

■ **RENDE 2 DISCOS DE 23 CM DE DIÂMETRO**

1¾ xícara de farinha de espelta
¼ de colher (chá) de fermento em pó
⅛ de colher (chá) de sal marinho fino
1 ovo pequeno, batido com 2 colheres (sopa) de água
¼ de xícara de óleo de girassol

1. Numa tigela grande, junte a farinha, o fermento e o sal. Mexa levemente para misturar.
2. Retire 1 colher (sopa) do ovo batido para usar como cobertura na 4ª etapa da receita de Torta de batatas (ver p. 256).
3. Numa tigela pequena, misture o resto de ovo batido, o óleo de girassol e ⅓ de xícara de água gelada. Com um garfo grande, mexa a mistura de farinha enquanto despeja o líquido sobre a massa. Continue a mexer com o garfo até a massa se juntar num bolo homogêneo. Se necessário, salpique um pouco mais de água, 1 colher (sopa) por vez, para formar uma massa aderente, mas não pegajosa.
4. Pressione a massa com as mãos para formar uma bola. Divida em duas porções, uma um pouco maior do que a outra. Arredonde as porções e amasse com um rolo para formar dois discos. Polvilhe um pouco mais de farinha por cima, para evitar que os discos grudem, e embrulhe num filme de PVC ou papel-manteiga. Leve à geladeira por 30 a 60 minutos antes de abrir.

Espinafre no azeite cozido no vapor

Depois de cozido, não é fácil temperar o espinafre por igual. Mas, se você misturar o azeite, o sal e a pimenta antes de cozinhar no vapor, as folhas terão um sabor melhor e conservarão sua forma. Não cozinhe demais.

- **RENDE DE 2 A 3 PORÇÕES**

> 500 g de espinafre *baby* lavado
> 2 colheres (sopa) de azeite extravirgem
> sal marinho e pimenta-do-reino moída na hora

1. Monte o aparelho de cozinhar no vapor sobre uma panela grande de água fervente. Coloque o espinafre numa tigela grande. Misture com azeite, sal e pimenta a gosto.
2. Transfira o espinafre temperado para o aparelho e cozinhe por cerca de 3 minutos, até começar a murchar. Sirva imediatamente.

Batatas duplamente assadas com queijo azul e brócolis

As bactérias que dão ao Roquefort e outros queijos semelhantes as típicas veias azuis-esverdeadas são boas para o trato digestivo. E até uma porção pequena dá um sabor maravilhoso a vários alimentos. Metade de uma dessas batatas recheadas rende um prato principal satisfatório no jantar, sobretudo junto com uma seleção de outros vegetais, como cenouras cozidas no vapor e Beterrabas marinadas ao forno (ver p. 228).

- **RENDE 2 PORÇÕES**

> 1 batata grande (280 a 350 g) própria para assar, lavada
> 1 xícara de floretes de brócolis
> 1½ colher (sopa) de manteiga sem sal
> 20 g de queijo Roquefort em migalhas (cerca de 2 colheres de sopa)
> 2 a 3 colheres (sopa) de leite de soja, de arroz ou de cabra
> sal marinho e pimenta-do-reino moída na hora, a gosto
> 15 g de queijo Manchego num pedaço único

1. Preaqueça o forno a 200°C. Fure a batata em dois lugares com a ponta de uma faca pequena. Ponha a batata sobre a grade do forno e asse por

1 hora, ou até a pele ficar encrespada e a polpa bem macia. Deixe o forno ligado.
2. Enquanto a batata está assando, cozinhe os brócolis no vapor por 1½ a 2 minutos, até amolecerem, mas sem perder a cor verde-clara. Pique grosseiramente metade dos floretes maiores.
3. Corte a batata assada, ainda quente, em metades no sentido do comprimento, usando uma luva de cozinha se necessário. Retire a polpa e passe para uma tigela; separe as peles. Amasse a batata quente junto com a manteiga e o queijo Roquefort. Misture leite suficiente para a batata ficar cremosa. Adicione os brócolis picados. Tempere com sal e pimenta a gosto.
4. Arrume a mistura de batata e brócolis nas peles de batata. Pressione os brócolis restantes no topo. Raspe o queijo Manchego por cima dos brócolis para cobri-los com uma camada bem fina. Devolva ao forno por 5 a 10 minutos, até que o recheio esquente e a camada de queijo derreta.

Batata-doce e beterraba caramelizadas, com vagem e sementes de abóbora torradas

Este prato colorido faz sucesso na mesa, sobretudo nos meses de outono e inverno. Uma caçarola de ferro fundido funciona melhor no preparo da receita, mas pode ser substituída por uma frigideira de aço inoxidável.

■ **RENDE 4 PORÇÕES**

3 colheres (sopa) de sementes de abóbora
2 beterrabas médias, descascadas e cortadas em cubos de aproximadamente 1 cm
250 g de vagens finas, com as pontas aparadas
4 colheres (sopa) de azeite extravirgem
2 batatas-doces pequenas, descascadas e cortadas em cubos de aproximadamente 1 cm
suco de ½ limão
sal e pimenta-do-reino moída na hora
2 colheres (sopa) de vinagre balsâmico

1. Numa caçarola média sem água, torre as sementes de abóbora em fogo médio até ficarem aromáticas e ligeiramente douradas, cerca de 3 minutos. Reserve.
2. Cozinhe as beterrabas no vapor até que fiquem macias, 10 a 15 minutos. Cozinhe as vagens no vapor até que fiquem macias, 4 a 5 minutos.
3. Enquanto isso, aqueça 2 colheres (sopa) de azeite numa caçarola grande e pesada, em fogo médio. Junte as batatas-doces e refogue, mexendo, até ficarem levemente douradas, cerca de 5 minutos. Despeje ⅓ de xícara de água na caçarola, cubra e cozinhe até as batatas-doces ficarem macias, mais 5 a 7 minutos. Arrume no centro de uma travessa.
4. Aqueça 1 colher (sopa) de azeite na caçarola e adicione as vagens. Mexa em fogo médio-alto por 1 a 2 minutos. Salpique o suco de limão. Tempere com sal e pimenta a gosto. Arrume as vagens na travessa, ao redor das batatas-doces.
5. Aqueça a colher (sopa) de azeite restante na mesma caçarola. Junte o vinagre balsâmico e cozinhe até que ele reduza pela metade, 30 a 60 segundos. Acrescente as beterrabas e mexa para ficarem embebidas no tempero. Com uma colher, arrume as beterrabas temperadas sobre as batatas-doces. Polvilhe as sementes de abóbora torradas por cima.

Abóbora tipo *sweet dumpling*, recheada

No verão e começo de outono, quando as bancas dos feirantes estão cheias de produtos frescos e até os supermercados oferecem vegetais cultivados na região, você encontrará com certeza essa abóbora doce e pequena. Assadas parcialmente até ficarem macias o suficiente para cortar, as abóboras são recheadas com trigo turco (bulgur), vegetais e groselhas, tudo isso ligado com molho de tomate doce e picante. É um prato bonito de se ver.

Observação: Se você tiver intolerância ao trigo, substitua o trigo turco por quinoa cozida e pule a 2ª etapa.

■ **RENDE 4 PORÇÕES**

4 abóboras pequenas tipo *sweet dumpling* (cerca de 170 g cada)
1 xícara de trigo turco (*bulgur*)
1 batata grande tipo Yukon Gold, descascada e cortada ao meio

1 chirívia grande, descascada e cortada ao meio
2 cenouras médias, descascadas e cortadas ao meio
3 colheres (sopa) de azeite extravirgem
⅓ de xícara de alho-poró picado (partes branca e verde-clara)
1 xícara de couve-galega picada
¼ de xícara de groselhas picadas grosseiramente
½ xícara de molho de tomate
½ colher (chá) de canela moída
sal marinho e pimenta-caiena

1. Preaqueça o forno a 190ºC. Lave bem as abóboras, escorra e ponha numa assadeira levemente untada de azeite. Asse por 25 a 30 minutos, ou até que as abóboras fiquem macias, mas ainda firmes.
2. Enquanto isso, ponha o trigo turco (*bulgur*) de molho em água morna, em quantidade suficiente para cobrir, até amolecer (20 a 30 minutos). Escorra bem.
3. Cozinhe a batata, a chirívia e as cenouras no vapor até que fiquem macias; reserve o líquido do cozimento. Deixe os vegetais esfriarem e corte em cubos pequenos.
4. Numa caçarola grande, aqueça o azeite em fogo médio. Junte o alho-poró e cozinhe até amolecer, cerca de 3 minutos. Acrescente a couve-galega e cozinhe, mexendo, até ela murchar. Despeje ¾ de xícara da água do cozimento dos vegetais. Leve à fervura, baixe o fogo, cubra e cozinhe até que a couve-galega fique quase macia, 10 a 15 minutos.
5. Adicione a batata em cubos, a chirívia, as cenouras, as groselhas, o molho de tomate e a canela. Tempere levemente com sal e pimenta-caiena. Descubra e cozinhe, mexendo várias vezes, por 10 minutos ou até que a couve-galega fique macia. Adicione o trigo turco e tempere com mais sal e pimenta-caiena a gosto. Se a mistura ressecar, adicione mais líquido do cozimento.
6. Corte o topo das abóboras como você faria com abóboras de Halloween. Retire as sementes e membranas. Recheie com a mistura de vegetais e trigo turco e recoloque os topos das abóboras no lugar (a receita pode ser preparada com antecedência até este momento). Quando quiser servir, leve ao forno a 190ºC por 10 a 15 minutos para reaquecer.

Filés de *tofu* com gengibre e limão

Aqui, o sabor suave do tofu (queijo de soja) é realçado pelo molho de gengibre fresco, limão e vinagre balsâmico. Sirva com arroz e floretes de brócolis cozidos no vapor.

■ **RENDE 2 PORÇÕES**

    250 g de *tofu* bem firme
    4 colheres (sopa) de azeite extravirgem
    2 colheres (chá) de gengibre fresco picado
    1 dente de alho picado
    uma pitada de pimenta-malagueta esmagada
    1 colher (sopa) de vinagre balsâmico
    1 colher (sopa) de molho de soja orgânico, sem adição de trigo
    casca de limão ralada e suco de ½ limão grande
    sal marinho e pimenta-do-reino moída na hora

1. Corte o *tofu* em fatias de aproximadamente 1 cm de espessura. Seque entre várias camadas de papel absorvente e pressione levemente para retirar o máximo de água possível.
2. Numa caçarola pesada, aqueça metade do azeite em fogo médio até deixá-lo bem quente. Acrescente os filés de *tofu* e frite, virando uma vez com uma espátula grande, até ficarem levemente dourados e crocantes dos dois lados, cerca de 5 minutos. Seque em toalhas de papel. Despeje o azeite e limpe cuidadosamente o interior da caçarola com toalhas de papel.
3. Aqueça o azeite restante em fogo médio-baixo. Junte o gengibre, o alho e a pimenta-malagueta e cozinhe até ficarem aromáticos, mas sem dourar, 2 a 3 minutos. Despeje o vinagre, o molho de soja e ¼ de xícara de água. Ferva até o líquido reduzir pela metade. Misture à casca e ao suco de limão. Tempere levemente com sal e generosamente com pimenta-do-reino.
4. Ponha os filés de *tofu* na caçarola, baixe o fogo e cozinhe, virando uma vez, até os filés ficarem quentes e quase todo o molho ser absorvido, 3 a 5 minutos.

Rolinhos primavera vegetarianos com molho de gengibre e gergelim

■ **RENDE 4 PORÇÕES**

1 xícara de espinafre picado e bem lavado
1 xícara de repolho picado bem miúdo
1 xícara de cenoura picada
½ xícara de nabo picado
1 colher (sopa) de suco fresco de limão ou vinagre de arroz
1 colher (sopa) de óleo de girassol
4 folhas redondas de papel de arroz
Molho de gengibre e gergelim (ver receita a seguir)

1. Numa tigela grande, misture o espinafre, o repolho, a cenoura e o nabo com o suco de limão e o óleo, tentando girar os pedaços sempre na mesma direção.
2. Mergulhe as folhas de papel de arroz, uma por vez, numa tigela de água morna até amolecerem, 20 a 30 segundos, ou um pouco mais caso as folhas tenham ficado um bom tempo guardadas no armário. Retire, deixando escorrer toda a água, e coloque o papel de arroz bem esticado sobre uma folha de papel-manteiga.
3. Ponha cerca de ¼ dos vegetais no centro do papel. Dobre a base e as bordas e enrole, como você faria com um rolinho de ovo (os rolinhos primavera podem ser montados com até 3 horas de antecedência e guardados na geladeira, cobertos).
4. Para servir, corte os rolinhos ao meio e sirva acompanhados por tigelinhas de Molho de gengibre e gergelim.

Molho de gengibre e gergelim

3 colheres (sopa) de molho de soja orgânico, sem adição de trigo
2 colheres (sopa) de óleo asiático de gergelim
2 colheres (sopa) de vinagre de arroz
1 dente de alho picado bem miúdo
1 colher (chá) de gengibre fresco ralado
½ colher (chá) de açúcar mascavo

Misture todos os ingredientes. Mexa para dissolver o açúcar mascavo.

Chili vegetariano fácil de fazer, com trigo turco (*bulgur*) e feijão-rajado

O chili (prato mexicano picante preparado com a pimenta do mesmo nome) inclui vários ingredientes, mas não dá muito trabalho. A textura é um aspecto importante da culinária vegetariana, e o trigo turco, com sua textura mais firme, contrasta agradavelmente com os vegetais macios. Sirva, se quiser, com iogurte de cabra puro (natural), lascas de tortilha assada, queijo Manchego picado e pimenta jalapeño em conserva para acompanhar.

- **RENDE DE 6 A 8 PORÇÕES**

    2 talos de salsão picados
    ¼ de xícara de azeite extravirgem
    2 dentes de alho picados bem miúdo
    1½ colher (sopa) de *chile ancho* (espécie de pimentão) em pó
    2 colheres (chá) de cominho moído
    ½ colher (chá) de canela em pó
    2 cenouras, descascadas e picadas grosseiramente
    ½ repolho picado grosseiramente
    ½ couve-flor picada grosseiramente
    1 colher (chá) de sal marinho grosso
    1 lata (400 g) de tomates picados em cubos, com o suco
    2 xícaras de caldo de legumes ou galinha
    1 abobrinha média picada grosseiramente
    ¾ de xícara de trigo turco (*bulgur*)
    200 g de feijão-rajado, cozido e escorrido

1. Numa caçarola grande, refogue o salsão no azeite em fogo médio por 5 minutos. Acrescente o alho e cozinhe, mexendo, por 2 minutos. Junte o *chile* em pó, o cominho e a canela e cozinhe, mexendo, por mais 1 minuto, para tostar os temperos.

2. Adicione as cenouras, o repolho, a couve-flor e o sal. Mexa para embeber os vegetais no azeite temperado. Junte os tomates com o seu suco, o caldo de legumes ou galinha e 2 xícaras de água. Deixe levantar fervura e cozinhe em fogo baixo, parcialmente coberto, por cerca de 30 minutos.

3. Agregue a abobrinha e o trigo turco, cubra e cozinhe por 10 minutos. Junte os feijões e cozinhe por mais 5 minutos. Tempere com mais sal a gosto.

Ensopado marroquino vegetariano

Este ensopado aromático combina bem com cuscuz ou qualquer outro grão que você preferir. Para realçar a cor e o sabor, salpique hortelã ou salsinha picadas antes de servir. Sirva com tigelinhas de harissa (molho picante da Tunísia) ou outro molho picante de sua preferência.

- **RENDE DE 4 A 6 PORÇÕES**

2 colheres (sopa) de azeite extravirgem
2 batatas vermelhas médias, picadas grosseiramente
1 pimentão vermelho pequeno, cortado em cubos
3 cenouras descascadas e cortadas em fatias
1 dente de alho picado
½ colher (chá) de canela em pó
½ colher (chá) de cominho em pó
½ colher (chá) de gengibre em pó
1 lata (400 g) de tomates picados em cubos, com o suco
¼ de xícara de groselhas ou uvas-passas
3 abobrinhas médias, cortadas ao meio no sentido do comprimento e em fatias grossas na diagonal
1 xícara de grão-de-bico cozido ou enlatado, lavado e escorrido
1 colher (sopa) de suco fresco de limão
sal marinho e pimenta-do-reino moída na hora

1. Numa caçarola grande, aqueça o azeite em fogo médio. Junte as batatas, o pimentão, as cenouras, o alho, a canela, o cominho e o gengibre. Cozinhe, mexendo, até ficar aromático, por cerca de 2 minutos.
2. Acrescente os tomates com o suco, 1½ xícara de água e as groselhas ou uvas-passas. Leve à fervura. Baixe o fogo para médio-baixo e cozinhe, descoberto, por 15 minutos.
3. Adicione a abobrinha, o grão-de-bico e o suco de limão. Cozinhe, parcialmente coberto, até as batatas e a abobrinha ficarem macias, cerca de 10 minutos. Prove e, se necessário, acrescente sal e pimenta-do-reino. Sirva quente.

Ratatouille de 12 minutos

Sirva este ensopado de vegetais, originário da região de Provença, na França, como acompanhamento ou como entrada juntamente com trigo turco (bulgur), quinoa ou arroz. As sobras de ratatouille podem servir de recheio deliciosamente diferente para esfirras de pão sírio de trigo integral.

- **RENDE DE 4 A 6 PORÇÕES**

2 colheres (sopa) de azeite extravirgem
1 berinjela média-grande (cerca de 500 g), cortada em cubos de aproximadamente 2 cm
3 abobrinhas médias e/ou 3 abóboras pescoçudas amarelas, cortadas ao meio no sentido do comprimento e em fatias de aproximadamente 5 mm
1 bulbo pequeno de erva-doce ou 2 talos de salsão, picados grosseiramente
1 dente de alho picado
1 lata (400 g) de tomates cortados em cubos, com o suco
½ colher (chá) de vinagre de vinho tinto
1 colher (sopa) de tomilho fresco picado ou 2 colheres (sopa) de salsinha fresca picada
sal marinho e pimenta-do-reino moída na hora

1. Numa caçarola grande, aqueça o azeite em fogo médio. Junte a berinjela, a abobrinha, a erva-doce e o alho. Cubra e cozinhe por 5 minutos.
2. Adicione os tomates com o suco e o vinagre. Cubra parcialmente e cozinhe até os vegetais ficarem macios e o suco engrossar um pouco, 5 minutos. Junte o tomilho e tire do fogo. Tempere com sal e pimenta a gosto. Sirva morno, à temperatura ambiente, ou gelado.

Succotash (espécie de feijoada) com milho, abobrinha e vagem

Colorido e saboroso, este refogado vegetariano pode ser servido com arroz como prato principal. Também combina bem com cevada ou quinoa. Para uma refeição mais leve, acompanhe com Espinafre no azeite cozido no vapor (ver p. 259) ou acelga cozida no vapor.

- **RENDE 4 PORÇÕES**

250 g de vagem, com as pontas aparadas e cortada em pedaços de 2,5 cm
3 colheres (sopa) de alho-poró picado
¾ de colher (chá) de cominho em pó
2½ colheres (sopa) de azeite extravirgem
2 xícaras de grãos de milho verde, de preferência fresco
1 abobrinha média, cortada ao meio no sentido do comprimento e fatiada
2 tomates italianos grandes, picados grosseiramente, ou metade de uma lata de 400 g de tomates em cubos
2 colheres (sopa) de creme de leite integral (cerca de 40% de gordura) ou creme de leite de soja
2 colheres (chá) de suco fresco de limão comum ou limão-galego
sal marinho e pimenta-malagueta esmagada

1. Cozinhe a vagem no vapor por 3 minutos, ou até ficar verde-clara e macia, mas ainda firme.
2. Numa panela ou caçarola grande, aqueça o azeite e refogue o alho-poró com o cominho por 2 minutos, em fogo médio. Junte o milho, aumente o fogo para médio-alto e refogue, mexendo, por mais 2 minutos.
3. Adicione a abobrinha e os tomates e cozinhe, mexendo, por 2 a 3 minutos, até que a abobrinha comece a amolecer. Junte 1 xícara de água e leve à fervura. Cubra parcialmente, baixe o fogo para médio-baixo e cozinhe, mexendo uma vez ou duas, até a abobrinha ficar *al dente*, cerca de 3 minutos.
4. Acrescente a vagem, o creme de leite e o suco de limão. Tempere com sal e pimenta-malagueta a gosto. Ferva em fogo médio-alto até os vegetais ficarem macios e o molho reduzir e engrossar levemente.

Lasanha de abobrinha

Fácil e rápido, este prato saboroso pode chegar à mesa em menos de meia hora. Sirva com uma salada ou, se preferir, acompanhado de quinoa ou macarrão de trigo integral.

■ **RENDE DE 3 A 4 PORÇÕES**

3 abobrinhas médias
2 fatias de pão de trigo integral
3½ colheres (sopa) de azeite extravirgem

¼ de xícara de ramos de salsinha levemente prensados
1 colher (chá) de suco fresco de limão
1 dente de alho picado
1 colher (chá) de orégano em pó
sal marinho e pimenta-do-reino moída na hora
¾ de xícara de molho de tomate, de preferência feito em casa
½ xícara de queijo picado, de preferência duas partes iguais de Manchego e Pecorino Romano

1. Preaqueça o forno a 190ºC. Apare as extremidades das abobrinhas e corte-as no sentido do comprimento em fatias de aproximadamente 5 mm. Arrume no compartimento do aparelho para cozinhar no vapor e cozinhe até amolecerem um pouco, cerca de 2 min. Passe para um prato e deixe esfriarem ligeiramente.
2. Se o pão estiver úmido, torre-o levemente e deixe secar no forno por 10 minutos, em fogo baixo. Pique o pão em pedaços e ponha num liquidificador ou processador de alimentos. Junte 2 colheres (sopa) de azeite, a salsinha, o suco de limão, o alho e o orégano. Bata até esmigalhar. Tempere com sal e pimenta a gosto.
3. Unte generosamente uma assadeira ou uma fôrma pirex de 20 cm de diâmetro com 1½ colher (chá) de azeite. Arrume uma camada de fatias de abobrinha na base. Espalhe cerca de ⅓ do pão sobre a abobrinha. Salpique ¼ de xícara do molho de tomate e polvilhe ⅓ do queijo sobre o molho. Repita até usar todos os ingredientes. Salpique por cima o resto de azeite.
4. Asse por cerca de 15 minutos, ou até que a assadeira esquente e a camada superior fique levemente dourada.

Abobrinha gigante recheada

Este é um delicioso prato vegetariano que serve 6 pessoas como guarnição ou 4 como prato principal, acompanhado por uma salada. Se você não encontrar uma abobrinha "gigante", simplesmente use 2 grandes.

■ **RENDE DE 4 A 6 PORÇÕES**

1 abobrinha bem grande (cerca de 1.250 gr)
4½ colheres (sopa) de azeite extravirgem

sal marinho e pimenta-do-reino moída na hora
1 dente de alho cortado em fatias finas
¼ de colher (chá) de pimenta-malagueta esmagada
1 xícara de folhas de acelga-suíça picadas grosseiramente e os talos em cubos pequenos
2 batatas vermelhas médias-pequenas, cozidas, descascadas e picadas em cubos pequenos
1 xícara de grãos de milho verde cozidos frescos, descongelados ou embalados a vácuo
⅓ de xícara de caldo de legumes ou galinha
3 colheres (sopa) de creme de leite integral (cerca de 40% de gordura)
1 colher (chá) de extrato de tomate
1 colher (chá) de *tapenade* (pasta provençal) de azeitonas pretas
¼ de xícara de queijo Pecorino Romano ou Manchego picado

1. Preaqueça o forno a 180°C. Apare as extremidades da abobrinha e corte ao meio no sentido do comprimento. Com uma colher grande ou uma faca afiada, retire a polpa central, deixando uma casca de 1 cm de espessura em todo o perímetro da abobrinha. Retire as partes da polpa com muitas sementes e corte o resto em cubos pequenos. Pincele as cascas com ½ colher (sopa) de azeite e asse por 10 a 12 minutos, até ficarem macias, mas sem perder a forma. Tempere levemente com sal e pimenta e reserve.
2. Numa caçarola grande, aqueça 3 colheres (sopa) de azeite em fogo médio-alto. Junte o alho, a pimenta-malagueta, a abobrinha em cubos e os talos de acelga-suíça. Refogue por 2 minutos. Acrescente as folhas de acelga-suíça picadas e cozinhe, mexendo várias vezes, por mais 2 minutos. Adicione as batatas em cubos e os grãos de milho e cozinhe, mexendo, até aquecer, por cerca de 2 minutos a mais.
3. Despeje o caldo de legumes ou galinha, o creme de leite, o extrato de tomate e a *tapenade*. Cozinhe, mexendo várias vezes, até que a maior parte do líquido seja absorvida e a mistura de vegetais engrosse, 3 a 5 minutos. Retire do fogo e tempere com sal e pimenta a gosto.
4. Transfira a mistura de vegetais para as cascas de abobrinha, espalhando por igual no centro das cavidades. Polvilhe 2 colheres (sopa) de queijo sobre cada metade e salpique o azeite restante. Devolva ao forno por 5 a 7 minutos, até o prato esquentar e o queijo derreter e ficar levemente dourado.

SANDUÍCHES E PASTÉIS

Hambúrgueres de amaranto

Depois de cozido, o amaranto fica espesso e funciona bem como "liga" de uma receita. Estes sanduíches saborosos são servidos no Culinarium, o restaurante vegetariano anexo à Clínica Paracelsus.

- **RENDE 4 PORÇÕES**

   1 xícara de amaranto integral
   1 batata média-grande (cerca de 225 g) própria para assar, descascada e cortada em pedaços
   1 cenoura média, descascada e cortada em fatias
   1 talo de salsão com as folhas, fatiado
   3 colheres (sopa) de alho-poró fatiado (só a parte verde-clara)
   2 colheres (chá) de caldo de legumes em pó
   1 colher (chá) de orégano em pó
   farinha de espelta
   3 colheres (sopa) de azeite extravirgem

   1. Lave bem o amaranto em água fria corrente. Numa panela pequena, cozinhe o amaranto em 2 xícaras de água levemente salgada até ele ficar macio e grudento, 25 a 30 minutos. Transfira para uma tigela, cubra e leve à geladeira até esfriar.
   2. Enquanto o amaranto esfria, cozinhe a batata numa panela separada de água salgada até que fique macia, 10 a 15 minutos; escorra. Acrescente então a batata cozida ao amaranto e amasse com um garfo para formar um purê grosso; não importa se ficarem alguns pedaços.
   3. Num processador de alimentos, junte a cenoura, o salsão e o alho-poró. Use a função "Pulsar" para picar bem miúdo. Misture ao amaranto e à batata junto com o caldo em pó e o orégano. Mexa bem. Para evitar que a massa grude, passe farinha de espelta nas mãos e modele a mistura de amaranto em 4 hambúrgueres.
   4. Numa caçarola grande e pesada, aqueça o azeite em fogo médio. Junte os hambúrgueres e frite, virando uma vez, até que fiquem bem quentes e dourem nos dois lados, 3 a 4 minutos por lado.

Bolinhos de cevada e feijão-fradinho

Estes bolinhos nutritivos vão ajudar na adaptação a uma dieta quase vegetariana. Sirva com batata-doce assada e uma seleção de vegetais cozidos no vapor, temperados com azeite extravirgem e suco fresco de limão.

- **RENDE 8 BOLINHOS, OU 4 PORÇÕES**

⅔ de xícara de cevadinha lavada
1 xícara de feijão-fradinho cozido e escorrido
⅔ de xícara de migalhas de pão de trigo integral ou espelta
⅓ de xícara de pimentão vermelho cortado em fatias
1 ovo pequeno
1 dente de alho pequeno, picado
1 colher (chá) de manjerona em pó
1 colher (chá) de sal marinho grosso
¼ de colher (chá) de pimenta-do-reino moída na hora
¼ de xícara de azeite extravirgem

1. Numa panela média, leve à fervura 2 xícaras de água levemente salgada. Despeje a cevadinha, cubra e baixe o fogo. Cozinhe até a cevadinha ficar macia, mas ainda firme, por 35 a 45 minutos. Descubra, afofe com um garfo e ponha de lado para esfriar.
2. Ponha o feijão-fradinho, a cevadinha, as migalhas de pão, o pimentão, o ovo, o alho e a manjerona num processador de alimentos. Acione 10 vezes o botão "Pulsar". Tempere com o sal e a pimenta.
3. Aqueça 2 colheres (sopa) de azeite numa caçarola grande e pesada. Com uma concha, retire ⅓ de xícara (levemente prensada) da mistura de feijão-fradinho. Ponha na caçarola e pressione levemente com o verso de uma espátula grande para aplainar um pouco. Repita o procedimento mais três vezes para formar 4 bolinhos. Frite, virando uma vez, até ficarem dourados na base, cerca de 3 minutos. Revire com cuidado e continue a fritar até os bolinhos dourarem e ficarem crocantes do outro lado, cerca de 3 minutos a mais. Repita para chegar a um total de 8 bolinhos.

Hambúrgueres de feijão-preto com castanha-de-caju e cenoura

Nosso amigo Mark Bittman nos deu a ideia de combinar feijão-preto e aveia para formar um hambúrguer de textura deliciosa, com o mesmo aspecto de um hambúrguer de carne. Pode ser comido puro, salpicado com limão fresco, ou com uma porção de Salada picante de abacate, milho e feijão-preto (ver p. 225).

Observação: Se você cozinhar o feijão-preto em casa, retire do fogo e escorra enquanto ainda estiver firme.

- **RENDE 6 HAMBÚRGUERES, OU 3 A 4 PORÇÕES**

    1 salsão grande, cortado grosseiramente
    1 cenoura média-grande, descascada e picada
    ¼ de xícara de castanhas-de-caju grandes, torradas
    2 xícaras de feijão-preto cozido ou enlatado, bem lavado e escorrido
    ⅓ de xícara de aveia em flocos grossos
    1½ colher (chá) de caldo de legumes em pó
    1 colher (chá) de cominho em pó
    1 colher (chá) de vinagre de arroz
    1 colher (sopa) de azeite extravirgem, além de azeite para fritar
    fubá de milho amarelo

    1. Ponha o salsão, a cenoura e as castanhas-de-caju num processador de alimentos. Acrescente o feijão, a aveia, o caldo em pó, o cominho, o vinagre e 1 colher (sopa) de azeite. Acione o botão "Pulsar" até misturar por igual. Cubra e leve à geladeira por ao menos 1 hora, ou para passar a noite.
    2. Modele a mistura de feijão em 6 hambúrgueres. Polvilhe levemente com fubá para cobrir os dois lados. Aqueça o azeite numa caçarola grande em fogo médio. Junte os hambúrgueres e frite até que fiquem levemente dourados, 2 a 3 minutos de cada lado. Ou asse no forno a 190°C por cerca de 15 minutos. Deixe ficar mais firme por 2 a 3 minutos antes de servir.

Hambúrgueres de lentilha e quinoa

O ovo dá a estes hambúrgueres uma "liga" melhor do que no caso de outros mais úmidos. Sirva com alguns vegetais ou em forma de sanduíche, num pão sírio de trigo integral ou num pão francês de cereal integral, junto com uma boa salada.

- **RENDE 8 HAMBÚRGUERES, OU 4 PORÇÕES**

⅔ de xícara de lentilhas escolhidas e lavadas
⅔ de xícara de quinoa lavada várias vezes
2 colheres (sopa) de amido de milho
1 ovo orgânico levemente batido
1 colher (sopa) de molho de soja orgânico, sem adição de trigo
2 colheres (chá) de orégano em pó
1 colher (chá) de cominho em pó
¼ colher (chá) de pimenta-do-reino moída na hora
4 colheres (sopa) de azeite extravirgem

1. Leve à fervura 3 xícaras de água levemente salgada numa panela média. Despeje as lentilhas, cubra parcialmente e cozinhe por 10 minutos. Adicione a quinoa, mexa e continue a cozinhar até a lentilha amolecer, mas sem perder a firmeza, por cerca de 15 minutos a mais. Escorra e espalhe numa assadeira para esfriar.
2. Ponha as lentilhas cozidas junto com a quinoa, o amido de milho, o ovo, o molho de soja, o orégano, o cominho e a pimenta num processador de alimentos e acione o botão "Pulsar" por 10 minutos. Prove e acerte os temperos, se necessário.
3. Numa caçarola grande e não aderente, aqueça em fogo médio 2 colheres (sopa) de azeite. Com uma concha, retire ⅓ de xícara (levemente prensada) da mistura de lentilhas. Arrume 4 porções na caçarola e pressione levemente com o verso de uma espátula grande para aplainar um pouco. Frite os hambúrgueres, virando uma vez, até ficarem bem dourados e crocantes dos dois lados, cerca de 3 minutos por lado. Repita com o azeite e as lentilhas restantes. Sirva quente.

Pastéis vegetarianos ao curry

Batatas e grão-de-bico formam a base destes pastéis nutritivos. Sirva com verduras e cenouras cozidas no vapor.

■ **RENDE 6 PORÇÕES**

4 colheres (sopa) de azeite extravirgem
2 batatas grandes (280 a 340 g cada) próprias para assar, bem lavadas e picadas grosseiramente
¼ de xícara de alho-poró picado bem miúdo (partes branca e verde-clara)
1½ colher (chá) de *curry* de Madras
¾ de xícara de caldo de legumes ou água
3 colheres (sopa) de suco fresco de limão-galego
sal marinho e pimenta-do-reino moída na hora
2 fatias (30 g cada) de pão de cereal integral ou trigo integral, de preferência levemente ressecado, cortado em pedaços
1½ xícara de grão-de-bico cozido ou enlatado, lavado e escorrido
¾ de xícara de grãos de milho verde

1. Numa caçarola grande, aqueça em fogo médio 2 colheres (sopa) de azeite. Acrescente as batatas, o alho-poró e o *curry*. Refogue, mexendo várias vezes, por 2 a 3 minutos. Junte o caldo de legumes e o suco de limão-galego, baixe o fogo e continue a cozinhar, descoberto, mexendo ocasionalmente, até as batatas ficarem macias e o líquido ser absorvido, cerca de 10 minutos. Tempere com sal e pimenta a gosto. Transfira para uma tigela grande e deixe esfriar um pouco. Não lave a caçarola.
2. Se o pão estiver úmido, torre-o ligeiramente. Ponha num processador de alimentos e acione o botão "Pulsar" para esmigalhar (rende cerca de 1⅓ xícara) Retire e reserve metade das migalhas. Junte o grão-de-bico e o milho verde às migalhas que sobraram no processador. Bata até formar um purê grosso. Misture com os vegetais ao *curry* na tigela, mexendo bem. Divida a mistura em 6 pastéis, cada um com cerca de 7,5 cm de comprimento e 2 cm de espessura. Pressione levemente as migalhas reservadas nos dois lados de cada pastel.
3. Aqueça o azeite restante na caçarola grande, em fogo médio. Junte os pastéis e frite até ficarem crocantes e dourados por fora e quentes por

dentro, 3 a 4 minutos de cada lado. Outra opção é arrumar os pastéis numa assadeira levemente untada, a uma distância de 5 cm, e assar num forno preaquecido a 190ºC por cerca de 20 minutos, virando uma vez, até ficarem crocantes e dourados. Sirva imediatamente.

FRANGO, PERU E PEIXE

Frango com vegetais ao curry

Muitos vegetais e um pouco de frango dão o equilíbrio certo a este saboroso ensopado. Sirva com arroz basmati.

- **RENDE 4 PORÇÕES**

3 colheres (sopa) de azeite extravirgem
2,5 cm de gengibre fresco, descascado e cortado em fatias finas
1 dente de alho
340 g de coxas de frango orgânicas, sem a pele e os ossos, cortadas em pedaços de 2,5 cm
sal marinho e pimenta-do-reino moída na hora
1½ a 2 colheres (sopa) de *curry* de Madras
1 lata (400 g) de leite de coco não adoçado
1 xícara de caldo de galinha
1½ xícara de repolho cortado em cubos
180 g de vagem, com as pontas aparadas e cortada em pedaços de 2,5 cm
6 batatas vermelhas orgânicas, bem lavadas e cortadas em quartos
1 colher (sopa) de suco fresco de limão

1. Num moedor de temperos ou miniprocessador de alimentos, bata 2 colheres (sopa) de azeite com o gengibre e o alho para formar uma pasta. Esfregue em toda a superfície das coxas de frango e tempere com sal e pimenta. Deixe marinar à temperatura ambiente por 30 minutos ou até 2 horas na geladeira.
2. Aqueça uma panela ou caçarola grande em fogo médio. Acrescente o frango na salmoura e refogue, virando, até os pedaços perderem sua cor rosada, 3 a 5 minutos.

3. Polvilhe o *curry* sobre o frango e cozinhe, mexendo, por 1 a 2 minutos. Despeje o leite de coco e o caldo de galinha. Junte o repolho, a vagem e as batatas e cozinhe, parcialmente coberto, até que os vegetais fiquem macios, o frango cozinhe totalmente e o líquido engrosse um pouco, cerca de 20 minutos.
4. Agregue o suco de limão e tempere com mais sal e pimenta a gosto.

Frango frito com gengibre, cenoura, ervilha e pimentão vermelho

Quer ver o jantar na mesa em meia hora? Esta é a opção perfeita. Arroz, macarrão de arroz e até espinafre cozido no vapor são ótimos acompanhamentos para esta receita fácil de fazer. Para realçar o sabor, tempere o prato com molho de soja em vez do sal adicional, antes de servir.

■ **RENDE 4 PORÇÕES**

340 g de peito de frango orgânico, sem a pele e os ossos, cortado em pedaços de aproximadamente 2 cm
1 colher (sopa) de gengibre fresco picado
sal marinho e pimenta-do-reino moída na hora
2½ colheres (sopa) de óleo de girassol
1 pimentão vermelho pequeno, cortado em tiras finas
2 cenouras médias, descascadas e cortadas em fatias finas
½ xícara de caldo de legumes ou galinha
120 g de ervilhas frescas (com as vagens), com as pontas aparadas
1 colher (sopa) de óleo de gergelim

1. Tempere o peito de frango com 2 colheres (chá) de gengibre e sal e pimenta a gosto. Ponha de lado à temperatura ambiente por 10 a 15 minutos.
2. Numa panela ou caçarola grande e pesada, aqueça 1½ colher (sopa) do óleo de girassol. Junte o peito de frango e refogue por cerca de 2 minutos de cada lado, até ele dourar levemente por fora e perder a cor rosada por dentro. Passe o frango para uma tigela. Ponha as tiras de pimentão vermelho na panela e refogue até elas clarearem e amolecerem um pouco, cerca de 2 minutos. Junte ao frango na tigela.

3. Aqueça na panela a colher (sopa) restante de óleo de girassol. Acrescente as cenouras e a colher (chá) restante de gengibre e cozinhe, mexendo, por 2 minutos. Despeje o caldo de legumes ou galinha, cubra e cozinhe até as cenouras começarem a amolecer, 3 a 4 minutos. Adicione as ervilhas e cozinhe até que fiquem verde-claras mas ainda firmes, mais 1 a 2 minutos.
4. Devolva o frango e o pimentão vermelho à panela e cozinhe, mexendo com os outros vegetais para esquentar por igual, por 2 a 3 minutos. Tempere com mais sal e pimenta a gosto. Salpique o óleo de gergelim e sirva imediatamente.

Torta de peito de peru com purê de batatas

A cevadinha e o milho dão a este saboroso ensopado uma textura especial. Para facilitar, prepare com antecedência e asse um pouco antes de servir.

■ **RENDE DE 4 A 6 PORÇÕES**

¾ de xícara de cevadinha
250 g de vagens cortadas em pedaços de aproximadamente 1 cm
2 cenouras grandes, descascadas e cortadas em cubos de 1 cm
3 colheres (sopa) de azeite extravirgem
¼ de xícara de alho-poró cortado em fatias finas (partes branca e verde-clara) e bem lavado
250 g de peito de peru orgânico, cortado em cubos de 1 cm
2 colheres (sopa) de farinha orgânica de espelta ou trigo
2 colheres (chá) de molho de soja orgânico, sem adição de trigo
1 colher (chá) de folhas de tomilho frescas ou em pó
sal marinho e pimenta-do-reino moída na hora
1 xícara de grãos de milho verde
Purê cremoso de batatas (ver receita a seguir)

1. Numa panela média, ferva água salgada e cozinhe a cevadinha até que fique macia, mas ainda firme, por 35 a 40 minutos. Passe num escorredor e reserve.
2. Enquanto isso, cozinhe as vagens e cenouras no vapor até ficarem macias, 4 a 5 minutos. Retire do fogo. Reserve 2 xícaras da água usada para cozinhar os legumes.

3. Numa panela ou caçarola grande, aqueça 2 colheres (sopa) de azeite em fogo médio. Junte o alho-poró e refogue por 1 minuto. Acrescente o peito de peru e continue a refogar, mexendo de vez em quando, até o alho-poró ficar macio e o peru perder a cor rosada, cerca de 5 minutos a mais.
4. Polvilhe a farinha sobre o peru e o alho-poró e refogue, mexendo, por 1 minuto, sem deixar dourar. Despeje o caldo de legumes reservado e leve à fervura, mexendo até o líquido engrossar um pouco. Junte o molho de soja e o tomilho. Tempere generosamente com sal e pimenta. Baixe o fogo para médio-baixo e cozinhe por 5 minutos. Retire do fogo e deixe esfriar um pouco. Acrescente a cevadinha, o milho, a vagem e as cenouras. Passe toda a mistura para uma assadeira ou fôrma pirex.
5. Preaqueça o forno a 190ºC. Espalhe o purê de batatas por igual sobre o refogado. Desenhe espirais decorativas com o verso de uma colher. Salpique por cima a colher (sopa) restante de azeite (a receita pode ser preparada até este ponto com várias horas ou até um dia de antecedência).
6. Asse a torta por 20 a 25 minutos, ou até que a mistura esteja borbulhando e o purê fique levemente dourado em alguns locais.

Purê cremoso de batatas

■ **RENDE CERCA DE 3 XÍCARAS**

750 g de batatas próprias para assar, descascadas e cortadas em pedaços de 2,5 cm
2 colheres (sopa) de manteiga sem sal
2 colheres (sopa) de creme de leite integral (cerca de 40% de gordura)
¼ de colher (chá) de noz-moscada ralada na hora
sal marinho e pimenta-caiena

1. Numa panela grande, leve água salgada à fervura e cozinhe as batatas até ficarem macias, 8 a 10 minutos. Com uma concha, retire e reserve 1 xícara da água do cozimento. Escorra as batatas e devolva à panela.
2. Mexa as batatas em fogo baixo até secarem, 30 a 60 segundos. Retire do fogo e esmague com um garfo ou processador, ou passe por um

espremedor. Mexa adicionando a manteiga, 1 colher (sopa) por vez, e depois o creme de leite.
3. Despeje quantidade suficiente de água do cozimento até que as batatas esmagadas fiquem leves e fofas. Tempere com noz-moscada e sal e pimenta a gosto.

Bacalhau fresco à moda asiática, assado com couve-chinesa

A couve-chinesa funciona aqui como acompanhamento e como "camada de proteção" para manter o peixe úmido e macio. Sirva com arroz ou batatas cozidas no vapor.

- **RENDE 4 PORÇÕES**

3½ colheres (chá) de azeite extravirgem
1 pé de couve-chinesa
2 filés de bacalhau fresco, de 180 a 240 g cada
1 colher (chá) de gengibre fresco, ralado
2 colheres (chá) de molho de soja orgânico, sem adição de trigo
2 cenouras pequenas a médias, cortadas em pedaços do tamanho de palitos de fósforo ou raladas grosseiramente
sal marinho
2 colheres (chá) de sementes de gergelim

1. Preaqueça o forno a 190°C. Unte uma assadeira rasa, de aproximadamente 2 litros de capacidade, com 1 colher (chá) de azeite. Separe 4 grandes folhas externas da couve-chinesa e corte o resto, de través, em fatias de aproximadamente 5 mm de espessura. Espalhe a couve na base da assadeira.
2. Corte os filés de bacalhau fresco ao meio para formar 4 porções iguais. Polvilhe ¼ colher (chá) de gengibre sobre cada filé e depois salpique ½ colher (chá) de molho de soja. Divida as cenouras em 4 porções iguais para acompanhar os filés.
3. Corte a base dura de cada folha reservada de couve-chinesa, deixando somente a parte flexível. Cubra cada filé com uma folha de couve e "embrulhe", dobrando os lados para recobrir o filé, como se estivesse embrulhando um pacote. Arrume (com a abertura para baixo) sobre a couve-chinesa picada e salpique por cima o azeite restante. Tempere

levemente com sal e polvilhe com as sementes de gergelim. Cubra com papel-alumínio bem esticado e asse por 20 minutos, ou até a couve ficar macia e o bacalhau ficar inteiramente branco.

Filés de bagre (*catfish*) com crosta de nozes-pecã

A salada de repolho apresentada a seguir, ligeiramente doce, é um acompanhamento perfeito para esse peixe delicado. Acompanhe também com arroz de jasmim ou basmati.

- **RENDE 6 PORÇÕES**

¾ de xícara de nozes-pecã partidas ao meio
¼ de xícara de farinha de milho amarela
½ colher (chá) de páprica húngara doce ou picante
1½ colher (sopa) de azeite extravirgem
sal marinho e pimenta-do-reino moída na hora
3 filés de bagre (*catfish*) sem pele, de cerca de 180 g cada
Salada de repolho e abacaxi (ver receita a seguir)

1. Preaqueça o forno a 170ºC. Ponha as nozes-pecã numa assadeira e asse, mexendo uma ou duas vezes, até ficarem levemente douradas e aromáticas, 5 a 7 minutos. Deixe esfriar um pouco. Aumente a temperatura do forno para 200ºC.
2. Num processador de alimentos, junte as nozes-pecã, a farinha de milho, a páprica e uma pitada de sal. Bata até as nozes ficarem bem moídas. Transfira a mistura para uma tigela ou travessa rasa.
3. Corte os filés ao meio e arrume num prato raso. Salpique o azeite e vire os filés para embeber. Tempere com sal e pimenta. Mergulhe os filés na mistura de nozes-pecã, pressionando levemente para recobrir dos dois lados. Use o azeite que sobrar no prato para untar uma assadeira e arrume os filés com espaço suficiente entre cada um.
3. Asse o bagre por 6 minutos, vire e asse por mais 2 minutos, até o peixe ficar dourado por fora e inteiramente opaco. Sirva com acompanhamento de Salada de repolho e abacaxi.

Salada de repolho e abacaxi

- **RENDE DE 4 A 6 PORÇÕES**

½ repolho verde pequeno
1 xícara de pedaços de abacaxi fresco ou enlatado (sem açúcar)
⅓ de xícara de pimentão vermelho, picado bem miúdo
2 colheres (sopa) de vinagre de arroz
1½ colher (sopa) de óleo de girassol
sal marinho e pimenta-do-reino moída na hora

1. Pique o repolho com uma faca grande e afiada ou com a lâmina de fatiar de um processador de alimentos. Pique o abacaxi grosseiramente.
2. Misture o repolho com o abacaxi, o pimentão, o vinagre e o azeite. Tempere com sal e pimenta a gosto. Deixe de lado à temperatura ambiente por no mínimo 30 minutos ou leve à geladeira por 2 horas antes de servir.

SOBREMESAS

Os doces são a parte menos importante de qualquer programa nutricional, mas têm grande importância para o prazer de muita gente. Espero que estas receitas selecionadas, feitas com muitas frutas, grãos integrais e adoçantes naturais, tragam a satisfação e o deleite necessários para muitos de nós. Várias dessas receitas também podem ser servidas no café da manhã ou num lanche entre as refeições.

Bolo de amaranto com bananas do Hotel Säntis
Molho de baunilha
Famosa torta de limão de Irene
Maçãs crocantes com cobertura de nozes-pecã
Biscoitos de xarope de bordo e nozes-pecã
Musse congelada de banana e xarope de bordo
Musse de manga com néctar de pêssego
Tapioca de coco
Maçãs assadas com xarope de bordo
Parfait de frutas vermelhas
Figos caramelizados com mel de castanheiro e castanhas-de-caju
Salada cremosa de frutas
Salada de manga e melão com hortelã

Compota de maçãs e ameixas
Compota de frutas secas
Peras cozidas com baunilha e queijo de iogurte
Ameixas cozidas
Pêssegos com framboesas frescas, canela e limão

Bolo de amaranto com bananas do Hotel Säntis

A pipoca de amaranto (popped amaranth) *é muito rara nos Estados Unidos, mas incluo aqui esta receita porque é uma das favoritas de nossos hóspedes do Hotel Säntis. Se você visitar a Suíça, compre um pacote de pipoca de amaranto e leve-o para casa.*

- **RENDE DE 8 A 10 PORÇÕES**

1 pacote (120 a 150 g) de pipoca de amaranto
¾ de xícara de farinha branca de espelta, mais 2 colheres (sopa)
1 colher (chá) de fermento em pó
6 colheres (sopa) de manteiga sem sal
½ xícara de açúcar mascavo
1 colher (chá) de extrato de baunilha
2 bananas grandes, maduras mas ainda firmes, fatiadas na diagonal
Molho de baunilha (ver receita a seguir)

1. Preaqueça o forno a 190°C. Unte uma fôrma de bolo de 22 x 12 x 8 cm. Forre a base com papel vegetal ou papel-manteiga e unte o papel.
2. Ponha o amaranto numa tigela grande e reserve. Em outra tigela, junte a farinha ao fermento em pó. Mexa um pouco para misturar por igual.
3. Derreta a manteiga e despeje num liquidificador ou processador de alimentos. Acrescente o açúcar mascavo, a baunilha e 3 colheres (sopa) de água. Bata bem. Despeje o líquido sobre o amaranto, raspando as laterais da jarra com uma espátula de borracha. Mexa a mistura com uma colher de pau até ficar fofa. Junte os ingredientes secos e mexa até que eles se misturem por igual.
4. Passe metade da massa de amaranto para a fôrma preparada. Arrume as fatias de banana sobre a massa, preenchendo o máximo de espaço possível; se sobrarem fatias de banana, reserve para a decoração. Cubra com a massa restante.

5. Asse por 22 a 25 minutos, ou até que o bolo comece a desprender das laterais da fôrma. Deixe esfriar, corte em fatias finas e sirva com Molho de baunilha.

Molho de baunilha

- **RENDE CERCA DE 1 XÍCARA**

1 xícara de *tofu* macio
sementes de 2,5 cm de vagem de baunilha, ou 1 colher (chá) de extrato de baunilha
2 colheres (sopa) de xarope de bordo

Ponha todos os ingredientes num liquidificador ou processador de alimentos e bata bem.

Famosa torta de limão de Irene

Esta torta de sabor intenso não pode ser considerada "saudável", mas em porções bem pequenas é "aprovada" pelo dr. Rau. É uma criação de Irene Guler, que dirige o Hotel Säntis com seu marido Christian.

- **RENDE DE 10 A 12 PORÇÕES**

1¾ xícara de farinha de espelta branca, orgânica
1 barra (120 g) de manteiga fria sem sal, em pedaços do tamanho de 1 colher (sopa)
sal marinho fino
340 g de *tofu* macio
1 ovo orgânico grande
suco e casca de 2 limões
¼ a ⅓ de xícara de mel suave, a gosto

1. Preaqueça o forno a 200°C.
2. Junte a farinha, a manteiga e uma pitada de sal num processador de alimentos. Acione o botão "Pulsar" até a mistura virar um mingau grosseiro. Acrescente cerca de 4 colheres (sopa) de água gelada e continue batendo até a pasta começar a grudar. Se a pasta ainda estiver empedrada, junte mais 1 colher (sopa) de água gelada. Retire a massa

e forme uma bola com ela. Passe para um prato raso. Embrulhe e leve à geladeira por 20 a 30 minutos.
3. Numa superfície ligeiramente coberta de farinha, abra a massa numa espessura de cerca de 5 mm. Arrume a massa numa fôrma de torta de 23 cm de diâmetro, com fundo removível, pressionando-a contra as laterais da fôrma. Retire qualquer sobra de farinha que ultrapassar as laterais.
4. Asse na grelha intermediária do forno por 15 a 18 minutos, ou até a massa ficar firme e levemente (mas não inteiramente) dourada. Retire do forno e deixe esfriar por 10 minutos. Baixe a temperatura do forno para 180ºC.
5. Para preparar o recheio, ponha o *tofu*, o ovo, o suco de limão, a casca de limão, o mel e uma pitada de sal num liquidificador ou processador de alimentos. Bata até formar um purê.
6. Espalhe o recheio dentro da crosta e devolva ao forno por 12 a 15 minutos, até o recheio ficar firme. Deixe esfriar antes de cortar. Sirva a torta à temperatura ambiente ou gelada.

Maçãs crocantes com cobertura de nozes-pecã

Sirva esta sobremesa pura ou com uma pequena porção de creme de leite integral (cerca de 40% de gordura) ou iogurte de ovelha ou cabra.

- **RENDE 6 PORÇÕES**

    4 colheres (sopa) de manteiga fria sem sal
    1 kg de maçãs próprias para torta doce (cerca de 6), como Gala ou Granny Smith
    6 colheres (sopa) de açúcar mascavo
    casca e suco de 1 limão
    ⅓ de xícara de aveia em flocos grossos
    ¼ de xícara de nozes-pecã picadas grosseiramente
    ¼ de xícara de farinha de trigo integral
    ¼ a ½ colher (chá) de canela em pó, a gosto
    uma pitada de sal marinho

    1. Preaqueça o forno a 180ºC. Unte ligeiramente uma fôrma de pirex ou cerâmica, de aproximadamente 2 litros de capacidade, com 1 colher (chá) de manteiga.

2. Descasque as maçãs e retire as sementes. Corte em cunhas de 1 a 2 cm e ponha na fôrma preparada. Junte 2 colheres (sopa) de açúcar, o suco de limão e 2 colheres (sopa) de água. Mexa levemente para misturar.
3. Numa tigela média, misture o açúcar restante (¼ de xícara), a casca de limão, a aveia, as nozes-pecã, a farinha, a canela e o sal. Corte a manteiga fria em cubos e misture com o açúcar e as nozes. Esprema e esfregue a mistura com a ponta dos dedos até ela atingir a consistência de um mingau bem grosseiro. Aperte levemente e solte para salpicar por igual pequenos torrões da cobertura de nozes-pecã sobre as maçãs.
4. Asse por 50 minutos, ou até as maçãs ficarem macias e a cobertura dourar ligeiramente. Sirva quente ou à temperatura ambiente.

Biscoitos de xarope de bordo e nozes-pecã

Algumas pessoas digerem a espelta mais facilmente do que outros tipos de trigo, e além disso ela contém mais proteínas e fibras. Por fim, a espelta é rica em carboidratos chamados "mucopolissacarídeos", que estimulam o sistema imunológico. Independente de tudo isso, esses biscoitos são sofisticados e deliciosos.

■ **RENDE 2 DÚZIAS**

1 xícara de farinha de espelta
1 xícara de nozes-pecã partidas ao meio
½ colher (chá) de bicarbonato de sódio
¼ colher (chá) de sal marinho fino
2 colheres (sopa) de manteiga sem sal, à temperatura ambiente
¼ de xícara de xarope de bordo
1 colher (chá) de extrato de baunilha
2 colheres (sopa) de óleo de girassol

1. Preaqueça o forno a 180°C. Num processador de alimentos, junte a farinha, as nozes-pecã, o bicarbonato de sódio e o sal marinho. Acione o botão "Pulsar" até as nozes ficarem bem moídas.
2. Numa tigela grande, bata a manteiga e o xarope de bordo com uma colher de pau até eles ficarem leves e misturados por igual. Acrescente a baunilha e continue batendo. Junte o óleo de girassol devagar, batendo bem. Adicione os ingredientes secos e mexa com a colher de

pau até a massa ficar homogênea. Arrume em porções de 1 colher (chá) sobre uma assadeira de biscoitos untada.
3. Asse por 12 minutos, ou até que os biscoitos comecem a dourar nas bordas. Transfira para uma grade de metal e deixe esfriar antes de servir.

Musse congelada de banana e xarope de bordo

Iogurte pode transformar praticamente qualquer fruta numa musse gelada e refrescante. A cobertura de nozes-macadâmia torradas oferece um contraste crocante para complementar o sabor sutil do xarope de bordo.

- **RENDE 4 PORÇÕES**

2 bananas maduras cortadas em pedaços
2 a 3 colheres (sopa) de xarope de bordo, puro
1 xícara de iogurte natural de cabra ou ovelha
2 colheres (sopa) de nozes-macadâmia picadas e torradas, para decorar

1. Misture as bananas com o xarope de bordo num liquidificador ou processador de alimentos. Bata, acionando e soltando o botão "Pulsar", até formar um purê grosso. Junte o iogurte, batendo até misturar por igual.
2. Raspe a mistura e arrume em 4 forminhas individuais ou 4 copos de *parfait*. Cubra com filme de PVC e leve à geladeira por ao menos 1 hora, ou até a mistura ficar firme.
3. Um pouco antes de servir, polvilhe cada porção com ½ colher (sopa) de nozes-macadâmia torradas. Sirva no mesmo dia do preparo.

Musse de manga com néctar de pêssego

As mangas são ricas em vitaminas, sais minerais, enzimas digestivas e fibras. E, o mais importante, têm sabor delicioso numa sobremesa.

- **RENDE 4 PORÇÕES**

2 mangas grandes e maduras (de 400 a 425 g cada)
¼ de xícara de *tofu* macio
1 xícara de néctar de pêssego
1 envelope (7 g) de gelatina sem sabor

1. Descasque as mangas e desprenda a polpa com uma faca afiada, cortando-a o mais perto possível do caroço. Bata num liquidificador ou processador de alimentos, até ficarem macias, formando um purê (isso deve render cerca de 1½ xícara).
2. Acrescente o *tofu* e bata até misturar por igual. Raspe a mistura e transfira para uma tigela grande.
3. Despeje o néctar de pêssego numa panela pequena e misture com a gelatina. Deixe de lado por 5 a 10 minutos, até amaciar. Cozinhe em fogo baixo até a gelatina dissolver e a mistura ficar bem quente.
4. Despeje gradualmente o néctar de pêssego no purê de manga, mexendo. Arrume a musse numa tigela de servir ou em 4 pratos de sobremesa ou copos de *parfait*. Cubra e leve à geladeira até a musse ficar firme, cerca de 2 horas.

Tapioca de coco

■ **RENDE 4 PORÇÕES**

¼ de xícara de tapioca instantânea
1 lata (400 g) de leite de coco
¼ de xícara de xarope de bordo
2 colheres (chá) de extrato de baunilha

1. Numa panela média e não reativa, combine a tapioca, o leite de coco, o xarope de bordo e 1 xícara de água. Misture bem. Deixe de lado por 5 minutos.
2. Ferva a mistura em fogo médio-baixo, mexendo frequentemente. Retire do fogo, junte o extrato de baunilha e deixe esfriar um pouco. Para evitar que uma espécie de "pele" se forme sobre a tapioca, cubra sua superfície diretamente com filme de PVC. Sirva à temperatura ambiente ou leve à geladeira para servir gelada.

Maçãs assadas com xarope de bordo

■ **RENDE 4 PORÇÕES**

4 maçãs grandes próprias para assar, por exemplo, do tipo Cortland ou Granny Smith

1½ colher (chá) de suco fresco de limão
¼ de xícara de uvas-passas
¼ de xícara de nozes-pecã picadas
1 colher (chá) de canela em pó
¼ de xícara de xarope de bordo
4 colheres (chá) de manteiga à temperatura ambiente

1. Preaqueça o forno a 180°C. Descaroce as maçãs, tomando cuidado para deixar as bases intactas. Com um descascador de vegetais, descasque uma faixa de 2,5 cm de largura ao redor do cabo das maçãs. Salpique o suco de limão para dentro delas para evitar descoloração.
2. Numa tigela pequena, misture as uvas-passas, as nozes-pecã e a canela. Recheie cada maçã com essa mistura. Salpique 1 colher (sopa) de xarope de bordo dentro das maçãs. Cubra-as com o recheio restante, nivelando-o por cima. Salpique 1 colher (chá) de manteiga sobre cada maçã.
3. Ponha as maçãs numa assadeira pequena e despeje 1 xícara de água ao redor. Arrume no meio do forno e asse por 30 minutos, ou até que as maçãs comecem a ficar macias.

Parfait de frutas vermelhas

Quer seja preparada com frutas frescas no verão ou frutas congeladas no inverno, esta sobremesa é uma delícia que ninguém vai considerar "saudável". Dica: não conte a ninguém que o iogurte é de cabra, pois ninguém perceberá a diferença.

■ **RENDE 4 PORÇÕES**

2 xícaras de morangos frescos ou congelados
1¼ xícara de framboesas frescas ou congeladas
1 xícara de mirtilos frescos ou congelados
1 pote (225 g) de iogurte natural de cabra
2 colheres (sopa) de açúcar mascavo
2 colheres (sopa) de nozes-pecã picadas ou coco ralado sem açúcar

1. Lave as frutas vermelhas. Limpe os morangos e retire os talos dos mirtilos.
2. Num liquidificador ou processador de alimentos, junte o iogurte, o açúcar mascavo, 1 xícara de morangos e ½ xícara de framboesas. Bata até formar um purê.

3. Corte os morangos restantes em fatias ou metades. Misture-os às framboesas restantes e aos mirtilos. Em 4 copos de *parfait*, taças de vinho ou pratinhos de sobremesa, arrume as frutas vermelhas e o iogurte em camadas alternadas. Polvilhe por cima as nozes-pecã ou coco ralado.

Figos caramelizados com mel de castanheiro e castanhas-de-caju

Estes figos deliciosos podem ser servidos como lanche da manhã ou como sobremesa, acompanhados por Queijo de iogurte (ver p. 295) ou um gostoso queijo fresco de cabra.

■ **RENDE 4 PORÇÕES**

4 figos frescos, pretos ou verdes
4 colheres (chá) de mel de castanheiro
3 colheres (sopa) de castanhas-de-caju picadas

1. Preaqueça o forno. Corte os figos em fatias de cima a baixo, deixando as fatias presas na base do figo. Abra as fatias em leque o máximo possível, arrumando-as numa assadeira levemente untada. Salpique 1 colher (chá) de mel sobre cada figo.
2. Asse a cerca de 10 cm do fogo por 2 minutos, ou até o mel derreter e os figos ficarem bem quentes. Tome cuidado para que eles não queimem.
3. Sirva quente ou à temperatura ambiente, depois de polvilhar por cima as castanhas-de-caju.

Salada cremosa de frutas

Como sempre, escolha frutas orgânicas. Não apenas elas são mais nutritivas, como também são mais frescas e têm sabor bem melhor do que as frutas comuns.

■ **RENDE 4 PORÇÕES**

1 maçã verde grande, cortada em pedaços de 2,5 cm
1 banana fatiada
1 colher (chá) de suco fresco de limão
24 uvas vermelhas sem sementes, cortadas ao meio se forem grandes

2 a 3 colheres (chá) de mel
¼ de colher (chá) de canela em pó
1 xícara de iogurte de cabra natural (integral)

1. Misture a maçã e a banana ao suco de limão para evitar descoloração. Junte as uvas.
2. Bata 2 colheres (chá) de mel, a canela e o iogurte até formar uma mistura homogênea. Acrescente uma terceira colher (chá) de mel se necessário, levando em conta que as frutas já são doces.
3. Agregue o iogurte adoçado às frutas e mexa suavemente para misturar.

Salada de manga e melão com hortelã

Esta salada de frutas refrescante pode ser servida no café da manhã, no lanche da manhã ou como sobremesa no almoço. Se você tiver morangos ou mirtilos frescos em casa, pode incluí-los na receita. Mas lembre-se de que não é recomendável comer frutas cruas depois das 4 horas da tarde, pois a fruta não digerida pode causar fermentação durante a noite. No jantar, escolha uma das compotas de peras cozidas ou outra sobremesa cozida.

Observação: Quando as mangas estão maduras, têm a consistência macia, mas firme, de pêssegos maduros.

- **RENDE 4 PORÇÕES**

2 mangas
2 xícaras de melão (cantalupo ou *honeydew* – o melão amarelo comum) ou melancia, cortados em cubos
2 colheres (chá) de mel
¼ de xícara de suco de laranja espremido na hora
2 colheres (chá) de folhas frescas de hortelã, picadas

1. Descasque as mangas, separe a polpa do caroço e corte em cubos. *Ou corte a fruta com casca ao longo do caroço achatado, dos dois lados, pois isso facilita o manuseio. Então, talhe a fruta em cubos sem cortar a casca. Revire a casca para trás para desprender os cubos ou raspe delicadamente com uma faca pequena.*
2. Ponha a manga e o melão em cubos numa tigela de servir.

3. Em outra tigela, pequena, dissolva o mel no suco de laranja. Acrescente as frutas e 1 colher (chá) de hortelã, mexendo para misturar. Deixe macerar à temperatura ambiente por 15 a 30 minutos, mexendo ocasionalmente. Decore com a hortelã restante antes de servir.

Compota de maçãs e ameixas

Esta compota pode ser servida no café da manhã ou como sobremesa. Se quiser, acompanhe com uma pequena porção de creme de leite integral (cerca de 40% de gordura) ou de iogurte natural de cabra.

- **RENDE 6 PORÇÕES**

2 maçãs grandes, descascadas, descaroçadas e cortadas em fatias finas
1 xícara de ameixas sem caroço
1 fatia larga de casca de limão (cerca de 5 cm de comprimento)
1 pau de canela
2 colheres (chá) de mel

1. Ponha todos os ingredientes numa panela média e junte 2 xícaras de água. Leve à fervura, baixe o fogo e cubra. Cozinhe em fogo baixo por 10 minutos.
2. Retire do fogo e deixe esfriar sem descobrir. Sirva a compota morna, à temperatura ambiente ou ligeiramente gelada.

Compota de frutas secas

Quando a oferta de frutas frescas diminui, um bom substituto são as frutas secas orgânicas, que não contêm enxofre. Por serem concentradas, são naturalmente doces e dispensam o acréscimo de açúcar ou mel. Deixe as frutas maiores inteiras, se quiser, ou corte-as em pedaços mais ou menos iguais.

Observação: Verifique se as frutas secas que você pretende comprar são orgânicas e não contêm enxofre.

- **RENDE 6 PORÇÕES**

1 xícara de damascos secos
1 xícara de peras secas

1 xícara de maçãs secas
¾ de xícara de figos secos, sem os cabinhos, cortados ao meio se forem grandes
1 colher (chá) de casca de limão ralada e suco de 1 limão
1 pau de canela cortado ao meio
1 colher (sopa) de gengibre cristalizado, cortado em cubos pequenos

1. Junte todos os ingredientes numa panela média e não reativa. Acrescente 1½ xícara de água e leve à fervura. Baixe o fogo e cozinhe lentamente por 10 minutos, mexendo de vez em quando.
2. Retire do fogo, cubra e deixe as frutas esfriarem. Sirva a compota à temperatura ambiente ou ligeiramente gelada.

Peras cozidas com baunilha e queijo de iogurte

Peras cozidas são uma sobremesa leve e deliciosa que combina com qualquer refeição. Para melhor sabor, escolha peras Bartlett; para melhor textura, escolha Bosc ou Anjou.

■ **RENDE 4 PORÇÕES**

4 peras maduras, mas firmes
1 xícara de suco de maçã não adoçado
½ limão
1 pedaço de vagem de baunilha (cerca de 5 cm), cortado ao meio no sentido do comprimento
1 pau de canela partido em 2 ou 3 pedaços
Queijo de iogurte (ver receita a seguir)

1. Descasque as peras. Use um descaroçador grande de maçãs para remover os caroços a partir da base, deixando somente os talos intactos.
2. Numa panela ou caçarola grande, junte o suco de maçã com ⅔ de xícara de água. Corte várias tiras da casca do ½ limão, tomando cuidado para evitar a película branca. Esprema o suco na panela. Com a ponta de uma faca pequena, raspe as sementes pequenas da baunilha e adicione ao líquido. Agregue também a vagem da baunilha e o pau de canela.
3. Cozinhe o líquido lentamente em fogo médio-baixo. Ponha as peras na panela, deitadas. Não se preocupe se não ficarem inteiramente cobertas

pelo líquido. Cubra parcialmente e cozinhe, revirando as peras suavemente algumas vezes até ficarem macias, 15 a 20 minutos.
4. Use uma escumadeira para retirar as peras. Deixe esfriar. Ferva o caldo na panela até ele ficar aromático e reduzido a cerca de um terço do volume. Se quiser, leve à geladeira. Sirva cada pera com algumas colheres (sopa) de caldo e uma colherada de Queijo de iogurte por cima.

Queijo de iogurte

Este iogurte condensado é fácil de fazer e muito versátil. Pode ser misturado com ervas e servido como patê (para passar no pão), ou usado (puro ou adoçado) como cobertura de sobremesas.

- **RENDE CERCA DE 1 XÍCARA**

2 xícaras (cerca de 470 ml) de iogurte de cabra ou ovelha

1. Forre uma peneira fina com uma camada dupla de pano grosso de algodão, umedecido. Ponha a peneira sobre uma tigela funda para recolher o soro de leite (tome cuidado para que a peneira não toque a base da tigela).
2. Com uma colher, retire o iogurte dos potes e ponha na peneira, sem mexer. Deixe escorrer na geladeira, coberto, até engrossar mas sem perder a maciez, 24 a 48 horas. Descarte o soro de leite. Se você preparar o queijo de iogurte com antecedência, cubra e leve à geladeira por até 1 semana.

Ameixas cozidas

Levemente adoçadas com suco de fruta natural, estas ameixas vão bem com granola ou mingau de cereais pela manhã, com um pouco do líquido de cozimento para umedecer o cereal.

- **RENDE 4 PORÇÕES**

5 ameixas vermelhas, maduras, ou 10 ameixas secas
1 xícara de néctar de pera

1. Lave bem as ameixas e seque. Com uma faca pequena e afiada, corte as ameixas ao meio. Retire os caroços.

2. Ponha as metades de ameixa e o néctar de pera numa panela média. Se necessário, acrescente água para cobrir. Cozinhe lentamente até as ameixas ficarem macias, cerca de 5 minutos.
3. Sirva as ameixas quentes, à temperatura ambiente ou levemente geladas.

Pêssegos com framboesas frescas, canela e limão

Servidos com Biscoitos de xarope de bordo e nozes-pecã (ver p. 287), estes pêssegos deliciosos valem como sobremesa de um jantar em grande estilo. Se você não encontrar pêssegos frescos, pode usar ameixas ou mesmo peras; nenhuma dessas frutas precisa ser descascada.

■ **RENDE 4 PORÇÕES**

½ kg de pêssegos maduros
¼ de xícara de geleia de frutas 100% natural e não adoçada, por exemplo, de framboesa, morango ou damasco
casca ralada e suco de 1 limão
¼ colher (chá) de canela em pó
1 xícara de framboesas

1. Ferva uma panela grande de água. Acrescente os pêssegos e escalde por 10 a 15 segundos para desprender as cascas. Escorra e lave sob água fria corrente. As cascas devem se soltar imediatamente.
2. Corte os pêssegos ao meio e retire os caroços. Corte cada metade em 4 ou 5 cunhas.
3. Numa panela média e não reativa, combine a geleia de frutas, a casca de limão, a canela e ¾ de xícara de água. Leve à fervura em fogo médio, mexendo para misturar. Baixe o fogo e cozinhe lentamente até que os pêssegos fiquem macios, 7 a 10 minutos.
4. Afaste imediatamente do fogo e deixe esfriar à temperatura ambiente por cerca de 1 hora. Então, adicione as framboesas. Sirva a seguir, ou leve à geladeira com o caldo por até 4 dias num recipiente hermeticamente fechado. Para servir, adicione algumas colheres (sopa) do caldo em cada prato. Guarde o resto do caldo para usá-lo num prato de cereais pela manhã.